THE BEAUTIFUL CURE

ダニエル・M・デイヴィス
久保尚子 訳

Harnessing Your Body's Natural Defences

美しき免疫の力

人体の動的ネットワークを解き明かす

DANIEL M. DAVIS

NHK出版

ジャック＆ルビー・フォークナーへの追悼の念をこめて

装幀　芦澤泰偉＋五十嵐 徹（芦澤泰偉事務所）

世の中には、人知では推し測れないような神秘、
歳月をかけても断片的にしか解き明かせないような謎がある。
今われわれが目の前にしているのも、そういう謎である。
――ブラム・ストーカー『吸血鬼ドラキュラ』（一八九七年）より

美しき免疫の力

人体の動的ネットワークを解き明かす

目次

・本文中の〔　〕内は訳注を表す。

・本文中に挙げられた書名は、邦訳版があるものは邦題を表記し、邦訳版がないものは原題とその逐語訳を併記した。

はじめに

科学が追究する「美」の世界

ある芸術家が、友人に向かってこんなことを言い出した。

「あそこに、美しい花が咲いていますね？　芸術家はその美しさを観賞し称賛するが、科学者はばらばらに分解しようとする。それじゃあせっかくの美しい花が台無しだと思いませんか？」。

この言葉を投げかけられたノーベル物理学賞受賞者のリチャード・ファインマンは、「何をばかなことを」と少しあきれながら、次のように答えたそうだ。科学者にも花を愛でる心はある。それどころか、科学者だからこそ、より深く愛でることができる。花の美しさが外観だけにとどまらないことを知っているからだ。花を形作る細胞、分子、さまざまな生物学的反応、複雑に入り組んだ幾多のシステム——そういった内部構造までもが美しいのだ。そこには、驚きに満ちた素晴らしい世界が広がっている。それに、ちょっと考えてみてくれ。花は虫を引き寄せる。ということは、虫にとっても花は魅力的な存在なのだ。そうやって考えていくと、進化、認知、光について次々に疑問が湧いてきて、どこまでも探究したくなる。「科学を通して見る花は、なお一層美しい。科学のおかげで、うち震えるほどの感動と、吸い込まれるような神秘に触れることができる。台無しにするどころか、畏敬の念を深めるばかりだ」[*1]。

ファインマンがこの有名なやりとりを紹介したのは、一九八一年、BBCのインタビュー番組でのことだった。当時一一歳だった私も、その放送を見ていた。将来は科学者になろうとすでに心を決めていたが、なぜなりたいのか、自分ではうまく言葉にできずにいた。それを、窓の外で揺れる美しいバラを背景にしたファインマンが、強いニューヨークなまりで見事に代弁してくれていた。

大人になり、ヒト免疫細胞の詳細を追い求める研究チームのリーダーとなった私は、神秘のベールに包まれた「美」が、科学の力で明かされていく様を何度も目の当たりにしてきた。それは、科学の力がなければ明かされることのなかった美しさだ。ヒトの体内は、花のように美しい姿に進化したとは言いがたいけれど、緻密に繊細に作り込まれた様はまさに壮観である。

ヒト生物学のなかでもとくに盛んに研究され、細部まで探究されているのが、外傷や感染に対する体の反応プロセスである。熱を帯び、赤く腫《は》れ、押すと痛む。そんなおなじみの「炎症」症状が現れているとき、皮膚の下では思いもよらぬ驚異的な光景が繰り広げられている――多種多様な細胞が群がりうごめいているのだ。細胞たちは、病原体に襲いかかり、体の損傷を修復し、闘いに散った病原体や細胞の残骸を片づけている。私たちが生存していられるのは、意識しなくても起こるこうした反応のおかげである。

そう、私たちの知らないうちに細胞たちが、傷口から侵入した病原体を迎え撃ってくれている。なぜそんなことができるのか？　私たちの体には免疫システムが備わっており、「体の一部ではないもの」を見つけて攻撃するようにプログラムされているからだ。しかし、ちょっと考えてみてほしい。この説明だけでは不十分だ。食物は体の一部ではないが、免疫システムは私たちが食べたものにいちいち反応したりしない。もっと繊細なところで言えば、免疫システムは、腸内に生息する友好的な細菌には手を出さず、病気の原因となる危険な細菌だけに反応する。

つまり、人体の一部ではない「異物」だからといって、必ずしも免疫反応を引き起こすわけではないのだ。この重大な事実がはっきりと認識されるようになったのは実はごく最近で、一九八九年のことだ。認識されたあとも、より深く理解されるようになるまでには何年もかかった。それでも、多くの科学者が労を惜しまず果敢に挑み続けたことで、免疫学に大変革がもたらされた。免疫の世界の扉が大きく開かれたのだ。その実態は、「わずか数種類の免疫細胞による単純な営み」などではなかった。いくつものサブシステムが複雑に絡み合い、絶えず状態を変えながら、幾層にも重なり合っていた。この分野は、現代科学の最前線のなかでもひときわ重要だが、同時にひときわ複雑な研究分野でもある。これから本書で紹介していくとおり、科学者の果敢な挑戦がいくつもの発見を生み、そうした発見の積み重ねが、人体の仕組みに関する科学的理解を大きく飛躍させた。そして今、二一世紀の医療にも革命を起こそうとしている。

この革命は、「免疫システムの活性はつねに変動している」という事実を認識するところから始まった。病気に対する抵抗力は、ストレスや加齢、一日の時間帯や精神状態などに影響されながら、絶えず強まったり弱まったりしている。免疫システムは流動的に変化しており、私たちの健康は綱渡りのような微妙なバランスのうえに成り立っているのだ。たとえば、血液中の免疫細胞の数は夕方に最大となり、朝方に最小となる。夜になると、身体の活動状況やエネルギー使用量が昼間とは異なる状態になり、免疫システムにも多くの変化が現れる。睡眠時の熟睡度も免疫システムに影響する。実際に、睡眠不足（一晩あたり睡眠五時間未満）と風邪・肺炎のリスク増加には有意な関連がみられる。[*2] 本書では、夜間勤務が免疫システムに及ぼす影響について詳しくみていき、ストレスを軽減するとされる太極拳やマインドフルネスの実践で、本当に感染症への抵抗力が高まるのかどうかを検証する。

すべての謎が解き明かされたわけではないが、それでも、すでにはっきりしていることがある。それは、体が病気と闘う仕組みも、健康であるために必要なものも、かつて言われていたような単純な考え方ではとても説明しきれないということだ。従来の考え方――免疫システムは「自分」の一部ではない「異物」を標的にするという説明――は、ごく大雑把にみれば正しいのかもしれないが、つぶさにみれば、だいぶ様相が異なる。無数の細胞と分子が、その異物を標的とすべきかどうかを生物学的に厳重にチェックし、私たちの健康を保つために幾層にも重なる冗長な仕組みで繊細なバランスを支え、免疫プロセスを絶妙に制御している。

免疫の複雑さを理解し、謎を解明できれば、私たちの健康と幸せに大きく関わる重要な問いの答えにも近づくことができるだろう。なぜ一部の人々はがんになっても免疫によって克服できるのか？　ワクチンはどのように効果を発揮するのか？　ワクチンの有効性を今よりも高めることはできるのか？　自己免疫疾患とはいったいどんな病気で、どう対処すればいいのか？　私たちが罹《かか》る病気のほとんどは、体に備わる防御能（病気への抵抗力）によって自然に治癒する。そのような治癒力について理解を深め、うまく生かすことができれば、科学が人類の健康にもたらした恩恵のなかでも最大級のものとなるだろう。

私たちを病気から救ってくれる薬といえば、これまではペニシリン〔アオカビから発見された世界初の抗生物質。抗菌薬として使用され、多くの感染症患者を救っている〕のように病原体に直接作用して死滅させるものに目が行きがちだったが、がんや糖尿病など、人間の病気の多くは、免疫システムの活動を促進（場合によっては抑制）するような新しいタイプの薬で対処するのが最も効果的だと考えられる。ペニシリンの場合は、自然界で（菌類によって）生成されるため、科学者はただ抽出して精製するだけだったが、免疫システムに働きかけるような新しい薬の場合は、科学者がデザインすることになる。免疫システムについて研究し、自分のアイデアが治療法になれば、数十億ドル規模の新薬の生みの親になれる可能性がある。ただし、その場合は体内での薬の働きや動態（どのように吸収、分布、代謝、排泄されるのか）について、あらかじめ緻密に精密に調整しておかなければならない。免疫システムを活性化しすぎれば、健康な細胞や組織が破壊される。免疫システムのスイッチを完全にオフにしてしまえば、通常なら容易に対処できるような病原体にまでいちいち悩まされるようになる。うまくいけば社会を変革できるほどの恩恵を生むが、失敗すれば大惨事になりかねない。

免疫について理解を深めるために多大な努力が重ねられてきたことで、ヒト生物学の他の領域についてもさまざまな洞察が得られた。その一例が、老化のプロセスである。たとえばインフルエンザウイルスによる死亡者の八〇～九〇パーセントは六五歳以上の高齢者だ。[*3] なぜ高齢になるほど感染に対する防御能が弱まるのか？　高齢になると治癒力が弱まり、自己免疫疾患〔免疫細胞が自分の

〔体を攻撃してしまうことで生じる疾患〕に屈しやすくなるのはなぜか？　このような疑問の答えになりそうな事実が、免疫の研究によって明らかになってきている。たとえば、血液中を循環する免疫細胞のうちの何種類かは、高齢になると細胞数が減少する。免疫細胞が病気を検出する力も、高齢になると衰える。だが、老化だけが原因とは限らない。高齢になると、夜中に何度も目を覚まして睡眠不足やストレスに悩まされることも多いが、睡眠不足もストレスも、免疫システムに影響する。このような場合、さまざまな要因の一つ一つが私たちの健康に及ぼす影響の大きさ割り出すのはきわめて難しい。各要素を切り分けるのは不可能に近いからだ。ストレスは免疫システムに影響する一方で、睡眠不足にも絡んでいる。どこまでがストレスの影響で、どこからが睡眠不足の影響なのか、区別するのは至難の業だ。

実際のところ体内では、あなたが想像する以上に、何もかもが他のすべてとつながっている。免疫システムの場合もそうだ。「病原体と闘う」という免疫システムの役割とは無縁のように思える疾患――心疾患や神経疾患、さらには糖尿病――とも深く結びついていることがわかってきている。私の最初の著書『適合性遺伝子（*The Compatibility Gene*）』では、免疫システムのほんの一要素、感染に抵抗するために起こるさまざまな反応に影響するひと握りの遺伝子について詳しく書いたが、本書では、もっと大きな話を扱っている。免疫システムの活性は、なぜ、どのように変化するのか？　免疫システムはどのように制御され指揮されているのか？　免疫システムはどのような要素で構成されているのか？　つまり、免疫システムの全体像をまるごと扱うつもりだ。

また、本書では、科学的概念が築き上げられていく道のりについても見ていく。免疫を理解しようとする「探究の旅」は、人類にとって最大級の科学的冒険である。今、私たちが手にしている知識は個人の枠を超えた人類の英知だが、いずれの知識も個人の苦労、勝利、犠牲のすえに得られたものだ。全体像のうちのほんの一部を理解するために、男女を問わず多くの科学者がそのキャリアを捧げ、人生の大半を費やしてきた。その途上で、いくつもの深い友情が生まれた。科学へのひたむきな情熱が強い絆を生んだのだ。その一方で、ごくまれながら、同じ部屋の空気を吸うのも我慢ならないほど仲違いをしてしまった科学者もいる。いずれにせよ、数えきれないほど多くの研究者の貢献により、免疫システムに関わる特定の細胞や分子について、驚くべき発見が一つずつ積み重ねられてきた。一人一人の貢献は——天才たちの貢献でさえ——全体像の前ではあまりに小さい。それでも、その小さな発見のために、多大な犠牲を払って邁進した科学者がいたのだ。

かく言う私も、科学者の一人である。互いに作用し合う免疫細胞同士が実際に接触する瞬間、そこでいったい何が起きているのか？　免疫細胞は、他の細胞と接触する瞬間にその細胞が健康なのか病気なのかをいったいどのように判断しているのか？　そういったことを調べるために、その瞬間を捉えようと、特別な顕微鏡を用いて観察研究を行っている。私のこれまでの発見は、免疫細胞が他の細胞とどのように情報交換するのか、免疫細胞が他の細胞の病気の徴候をどのように検知するのかを解明することに貢献してきた。それがひいては、免疫システム全体を制御する大きな仕組みを精密なレベルで理解するための助けにもなっている。われわれ科学者は、免疫システムのどこか一部だけを集中的に調べ上げ、その成果を積み上げることで少しずつ理解を広げていくのだ。

統合されたシステムを個々の要素に分けて調べたのでは全体が台無し、などということはない。しかし、個々の要素をつなげば全体が完成する、というわけでもない。すべては連動しているので、どの要素も全体のなかの一部として見なければ意味をなさない。免疫学の教科書を見ると、分子や細胞の役割を順に説明していることが多い。しかしそれでは、自転車の説明として車輪、ハンドル、ブレーキの役割を並べ立てるようなものだ。どの部品も他の部品と組み合わされなければ役に立たないのだから、単独で説明されても要領を得ないだろう。部品が集まってシステムになり、システムが部品を定義づける。私たちは細部に驚嘆するだけでなく、大局にも目を向けるべきだ。大局を見てこそ、免疫の知識を活用して健康や医療の分野に革命を起こすことができるのだ。

そのような健康革命については、本書の後半で詳しく見ていく。前半ではまず、世界規模で繰り広げられた科学的冒険の道筋を描き、免疫システムがなぜ、どのように機能するのかを解き明かした功労者や異端児の足跡を紹介する。自然の美しさに癒やしや喜びを見出せる人であれば、科学者によって明らかにされた「美」――免疫システムの複雑さ、繊細さ、優美さ――に感動することもできるはずだ。そこには、素粒子理論にも星の誕生メカニズムにも負けないほどの、刺激的な世界が広がっている。

科学者のみなさまへ

免疫学は、謎に満ち溢れた研究分野であり、これまでにも多くの発見がなされてきた。本書でそのすべてを紹介できなかったこと、軽く触れる程度にしか紹介できなかった研究があることについては、ただただお詫び申し上げる。英国の小説家P・G・ウッドハウスも、『夏の戯言（*Summer Moonshine*）』（一九三七年）のなかで、「本書のように何人かの人物に焦点を合わせる形で年代記をまとめると、避けようのない欠点として、どうしても彼らばかりに注目が集まり、同じくらい注目に値する他の人物が軽視されることになる」と書いている。私も、実際に研究に携わった科学者にインタビューを重ね、原著論文に目を通して、免疫学がどのように進展してきたのかを描き出そうと努めたが、どうあがいても一冊の本で扱えるのは物語全体のほんの一部でしかない。そのあたりのことは、どうかご理解いただきたい。

第I部

免疫学の革命は
こうして起きた

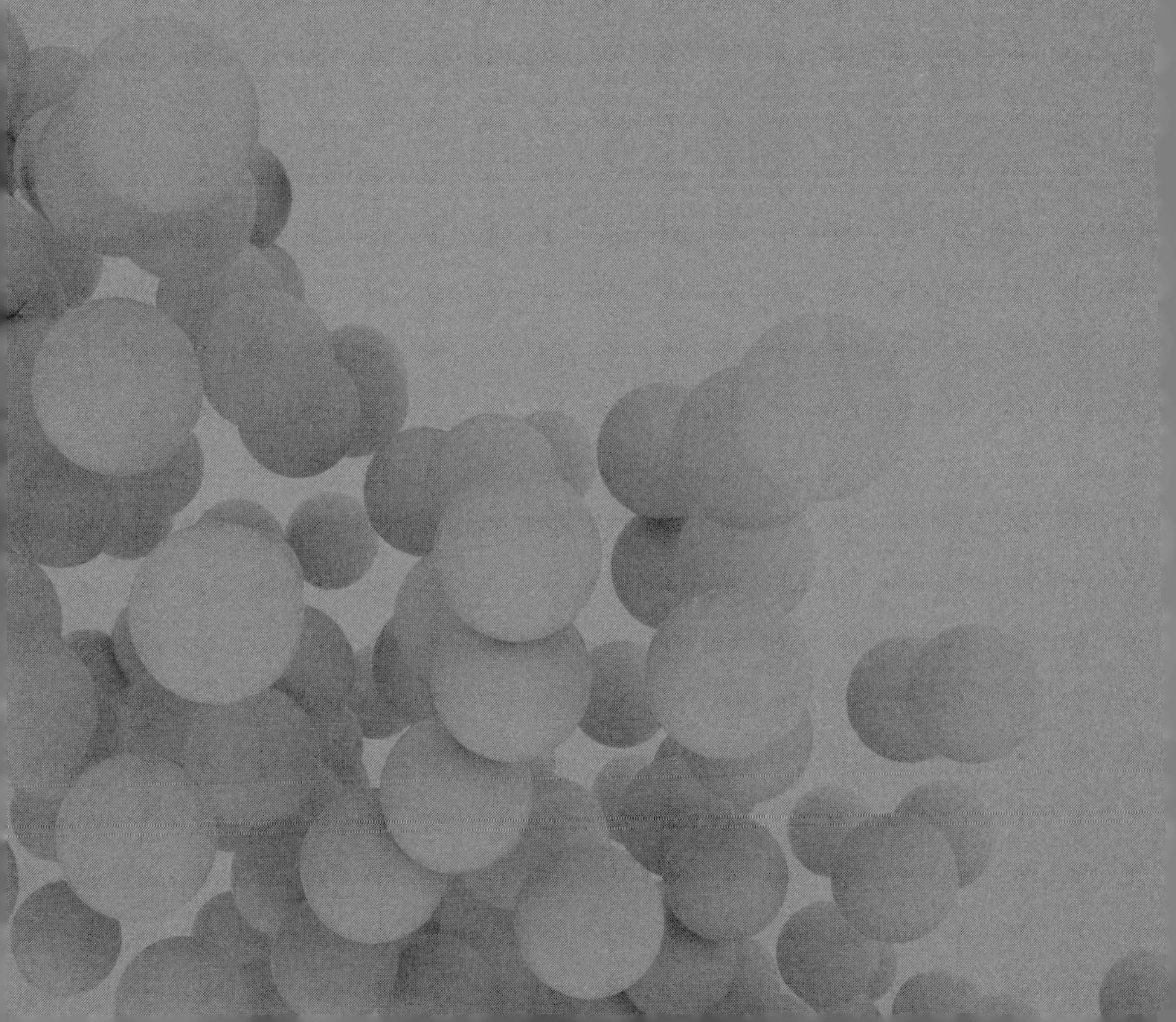

第1章

免疫学の小さなほころび

自然免疫の発見

偉業を成し遂げるにはどのような素質が必要だろうか？　二〇〇八年、経験豊富なチェスプレーヤーを対象に、ある盤面を見せ、最短で勝つ手順を尋ねる実験が行われた。よく知られた手順で指せば五手で勝てる盤面だったが、実は、他にもっとドラマチックで型破りな勝ち方が存在した。わずか三手で詰ませることができるのだ。しかし、大半のプレーヤーはなじみの五手を答え、最適解を逃した。三手で勝てることを見抜いたのは、グランドマスターの称号をもつ超一流のチェスプレーヤーだけだった。[*1]

私たちは、前例に従って問題を解決しようとしがちである。前例を知っているせいで、成長するために必要な試行錯誤を怠ってしまうこともある。[*2]だが、本当に偉大な科学者は、深い知識がありながらも、そこに囚われることなく自由に発想する。イエール大学の免疫学者チャールズ・ジェンウェーは、まさにそのような人物だった。「誰よりも熱く、それでいて慎み深く、思慮深い免疫学者」とも評されている。[*3]

一九四三年にボストンで生まれたジェンウェーは、ハーバード大学で化学を学んだあと、医学を修めた。医学の道に進んだのは、ハーバードの高名な小児科医であり、ボストン子供病院の部長でもあった父親の影響だった。[*4]しかし、「診療医のままでは、型どおりの手続きを繰り返すだけの人生になる」[*5]と感じ、基礎研究に興味をもつようになる。早くに結婚したが、一九七〇年、二七歳で妻サリーと離婚し、一歳の子供とも離れて暮らすことになった。おかげで彼は、「何年も寂しい思いをした」[*6]そうだが、研究に割ける時間と自由は増えた。一九七七年、イエール大学に所属し、そこで二番目の妻キム・ボトムリーに出会う。彼女も著名な免疫学者だった。

一九八九年のことだった。ジェンウェーは、免疫の知見に潜む厄介な問題に頭を悩ませていた。彼が「免疫学の小さなほころび」と呼ぶその問題は、ワクチンに関するものだった。

ワクチンの基本原理は、「ウイルスや細菌などの病原体に感染しても、過去に同じ病原体に遭遇したことがあれば、初回よりも遥かに効率よく対処できる」というなじみの考え方を前提にしている。死滅させた病原体（不活化ワクチン）や、生きているが毒性のない病原体（生ワクチン）を体内に接種することで、免疫システムを刺激し、防御能をあらかじめ上げておけば、再び同じ病原体に遭遇したときにすぐに対処できるようになる。そのようなことができるのは、病原体ごとに活性化される免疫細胞が決まっているからだ。活性化された免疫細胞は、増殖し、病原体が撃退されたあとも体内で長期にわたって保持される。おかげで、次の襲来を受けてもすぐに出動できるというわけだ。このように説明されると、人類史上最大の医学的勝利ともいうべきワクチンは、ごく単純な原理で働いているように思える。

だが、実際はそう単純ではない。ふと立ち止まり、もう一歩踏み込んで考えてみると、ワクチンには、まるで錬金術か魔法のように不可思議な点があることに気がつく。ワクチンが働く仕組みには、うまく説明できない「小さなほころび」があるのだ。その「ほころび」とは何か？　実はワクチンは、単独では機能しないのだ。「アジュバント」（免疫賦活《ふかつ》剤。「補助する」という意味のラテン語が語源）と呼ばれる物質を添加したときだけ、ワクチンとしての効果が発揮される。つまり単独では機能しなかったワクチンに、水酸化アルミニウムなどの化学物質をアジュバントとして加えると、ワクチンとして有効になるのだ。

この発見は偶然の賜物だったたし、「水酸化アルミニウムがワクチンの働きを助ける」という事実は、現場レベルのちょっとした技術的問題として片づけられがちだった。しかし、ジェンウェーは、この問題を見過ごさなかった。アジュバントを加えないとワクチンが有効に働かないのはなぜか？　その理由を説明できる者が一人もいないということは、ワクチンに対する基本的理解に欠けている部分があるということだ。ワクチンの原理を理解することは、間違いなく重要である。ワクチンが登場するまで、感染症から人々の命を救うためにできることといえば、安全な水を提供することぐらいだった。抗菌薬を駆使しても、たいした成果は得られなかったからだ。[*7]ジェンウェーは、なぜワクチンにはアジュバントが必要なのかを精確に理解しようと心に決めた。そしてあれこれ考えるうちに、ヒト免疫システムの仕組みについてまったく新しい考え方に行きつくことになる。

ワクチンの始まり――一度罹れば二度と罹らない

ワクチン接種は、遥か昔、その仕組みが科学的に解明されないうちから、医療行為として行われてきた。今日のワクチンに類したものを接種したおかげで命が救われる話は、民間伝承にもあるし、[*8]感染症を予防するために計画的に感染させる行為（予防接種）は、医療処置として正式に確立される前から、中国、インド、アフリカ諸国で行われていた。[*9]そこに科学の目が向けられたのは一七二一年、天然痘が流行し、英国王室が幼い王女たちの身を案じたときだった。あらかじめ人為的に感染させれば天然痘から身を守れるという話は、地方の伝承や他国の事例として王室にも聞こえてきていたが、その具体的な方法は、細かい部分でさまざまに異なっていた。天然痘の水疱《すいほう》から滲出液《しんしゅつえき》を採取して用いる方法もあれば、天然痘痕のかさぶたを剝がして用いる方法もあった。「天然痘には一度罹れば二度と罹らない」ことは広く知られていたが、「死なない程度に少量の天然痘に触れさせる」などということが本当にできるのかどうかはあやふやだった。王室の診療に用いる前に、この方法の安全性と有効性を確認する試験を行わなければならない。そこで、その被験者に選ばれたのが、囚人たちだった。

免疫の歴史に記された最初の「臨床試験[*10]」の被験者となる「有志の人々」は、病死する可能性のある試験への参加か、死刑による確実な死か、いずれかを選ばされる形で募集された。そして一七二一年八月九日、有罪判決を受けた囚人六名に対して、接種が行われた。王立協会

（一六六二年に国王の勅許を受けて設立されたが、会員資格の審査基準は曖昧であった）の特別会員《フェロー》会員を含む優秀な科学者二五名の立ち会いのもと、[11]天然痘患者から採取された皮膚と膿《うみ》が、囚人たちの腕と脚に擦り込まれた。なかには鼻に擦り込まれた女性の囚人もいたというから、それはもう、ひどく辛い思いをしたことだろう。民間伝承にあるとおり、囚人たちは天然痘の症状を発症して一～二日間苦しんだが、その後、回復した。鼻に接種された女性の囚人はとくに重症だったが、やはり回復した。[12]一七二一年九月六日、国王ジョージ一世は、有志の囚人たちを釈放。こうして彼らは、免疫システムのおかげで死刑判決と天然痘という二つの死の宣告を生き抜いたのだった。

その数ヵ月後の一七二二年四月一七日、英国皇太子と皇太子妃（のちの国王ジョージ二世と王妃キャロライン）は、自分たちの娘である王女二人に接種を受けさせた。[13]そしてこの事実は、すべての新聞で報道された。ご存じのとおり、世間の注目を集める社会的リーダーや著名人は、新しい科学思想に対する一般市民の態度に多大な影響を与える。このときも、予防接種に対する世間の関心は一気に高まった。[14]といっても、聞こえてきたのは賛成の声ばかりではなかった。そのような介入行為は自然や神に反するものだと主張して反対する人々もいた。たとえば、一七二二年にロンドンの国教会の司祭が「接種は危険で罪深い行為」だと述べている。他に、計画的な種《しゅ》痘《とう》接種を受けた人の約二パーセントが死亡していたことを理由に反対する声もあった。[15]

それから四八年後のこと。エドワード・ジェンナーという二一歳の若者が、ロンドン大学セントジョージ病院にて、英国で最も優れた外科医・解剖学者の一人とされるジョン・ハンターの指導のもとで三年間の研修を受けはじめた。ハンターは、ジェンナーの科学者らしい批判的精神に磨きをかけ、実験に対する情熱をかき立てたが、この愛弟子の華々しい成功を目にしないまま一七九三年にこの世を去る。ジェンナーが、接種の予防効果は保ちつつ、接種直後の危険を回避する方法を発見したのは、師匠の死の三年後のことだった。

ジェンナーは、人生の大半を故郷である英国グロスターシャー州バークレーの小さな町で過ごした。田舎の医師だったジェンナーは、あるとき、「牛の乳搾りに従事する女性たちは天然痘に罹らない」という話を耳にする。そして、天啓を受けたかのように、ひらめいた――もしかしたら、乳搾りの女性たちは牛の世話をするうちに牛痘（牛の天然痘）に接して軽度の感染症に罹り、そのおかげで、恐ろしい天然痘に対する防御能を獲得するのではないか。だとすれば、天然痘患者から採取される膿のかわりに、人間を死に至らせることのない牛痘の水疱から滲《にじ》み出る膿を使って、天然痘を予防できるかもしれない。そのほうが危険性はずっと低くなる。そう考えたジェンナーは一七九六年五月一四日、今や伝説となった実験を行った。まず、ブロッサムと名づけられた飼い牛から牛痘をうつされたという乳搾りの女性のサラ・ネルメスから膿を採取し、それを庭師の息子で八歳になる少年ジェームズ・フィップスに接種した。牛痘による軽い発熱が収まるのを待って、今度は天然痘患者から採取した膿を接種したところ、ジェームズは発症しなかった。

この実験は、免疫学の始まりとしてしばしば語られる。しかし当時は、この発見を発表するだけでも大変だった。王立協会はこの観察結果について、単なる症例報告であるとし（実際、そのとおりだ。こんな症例が一例ありました、という報告にすぎない）、「牛痘を接種することで天然痘を予防できる」などという大胆な結論を主張するには、大勢の小児を対象とした本格的な試験を実施する必要があると提言したのだ。そこでジェンナーは、同じ実験を他の小児にも繰り返し、生後一一ヵ月だった自分の息子にも試した。しかし、そこまでしておきながら、ジェンナーはもう王立協会から論文を発表しようとはしなかった。自分の研究成果を七五ページに及ぶ長編論文にまとめ、自費出版したのだ。一七九八年九月一七日に出版されたこの本は、最初のうちはロンドンの二軒の書店のみで販売されたが、その後、大成功を収めた。[16]「ワクチン」という用語は、この数年後にジェンナーの友人がジェンナーの発見したプロセスを説明するために生み出した造語であり、「雌牛」を意味するラテン語が語源である。[17]こうして天然痘は、人類が世界規模で闘いを挑んだ最初の病気となり、一九八〇年に根絶が宣言された。[18]

ワクチンだけでは働かない

ジェンナーは、自分の研究はいつか世界中の天然痘の根絶に役立つものと固く信じていた。だが、そんな彼も、ワクチンが働く仕組みについて深く理解できていたわけではなかった。[19]長い時を経て一九八九年、ジェンウェーが突如ひらめくその日まで、ヒトの体には過去に遭遇したことのない分子を検出する力が備わっており、体内に病原体が存在すれば、それだけで免疫反応が引き起こされるものと考えられていた。つまり、免疫システムは、自分の体に由来しない「非自己」の分子に反応して作動し[20]、作動後は、次に同じ非自己分子に遭遇したときにすぐに反応できるよう態勢を整える、というのが多くの科学者の見解だったのだ。ところが、一九二〇年代前半（正確な時期は不明）に二人の科学者が別々に行った実験[*21]の結果は、ワクチンに関するこの単純な考え方と一致していなかった。この不一致こそが、数十年後にジェンウェーを深く悩ませることになる。

その実験を行ったのは、フランスの生物学者ガストン・ラモンとロンドンの医師アレクサンダー・グレニーだった。二人はそれぞれ独自に実験を行い、ジフテリア菌によって生成され、ジフテリアの原因になるタンパク質分子（ジフテリア毒素）を熱と少量のホルマリンで処理すると、毒性が失われることを発見した。これはつまり、不活化（本来の働きが失われること）したジフテリア毒素を、ジフテリアに対する安全なワクチンとして使用できるかもしれないということだ。

ところが意外なことに、不活化したジフテリア毒素を動物に注射しても、免疫の効果はすぐに失われた。当時、この観察結果はあまり関心を集めず、ほとんど忘れ去られていたのだが、それを数十年後にジェンウェーが掘り返すことになる。細菌由来のタンパク質は人体の一部ではない「非自己」なのに、なぜワクチンとしてうまく働かなかったのか。一九八〇年代の科学者の常識では説明がつかなかった。天然痘の水疱から採取された膿はワクチンとして機能したのに、病原菌からタンパク質分子として単離されたジフテリア毒素はワクチンとして機能しなかった。これはなぜなのかと、ジェンウェーは不思議に思ったのだ。

話を元に戻そう。ロンドンの医師グレニーは熱心すぎるほど仕事熱心だった。極端に内気で人と打ち解けるのは苦手だったが、研究を体系立てて計画したり手順を簡素化したりするのに長けていて、彼の職場では誰もが大量の実験を効率よくこなすことができた[*22]。彼は実験結果を厳密な統計学的手法で解析する手間も惜しんだので、結果はいつも「明らかに有用」か「不確かで無意味」のいずれかに大まかに振り分けられた[*23]。このようにスピード重視で大胆に突き進んだからこそ、無数の実験条件を試すことができ、ジフテリア毒素をワクチンとして機能させる方法を探求することができたのだ[*24]。

そしてついに一九二六年、グレニーの研究チームは、アルミニウム塩と混合してから単離したジフテリアのタンパク質が、ワクチンとして有効に働くことを見出した。この現象についてグレニーは、アルミニウム塩のおかげでジフテリア毒素が体内にとどまる時間が長引き、免疫反応を起こすのに十分な時間が確保されるからだろうと説明していた。しかし、仮にそうだとしても、なぜ、どのようなプロセスでそうなるのかは、誰にもわからなかった[*25]。グレニーの研究のあと、パラフィン油などの他の物質もアルミニウム塩と同じようにワクチンの働きを助けることが明らかにされ、そのような補助作用をもつ添加物は「アジュバント」と総称されるようになった。それでも、アジュバントに共通する特徴は見当たらず、アジュバントがなぜワクチンの補助として機能するのかも説明できないままだった。

ジェンウェーのひらめき――二つ目のシグナル

一九八九年一月、ジェンウェーと、彼の妻であり免疫学者仲間でもあったキム・ボトムリーは、切り傷を負ったときや感染症に罹ったときに体内でいったい何が起きているのかについて議論するうちに、そもそも免疫反応がどのように開始されるのかさえ、簡単には説明できないことに気がついた。いったい何が引き金になるのか？　ボトムリーによれば、当時、ジェンウェーとボトムリーは、車のなかで科学的な事柄についてあれこれ議論するのが常だった。たいていの内容はすぐに忘れてしまうが、このときは、コロラド州スティームボートスプリングスで開かれる学会に向かう道中だったため、手元にノートがあり、メモを取りながら考えることができた[*26]。しかし、いくら考えても行き詰まった。その後の数ヵ月間、ジェンウェーはこの問題を考え続けた。免疫反応はどのように開始されるのか？　アジュバントはどのように機能するのか？　ジェンウェーのもとに天啓ともいえるアイデアが降りてきたのは、この二つの問題を同時に考え続けていたからだろう。

重要な手がかりとなったのは、たいていの細菌の細胞壁に存在する化学物質（リポ多糖類［LPS］と呼ばれる高分子）が、アジュバントとしてずば抜けて有効であるという事実だった。ジェンウェーはそこから推理をめぐらせた。過去に一度も体内に存在したことのない何かが体内に存在するだけでは、免疫反応は起こらないのではないか？　免疫反応を引き起こすには、何か別のもの――二つ目のシグナル――が必要なのでは？　そのような二つ目のシグナルは、実際に病原体が存在すれば発せられるもので、それをアジュバントが代理で提供しているのだとしたら？

このように考えていくと、病原体由来のタンパク質分子を単独で用いてもワクチンとして役に立たない理由も、細菌の細胞壁に由来する分子（リポ多糖など）がアジュバントとして有効である理由も、説明できそうだった。

ジェンウェーは喜び勇んで、このアイデアを論文にまとめた。今では有名となったこの論文は、一九八九年六月にニューヨーク州コールドスプリングハーバーで開催された権威ある学会の紀要に掲載された。[*27] この論文のなかで彼は、免疫システムについて学ぶ人々は、みな思い違いをしているのではないかと示唆している。「誰もが、免疫に関する知識はある種の真実に迫りつつあると信じて学んでいるように見える。その一方で、真実に近づけば近づくほど、免疫学の実験にはより一層の精密さが求められるようになり、技術的に実施が難しくなるに違いないと思い込んでいる節もある。まるで漸近線のように、限りなく接近するばかりで、真実にはけっして到達することはないと考えられており、今後、免疫に関する理解に大変革が起こりうるとは、誰も考えていないようだ[*28]」と。

そのせいで、誰もが大きな見落としをしてきた。われわれの理解には、免疫反応が開始される仕組みの説明がごそっと抜けていたのに、その穴を見落としてきたのだ。[*29]「自己」と「非自己」を区別するだけでは十分ではない、と彼は書いている。免疫反応を起こす前に、その「何か」が人体にとって脅威となりそうかどうかを判定できなければならない。となれば、免疫システムには、病原体や感染細胞の存在を示す何らかのサインを検出する仕組みがあるはずだ。いや、まだ確認されていないだけで、そもそもそのような仕組みこそが免疫システム本来の目的に適うものなのではないか。そのように論理を展開したジェンウェーは、さらにその仕組みまで予測していた。

自然免疫と獲得免疫

すでに見てきたとおり、そしてジェンウェーも指摘しているとおり、この当時、免疫反応が開始される仕組みに注意を向けていた人は誰もいなかった。全員とまでは言わないが、ほとんどの研究者は、ワクチン接種に関連する免疫の別の側面に注目していた。「同じ病原体と再び遭遇したときに一回目よりも迅速に効率よく反応できる仕組み」を理解しようとしていたのだ。このプロセスの鍵を握る免疫細胞として、T細胞とB細胞と呼ばれる二種類の白血球の存在が当時すでに知られていた。この二種類の白血球細胞の表面には、きわめて重要な受容体分子が存在し、それぞれT細胞受容体、B細胞受容体と呼ばれている。

受容体は、タンパク質の一種である。長い鎖状のタンパク質分子は、折り畳まれて複雑に入り組んだ構造体を形作り、その形状を生かして、体内で特定の任務を果たす。受容体の場合は、細胞の外からやってくる多様なシグナル分子を選択的に受け取り、細胞の機能に変化を生じさせる。一般にタンパク質は、他の分子（他のタンパク質など）と結合することによって任務を果たすが、結合できる相手は限られており、タンパク質の形状を精密に調べれば、ジグソーパズルで隣り合う二枚のピースを探し出すのと同じ要領で、どの種類の分子と結合するのかを言い当てることもできる。

実は、先ほど登場したT細胞とB細胞の表面に存在する受容体は、同じT細胞やB細胞であっても個々の細胞ごとに形状がわずかずつ異なっている。そのため、結合できる外部分子の種類も細胞ごとに異なる。細胞の表面から外に向けてにょきっと突き出た受容体に、これまで体内に存在したことのない何かが結合すると、細胞のスイッチが入る。スイッチが入って活性化した免疫細胞は、病原体や感染細胞を直接攻撃したり、助けを求めて他の免疫細胞を呼び集めたりしはじめる。また、活性化した免疫細胞は増殖もする。同じ形状の受容体——役に立つことがわかった受容体——をもつ細胞の数を増やすためだ。こうして増殖した免疫細胞の一部は、免疫反応が収まったあとも、過去に遭遇した病原体の「記憶」として体内に長くとどまる（これを「免疫記憶」という）。そう、これがワクチンの仕組みの核心部だ。

ここで重要なのは、T細胞とB細胞の表面にある受容体は、最初から病原体と結合できるように作られているわけではないということだ。受容体の先端部の形状はランダムに作られる。だからこそ、ありとあらゆる種類の分子を捕捉できるのだ。

人体がどうやって病原体だけを確実に捕捉するのかは、免疫システムにおける最大の驚異だが、そのカラクリはこうだ。T細胞もB細胞も、骨髄にある造血幹細胞から作られる。T細胞もB細胞も、造血幹細胞から成熟した免疫細胞へと分化していくなかで受容体を獲得するのだが、このとき細胞のなかでは、まず受容体遺伝子の再構成が起こる。つまり遺伝子がランダムに切断され、その断片がランダムに貼り合わされる。そうやって再構成された遺伝子の情報に基づいて、受容体タンパク質が作られる。これにより、細胞ごとに独自の形状をした受容体がランダムにできあがるのだ。

ただし、T細胞もB細胞も、骨髄を巣立って血液中へと旅立つ前に、受容体の検査を受けることになる。その検査で健康な細胞と結合できてしまう受容体をもつ細胞が見つかれば、その細胞は排除される。そのような免疫細胞を体内に放つのは危険だからだ。こうして、健康な細胞を攻撃することのないT細胞とB細胞だけが防御の任務につくことを許される。だからこそ、T細胞とB細胞の受容体に何かが結合すれば、その何かは、これまで体内に存在したことのない分子に違いないのだ。このような仕組みで、免疫システムは「自己」と「非自己」を——あなたの体の構成要素とそうでないものを——識別する。

ジェンウェーが言いたかったのは、「これがすべてではない」ということだった。「ランダムに生成されたうえで選別された」受容体の他に、病原体や感染細胞（というより、病原体や感染細胞だけにみられる分子パターン）と結合できるように作られた「決まった形状の」受容体（彼はこれをパターン認識受容体と名づけた）が存在するはずだと予測したのだ。[*30] 病原体を検出する方法としては、決まった形の受容体を作るほうが、ランダムに形作ったあとに選別を行い、健康な細胞と反応する可能性のあるものを排除するなどという手の込んだ方法よりも、遥かに単純である。そのため、病気に対する防衛手段として、まずは決まった形状の受容体（パターン認識受容体）が進化し、その後、生命の複雑化に伴い、より複雑で精巧な免疫システムが発達してT細胞とB細胞が登場したのではないか、とジェンウェーは提唱した。

ジェンウェーが存在を予測した、形の決まっている「パターン認識受容体」による単純なシステムは、実際に免疫システムの一部をなし、「自然免疫」と呼ばれている。これに対し、過去の感染の「記憶」を使った免疫防御システムは、「獲得免疫」と呼ばれている。「自然免疫」という言葉は、ジェンウェーが使う前から、皮膚や粘膜でみられる初動性の生体防御、つまり、傷口にいち早く集まった免疫細胞の迅速な活動によって実現される防御機構を言い表す言葉として使われていた。しかし、本や教科書を見ると、自然免疫に触れているのはほんの数ページで、ベストセラーとなったジェンウェーの著書でも扱いは同じだった[*31]。

では、ジェンウェーのアイデアのいったいどこが画期的だったのか。それは、「免疫システムとは何をするシステムなのか」という概念を根底から覆してしまったところにある。それまでは、「過去に体内に存在したことのないものに対して反応する」のが、免疫システムの存在意義だとされていた。それに対してジェンウェーは、「免疫システムは、過去に体内に存在したことがなく、かつ病原体由来のものに対して反応する」はずだと主張したのだ。

細菌に特有の分子署名

あとから考えれば、「体にとって未知のものに反応する」というだけでは確かに不十分であり、他にも何か条件が必要なのは明らかだった。食物、無害な腸内細菌、空気中のほこりなどは、いずれも人体の一部ではないが、人体に危険をもたらさないのだから、いちいち反応すべきではない。だが、アイルランドの才人ジョージ・バーナード・ショーが一九三〇年に残した名言のとおりだった。「科学の力で問題を一つ解決しても、必ず、新たに一〇の問題が生まれる[*32]」。

ジェンウェーのアイデアが直面した最大の問題は、裏づけとなる実験的証拠に欠けることだったが、それを脇に置いたとしても理論上の問題があった。病原体は急速に増殖する。それはもう、衝撃的な速さで増えていく。ウイルスに感染したヒト細胞一個からは、新たに一〇〇個ほどのウイルス粒子が生み出される（細菌は動物や植物の体内に侵入して自力で増殖するが、ウイルスは単独では増殖できず、動物、植物、細菌の細胞内に侵入し、侵入先の細胞（宿主細胞）の複製装置を利用して増殖する）。つまり、最初はたった三個だったとしても、数日後、感染と増殖のサイクルが四回繰り返されたころには、新たなウイルス粒子の数は三億個に及ぶことになる。[33] このようにに振る舞うのはウイルスだけではない。細菌も、条件さえ揃えば二〇分ごとに分裂するので、一個の細菌がたった一日で五〇垓《がい》（＝億×兆、一〇の二〇乗）個にまで増える。[34] 天文学的数字である。まあ、実際には、病原体がヒトの体内でそこまで急激に増殖することはない。このレベルで増殖するには、無限の資源が必要になるからだ。それでも、病原体が恐ろしい速さで膨大な数に達するのは事実だ。人間の夫婦が一生のあいだに生み育てる子供の数の平均が約二人であることを考えれば、遥かに速い。[35]

この事実が、ジェンウェーのアイデアに重大な問題をもたらした。病原体が複製されるたびに、病原体の遺伝子にランダムな変化（変異）が起こる。となれば、必ずとは言わないまでも、免疫システムによる検出に不可欠である特徴的な分子パターン（分子署名）を失った病原体も現れることだろう。つまりウイルスまたは細菌の個体数がこれだけ多いと、自然免疫のパターン認識受容体と結合するはずだった部位に変化をきたすような遺伝子変化も起こりうるはずだ。「分子署名」を失った病原体は、免疫システムによる検出をくぐり抜け、あっという間に増殖する。

ジェンウェーはこの問題に気づいていた。だからこそ彼は「認識される特徴的なパターンは、その病原体が生存するために不可欠であり、かつ容易には変更できないほど複雑なプロセスの産物であるはずだ」と予測した。[*36] 要するに、そこを変化させると生存できない、もしくは生存が著しく困難になる、というような重要な構造をもつ何かこそが、その病原体の「存在」を告げる署名になっているはずなのだ。

そしてジェンウェーは、病原体に実際にそのような特徴が備わっていることを示す証拠もつかんでいた。病原体の生存に本質的に関わり、かつ、そこを攻撃されると脆弱であるような特徴が存在したのだ。実は、抗生物質として有名なペニシリンが細菌の増殖を阻害できるのも、その特徴のおかげである。細菌は、分裂するたびに、新たに誕生する二個の娘細胞を包むために細胞壁を築く必要がある。そしてここが重要なのだが、細胞壁を築く過程はきわめて複雑なので、そう簡単には変更できない。ペニシリンは、細胞壁の主要成分を合成する過程の最終段階を妨害することによって効き目を発揮する。そのため、細菌はちょっとやそっとの遺伝子変異ではペニシリンによる妨害を回避できない。いや、実際のところ、まったく異なる過程で細胞壁を築けるようになれば、ペニシリンに耐性をもつことはできるが、それは容易ではない。生存に不可欠、かつ、複雑な過程に関与する細菌性タンパク質分子に狙いを定めているからこそ、ペニシリンは今も多くの細菌に対して有効なのだ。

論文がつないだ縁

チャールズ（チャーリー）・ジェンウェーがこの論文を発表したときのことを、ある科学者は

「（聴衆は）興味はもったが、納得はしていなかった」と振り返った。別の科学者も、「まだ誰も、チャーリーの考えを受け入れる準備ができていなかった」と回想している。[*37] 会場に集まった世界でも有数の偉大な免疫学者たちを前にして、ジェンウェーは、誰もが免疫システムの仕組みについてきわめて重要な部分を見落としてきたのだと自信をもって主張したが、「実験による確証は得られていませんが……」とも言い添えていた。[*38] 要するに当時は、ジェンウェーのアイデアが革新的なのか、それとも馬鹿げた夢物語なのか、誰にもわからなかったのだ。

その後、ジェンウェーの論文は人々の記憶から薄れ、七年後に一本の科学論文が出るまで、ほとんど話題にされなかった。[*39] しかし実は、遠く四五〇〇マイル（約七二〇〇キロメートル）離れた場所に一人、この論文に心をつかまれた人物がいた。その人物は、ジェンウェーのアイデアを暗がりから表舞台に引き上げることになる。一九九二年の秋、モスクワ大学の学生だったルスラン・メジトフは、ジェンウェーの論文を読んだ。そしてそれが彼の人生の転機となった。

ウズベキスタンの首都タシュケント生まれのメジトフは、ジェンウェーの論文を読んだ当時、博士号取得のためにモスクワにいて、生体分子がどのような進化を経て互いにくっつくようになったのかを研究していた。そのころソビエト連邦が崩壊し、ロシアの科学研究は苦境にあった。「国中が大混乱に陥っていて、研究資金をまったく調達できなかった」とメジトフは振り返る。[*40] そのせいで研究室ではまともな実践経験を積ませてもらえず、もっぱら考えたり読んだりすることに時間を費やしていたが、容易に手に入るのは古い教科書ばかりで、読むほどに頭が混乱した。[*41] そこで、本来は学生が書庫に入ることは禁じられていたのだが、メジトフは何をどうしたのか、とにかく書庫に入り込んだ。そして棚に並んだ文献を拾い読みするうちに、偶然、ジェンウェーの論文に行き当たり、すぐにその論理に心をつかまれた。「それはまさに、ひらめきの瞬間だった。理屈抜きの直感で……すべてに説明がつくと思えたんだ」とメジトフは言う。[*42] その月に給付される奨学金の半分を注ぎ込んで、その論文を複写したそうだ。[*43]

このアイデアについてもっと議論したいと胸躍らせたメジトフは、ジェンウェーにメールを送るようになった。そのために学部の電子メールアカウントの使用許可をとったが、費用の関係で送信できる文字数は一日あたり三〇〇語までに制限されていた。そこでメジトフは、ジェンウェーに宛てたメッセージをフロッピーディスクに保存し、モスクワ大学で唯一インターネットに接続されているコンピューターの管理者に手渡していた。返信が来たときも、フロッピーディスクにコピーされてメジトフのもとに届けられた。[*44]

ジェンウェーは、自然免疫に関する自分のアイデアに自信をもっていたため、そのアイデアが免疫学の主流から無視されたことに落胆を覚えていた。そこに、モスクワの大学生からもっと議論を深めたいというメールが届いたので、ジェンウェーは喜びに震えた。そうしてやり取りを重ねるうちに、メジトフからイエール大学のジェンウェーの研究室で働きたいという申し出があった。だが、ジェンウェーがそのことを妻に相談すると、妻は不審を抱き、乗り気でない様子だった。一方、メジトフはカリフォルニア大学サンディエゴ校で三ヵ月のフェロー研究職を獲得し、従兄弟から飛行機代を借りて渡米し、一九九三年からそこで働きはじめた。彼は遺伝子コード〔特定のタンパク質を構成するアミノ酸の種類と配列を指示する塩基配列情報のこと〕を読み取って解析できるソフトウェアを作成するという、当時としてはまだ新しい分野の研究に従事したが、そこで決定的瞬間を迎える。自分の研究についてセミナーで話す機会があり、たどたどしい英語で発表したところ、米国免疫学会の会長であるリチャード・ダットンの目に留まったのだ。

メジトフの発表に強い関心をもったダットンは、メジトフのフェロー契約がもうすぐ切れることや、ジェンウェーとメールのやり取りをしており、そこで働きたいと強く願っていることをメジトフから聞くと、自らジェンウェーに電話し、メジトフは優秀な科学者だと思うと伝言を残してくれた。その翌朝、メジトフのもとにジェンウェーからメールが届く。うちで働かないか、という申し出だった。[*45]

一九九四年一月二日、メジトフはようやくジェンウェーと対面した。両者とも大きなビジョンを描くことのできる思想家であり、アイデア溢れる情熱家であり、ここに、生涯にわたって続く協力関係と友情が結ばれた。二人がまず取りかかったミッションは、病原体の特徴を検出する「パターン認識受容体」がヒト免疫細胞に本当に存在するかどうかの解明だった。一つでも例を示せば勝ちだが、それがとんでもなく難しい。しかも、メジトフには実践経験がほとんどなかった。しかし、イギリスの小説家ロアルド・ダールも自身最後の児童文学作品のなかで書いているとおり、「しっかりと目を光らせ、自分をとりまく世界全体を見つめれば、きっと素晴らしい発見がある。この世の最大の秘密は、いつだって思いも寄らない場所に隠されているものだから」[*46]。メジトフの場合もそうだった。彼は、最終的に成功を収めたが、そのきっかけを与えてくれたのは、思いも寄らない存在――昆虫だった。

昆虫の免疫防御の要――トル遺伝子の発見

　私たち人間と同じく、昆虫も、細菌や菌類などの病原体の脅威に曝《さら》されている。しかし、一九六〇年代半ばに科学者のピエール・ジョリーが指摘したとおり、昆虫が日和見感染症〔免疫機能が低下しているときに、健康体であれば害のない弱毒性の病原体によって引き起こされる感染症〕で苦しむことはない。当時、フランスのストラスブールで研究をしていたジョリーは、昆虫から昆虫へ臓器を移植して観察した際にも日和見感染症がまったく認められなかったことから、昆虫にはよほど強力な免疫防御が備わっているに違いないと考えた。ちょうどそのころ、彼の研究室にはジュール・ホフマンという二三歳の博士課程の学生がいて、昆虫の研究をしたがっていた。彼の父親が昆虫学者だったからだ。ホフマンは、このときのジョリーの観察がきっかけで昆虫の免疫について理解しようと思い立ち、バッタを使って研究を開始した。

　一九七八年にジョリーが引退すると、当時三六歳だったホフマンが研究室を引き継いだ。やがてホフマンのチームは、研究対象をバッタからショウジョウバエに変更していった。果物を食べ、果物のうえで繁殖する小さなハエである。ショウジョウバエは果物の食べ残しを餌として与えるだけで簡単に飼育でき、しかもライフサイクルが二週間と短いことから、一九〇〇年代前半から研究に用いられるようになった。それ以来、生物医学分野の研究におけるショウジョウバエの貢献の大きさは計り知れず、ノーベル賞級の研究でも、少なくとも六つの発見はショウジョウバエを用いた研究から生まれた。[*47]だが、ホフマンがショウジョウバエに移行した理由はそれだけではなかった。実は、チームメンバーの半数がバッタアレルギーを発症したのだ。なかでも、ホフマンの研究室で博士課程の学生として研究していたホフマンの妻ダニエルはとくに重症だった。[*48]

ホフマンのチームは、ショウジョウバエに細菌を注射したあと、定期的にショウジョウバエの血液を採取し、他の病原体を死滅させる能力を検査した。その結果、ハエの血液に抗菌性が認められたことで、免疫反応のスイッチが入ったことがわかった。次に、ホフマンのチームは二つの重要な疑問の答えを探る準備に取りかかった。ハエの血液に細菌を死滅させる能力を授けたのは、いったいどんな種類の分子なのか？ ハエの免疫反応を調節する重要な役割を担っているのはどの遺伝子なのか？

一つ目の疑問については、すぐに答えが出た。当時すでに、病原体抵抗性を示すカイコだけにみられる特殊な分子（「ペプチド」と呼ばれる短いタンパク質）の存在が確認されていたのだが、それとよく似た分子がショウジョウバエにも存在することを、ホフマンのチームは発見した。ペプチド分子の種類によって、死滅させることのできる病原体の種類が異なることも突きとめた。[*49]この研究のために、ホフマンのチームは一〇万匹のハエから、真菌を死滅させることのできるペプチドを単離した（今なら約二〇匹のハエからでも単離できる）。[*50]

二つ目の疑問に答えるにあたっては、研究対象としてショウジョウバエを選択したことが功を奏した。というのも、ショウジョウバエの遺伝子の構成は、他の研究室でもいろいろな研究テーマでさんざん調べられていたからだ。そのように多くの研究室でばらばらに行われていた研究が、ホフマンのチームに決定的な手がかりを与えた。ショウジョウバエの胚の発生において重要となる昆虫遺伝子「トル遺伝子」(「偉大である」という意味のドイツ語 toll に由来する)が、ヒトの免疫に関与することがすでに知られていた「IL‐1(インターロイキン1)受容体」の遺伝子とよく似ていることが判明したのだ。ちなみに、ハエとヒトの両方に存在する遺伝子といえば、「NFκB転写因子」という特殊なタンパク質の遺伝子もヒト免疫反応において重要であることが、少し前に発見されていた。[*51] そうした直近の新しい発見にも後押しされ、ホフマンのチームは、特定の遺伝子を不活性化した場合に、感染に対するハエの抵抗力が低下するかどうかを検討する準備に入った。[*52]

そして、一九九二年一一月にホフマンのチームに加わったブルーノ・ルメートルによって、決定的な実験が行われる。一九九三〜五年にかけて行われた一連の実験でルメートルは、トル遺伝子こそが、ショウジョウバエが真菌感染を免れることができるかどうかの決め手になることを発見した。[*53] これは注目に値する素晴らしい発見だった。ショウジョウバエの胚発生に関連する遺伝子が免疫システムにも寄与していることを明らかにしたのだ。この発見の重要性はすぐに広く認識され、注目を集めた。[*54] 一九九六年九月、世界で最も権威ある科学誌の一つ、「セル」の表紙を、不活性型トル遺伝子をもつショウジョウバエの衝撃的な写真が飾った。それは、綿毛のような真菌にびっしりと覆われたショウジョウバエの写真だった。

昆虫・マウス・ヒトに共通の遺産――トル様受容体の発見

この発見よりも早い一九九二年六月に、ホフマンはイエール大学を訪れ、ジェンウェーに会っている。「昆虫の枠に閉じこもったままで一生を終えたくなかったから」だとホフマンは言う。[*55] 二人で議論を交わしたすえに持ち上がったのが、昆虫、マウス、ヒトの免疫を比較する共同研究プログラムだった。一九九三年、ホフマンはおそらく世界初となる自然免疫学会を組織し、ベルサイユで会議を開いた。[*56] 一九九六年の春には、マサチューセッツ州グロスターでフォローアップ会議が開かれ、その場でホフマンは、ジェンウェーとメジトフに、トル遺伝子が昆虫の真菌に対する防御において重要な役割を果たしていることを発見したと、初めて打ち明けた。それを聞いたジェンウェーとメジトフは大いに興奮していた。

ただ、このあとに起きた一連の出来事の正確な順序は、語り手ごとに異なる。メジトフは、この発見についてホフマンに聞かされる前から自分たちはトル遺伝子に似たヒト遺伝子の研究に着手していたと言うが、別の人は、メジトフとジェンウェーは昆虫での発見について聞いたあとで、よく似たヒト遺伝子を探して研究しはじめたのだとほのめかす。[*57] いずれにしても、ジェンウェーの研究室にいたメジトフは、昆虫のトル遺伝子とよく似た遺伝子がヒトにも存在することを発見し、そのヒト遺伝子の研究に全力を注いだ。そしてなんと、そのヒト遺伝子が、免疫反応に関与することが知られていた他の遺伝子（とりわけＮＦκＢ転写因子）の活性スイッチを入れる働きをすることを突き止めた。[*58] これらの発見をまとめると重大な事実が見えてくる。昆虫とヒトは、生物形態はだいぶ異なるが、病気と闘うための遺伝子として同じ遺産を引き継いでいることが示されたのだ。

その後も、他の研究チームによって、昆虫のトル遺伝子に似た遺伝子はマウスでもヒトでも次々に発見された。[*59] それらの遺伝子は、いずれも昆虫のトル遺伝子のような遺伝子であり、受容体タンパク質をコードする（つまり受容体タンパク質を構成するアミノ酸の配列を指示している）遺伝子であったことから、まとめてトル様《よう》受容体（ＴＬＲ）遺伝子と呼ばれている。ヒトにはＴＬＲ遺伝子が一〇種類あったため、研究が進められるなかで各遺伝子に番号が振られた。メジトフが見つけた最初のヒトＴＬＲ遺伝子は、現在ＴＬＲ４と呼ばれている。人為的に遺伝子変異を起こさせた「変異マウス」を用いた実験では、この多様なトル遺伝子が、あらゆる種類の細菌やウイルスに対する免疫反応に不可欠であることが示された。トル遺伝子が免疫にとって何らかの形で重要であることは誰の目にも明らかだった。しかし、トル遺伝子が実際にどう働くのかを知る人は――一九九八年九月五日にボイトラーが発見するまで――誰もいなかった。

パターン認識受容体の発見

シカゴに生まれ、テキサス大学サウスウェスト・メディカル・センターで働いていたブルース・ボイトラーは、この五年間、ある研究に没頭していた。細菌の細胞壁に含まれるリポ多糖という成分をアジュバントとしてワクチンに添加すると、ひときわ強力なアジュバントとして働くことがわかっていた。このとき、リポ多糖に曝されたマウスの体内で免疫反応を引き起こすために不可欠な遺伝子はどれなのか、それを解明しようとしていたのだ。これが重要な研究課題であることは広く知られていた。その遺伝子がわかれば、細菌性のリポ多糖分子がどのような仕組みで免疫システムに検出されるのかを知るための大きな手がかりになる。だからこそボイトラーも、その遺伝子を突き止めようとする他の研究室との競争に加わったのだ。明けても暮れてもこの問題が頭から離れず、夢のなかでも考えていた。[*60] なくしたコインを部屋のなかで捜すような気分だったと彼は言う。いつどこで見つかるかまったくわからないことが苛立ちの種にもなっていた。

しかも、一九九八年の前半は、ボイトラーにとって幸先の悪いものだった。四月には、なかなか成果が出ないことを理由に、研究助成の打ち切りを宣告された。家庭でも妻バーバラとの別居が始まり、三人の息子の親権をめぐって陪審裁判を抱えるなど、離婚に向かう長い道のりを歩き出していた。「家庭の辛い時期と、研究の最も苦しい時期がちょうど重なっていた」とボイトラーは振り返る。[*61] 研究チームを率いながら、研究室で得られたデータを自分でも解析し、プログラムコードも自作して、とにかく少しでも前に進もうとした。[*62] そして九月五日の夕刻、ボイトラーは喜び溢れる瞬間を迎えた。解析の結果、マウスにおける細菌性リポ多糖分子の検出に不可欠な遺伝子としてコンピューターのスクリーンに映し出された遺伝子は、ホフマンの昆虫トル遺伝子にもメジトフのヒトＴＬＲ４遺伝子にも、非常によく似ていた。

これでようやくピースが揃い、大きな絵が姿を現した。マウスのＴＬＲ４遺伝子は、細菌の細胞壁成分であるリポ多糖と特異的に結合可能なタンパク質分子をコードしていた。これはつまり、

TLR4遺伝子は、かつてジェンウェーが存在を予測した「パターン認識受容体」というタンパク質分子をコードしているということにほかならない。この受容体タンパク質が細胞表面から外に突き出ているおかげで、免疫細胞は生まれつきの能力として細菌と結合できるのだ。これをボイトラーは、免疫システムの「監視の目」の一つだと言った。受容体TLR4に細菌性リポ多糖分子が結合すると、それが、免疫反応の発動を必要とするような何かが体内に存在することを知らせる合図となるからだ。

実のところ、ボイトラーはかつてのジェンウェーのアイデアから直接ひらめきを得たわけではないのだと言う。別の方向から考えるうちに、この問題に行き当たった。免疫システムが細菌に反応を示すために必要となる遺伝子は、何にせよ重要な遺伝子に違いなく、免疫細胞の表面に存在する受容体タンパク質をコードしている可能性が高いと考えたのだ。[*63] それに彼に言わせれば、偉大な思想家が生物学を牽引する時代はとうの昔に過ぎ去った。今は観察こそが物事を進展させる時代なのだと言う。[*64]

そんなボイトラーがこの発見のニュースをいち早く知らせようと電話した相手は、父親だった。優れた科学者であり、小さな問題の細部を突き詰めるよりも大きな問題に力を注げと常日ごろから言い続けていた父親は、ボイトラーにとってロールモデルとなる存在だった。[*65] いつも息子より上に立とうと挑んでくる父親だったが、このときばかりは、息子の知らせに「ぐうの音も出ない」様子だったそうだ。[*66] 次にボイトラーは、付き合いの長い同僚たちに電話した。彼らはもはや家族のような存在であり、みな心から喜び沸き立った。それから、研究資金の提供元にも電話したそうだ。しかし、助成の打ち切りの件はすでに決まった話なので覆らない、と告げられた。[*67]

ノーベル賞の行方

ボイトラーの発見は、一九九八年一二月に発表された。[*68] 他にも同じゴールにたどり着いたチームはいくつかあり、別の種類の実験で同じ結論に達していたが、競争を制したのはボイトラーだった。[*69] たとえば、カナダのモントリオールでダニエル・マロが率いる研究チームは、同じ発見をボイトラーの三ヵ月後に発表した。[*70] 当初、彼らの論文に先のボイトラーの報告に関する言及はなかったが、その後の修正の段階で言及するように指摘が入ったことで、この発見の最初の発表者がボイトラーであり、論文発表よりもさらに早い時期に学会で発表されたのが最初だったことが明示された。そしてマロに遅れること二ヵ月、日本の研究者らも同内容の発見を報告した。[*71]

その一三年後の二〇一一年一〇月三日、ボイトラーがふと携帯電話を見ると、「ノーベル賞」というタイトルの電子メールが届いていた。本文には「ボイトラー博士、良いお知らせです。ノーベル賞選考委員会は本日、二〇一一年のノーベル生理学・医学賞の受賞者をあなたに決定いたしました。……おめでとうございます」と書かれていた。にわかには信じられなかったボイトラーは、ノートパソコンを開いてグーグルニュースを見て、知らせが本当かどうかを確認したそうだ。[*72]

この年のノーベル生理学・医学賞は、ボイトラーとホフマンと、カナダの生物学者ラルフ・スタインマンの三人に授与された。スタインマンの研究については次章で紹介する。この三人については、その人柄も、科学的発見の内容も、ノーベル賞にふさわしいと多くの科学者が認めるところだったが、受賞者発表の一ヵ月後、二四名の著名な免疫学者が前例のない行動に出た。ノーベル賞委員会はジェンウェーとメジトフの多大な貢献についても認めるべきだった、と主張するレター論文〔学術論文誌の投稿区分の一つで、速報性が重視される短い論文〕を、世界トップの科学誌「ネイチャー」に掲載したのだ。[73]

ノーベル賞には、存命者のみに授与されるというルールがある。残念ながら、ジェンウェーはリンパ腫を患い、二〇〇三年四月一二日に享年六〇歳で亡くなっていたため、対象から外されたのだ。ネイチャー誌に掲載されたジェンウェーの死亡記事には、「多くの科学者はパラダイムシフトに貢献したいと夢に見るばかりだが、ジェンウェーはそのようなパラダイムシフトを個人の力で引き起こした」と書かれていた。[74] ジェンウェーは存命中に三〇〇本を超える科学論文を発表し、免疫学の優れた教科書を執筆している。メリーランド州ベセスダの米国立衛生研究所（NIH）所属の高名な免疫学者ウィリアム（ビル）・ポールも、あんなに早くに亡くなっていなければ、ジェンウェーはほぼ確実にノーベル賞を受賞していたはずだと、二〇一四年に書いている。[75]

だが、ジェンウェーの弟子のメジトフにはノーベル賞の受賞資格があったし、ノーベル賞受賞者の発表直前にも、ショウ賞という別の栄えある賞をホフマン、ボイトラーと共に受賞していた。しかし、ノーベル生理学・医学賞にはもう一つ、受賞できるのは一度に最大三名までというルールがあるため、メジトフは受賞を逃したのだ。ノーベル賞選考委員会はメジトフの研究についても議論したに違いないのだが、選考は非公開で行われ、選考過程の記録が公開されるのは五〇年後と定められている。その詳細を知るには二〇六一年まで待たなければならない。

それに実は、一緒に受賞していたとしても、受賞者同士が互いを称え合っていたかどうかは怪しい。彼らは仲が悪かった。ボイトラーのチームとジェンウェーのチームは、細菌に対するTLR4の「監視」能力の発見をめぐって対抗意識を燃やしていた。メジトフは、自分もジェンウェーの研究室でボイトラーと同時期に同じ発見をしていたと主張しており、ボイトラーは、自分こそが最初の発見者であり、その時点ではメジトフの研究は未完成だったと主張している。現在もなお、メジトフはボイトラーかホフマンが招待されている学会には頑なに出席しない。[*76]

この年のノーベル賞をめぐっては、これとは別に、二〇一一年一二月にも複雑な事案が発生した。一九九三〜五年にホフマンの研究室で重要な実験を手がけたルメートルという人物が、ホフマンの受賞理由となった実験を実際に行ったのは自分なのに、ノーベル賞の受賞発表の際に自分は軽んじられた、と訴える特設サイトを立ち上げたのだ。これに対してホフマンは、彼の研究室が成功をつかむ鍵となったのは、多種多様な専門知識と経験をもつ人々を集めてチームを作ったからであり、真菌に対する防御で重要な働きをする昆虫トル遺伝子の発見には、実際にチームメンバーの多くが関わった、と述べている。[*77] 二〇一二年には、八名の著名な免疫学者がホフマンを支持するレター論文を発表した。そこには、ホフマンについて、「同僚たちが彼の研究室に在籍していたときも独立したあとも、彼の論文のクレジット表記に不備は一切なく、同僚への支援にもまったく問題はなかった」と書かれていた。[*78] その後、ルメートルは二〇一六年四月に『科学と自己愛について（*An Essay on Science and Narcissism*）』と題した本を自費出版し、「科学の世界で成功するには、自己愛の強さが有利に働く」という持論を展開している。*79 このような衝突は科学の世界では珍しくない。発見に関わった人々の貢献度を正確に測ることなどできるはずもなく、誰もが何らかの形で周囲の協力を得ながら研究しているのだから。

自然免疫研究の発展

とはいえ、彼らの発見が最高レベルの称賛を受けるに値する発見であることに、疑いの余地はない。人体に関するわれわれの理解に大変革をもたらしたのだ。この発見を皮切りに、免疫システムにおけるトル様受容体（TLR）の働きを報告する科学論文が次々に発表されるようになり、その数は三万本を優に超え、より詳しい報告がなされるようになっていった。発見後、研究の次のステップとして、番号を振られた各受容体がどの病原体の検出を担っているのかが調べられた。TLR4は細菌の細胞壁に存在する分子（リポ多糖）を見つけ出して結合し、TLR5とTLR10は寄生虫にみられる分子と結合し、TLR3、TLR7、TLR8はある種類のウイルスを検出する、といったことが次々に明らかにされた。大量の研究がなされたおかげで、トル様受容体の他にもさまざまな種類のパターン認識受容体が存在するとわかり、ノッド様受容体（NLR）、C型レクチン受容体（CLR）、リグアイ様受容体（RLR）などと呼ばれている。

各パターン認識受容体は、それぞれに検出できる病原体の種類が異なるだけでなく、人体のどこに配置されるかも異なっていた。検出対象の病原体が見つかりやすい場所に戦略的に配置されていたのだ。たとえば、ＴＬＲ４は大腸菌やサルモネラ菌などの細菌を警戒するために、白血球の表面にみられることが多い。別のパターン認識受容体であるＲＬＲは、インフルエンザなどのウイルスが侵入した徴候を探すため、細胞内に配置されている。カンジダ症原因菌などの真菌類の検出に重要となる受容体は、菌類をのみ込んで破壊することに長けた免疫細胞の表面で見張っている。こうした詳細を解明した研究チームの一つが、「寡黙だが論文数の多い男」と称される、日本の大阪大学の審良《あきら》静男《しずお》が率いるチームだった[*80]。

このような発見がなされる前は、自然免疫はあらゆる病原体を十把一絡げに相手にする大まかな防御機能だと考えられていた。ちょうど、あらゆる種類の病原体の体内への侵入を防ぐ単純な障壁として皮膚が機能するのと同じように。しかし、パターン認識受容体が数多く発見され、それぞれが特定の種類の病原体だけを特異的に検出しており、その脅威に対抗するのに適した反応のスイッチを入れる働きをするとわかったことで、自然免疫システムがそれまでの想像を遥かに超えて複雑であることが明らかになった。自然免疫システムは、単に病原体の存在を検出するのではなく、存在する病原体の種類まで認識し、その種類に応じて免疫反応を指揮していたのだ。

この地球上に存在することが知られている一五〇万種の生物のうちの九八パーセントほどは、背骨をもたない無脊椎動物であり、自然免疫のみを武器にして病気を生き抜いている。つまり、病原体に特有の徴候を見つけ出す受容体だけを用いた免疫システムを頼りにしている。しかし、私たちヒトにとっては、自然免疫は病気を検知するための手段の一つにすぎない。ここで明らかにされた自然免疫システム（あるいはサブシステムと言ってもよいだろう）は、病原体の存在にいち早く反応する最初の防衛ラインとなっている。[*81]

健康体にはほぼ無害な弱毒性の菌類による感染や、切り傷や傷口からの細菌の侵入には、自然免疫が迅速に対応する。たいていの問題にはこれで対処できる。T細胞やB細胞が活躍する獲得免疫反応が重要になるのは、自然免疫反応で対応しきれなかった場合のみで、感染から数日後のことだ。感染しても二、三日で回復したなら、病原体がパターン認識受容体によって検出され、適切に対処されたということだ。推定によれば――といっても実際には容易に算出できるものではないが――私たちの体内で繰り広げられる病原体に対する防御反応の約九五パーセントは、自然免疫によって賄われている。[*82] つまり、二二〇年前にジェンナーが八歳の少年に最初に天然痘ワクチンを接種して以来、われわれ人類は免疫について理解しようと努めてきたが、一九八九年までは、免疫防御のほんの一部（せいぜい五パーセントほど）を研究していたにすぎなかったわけだ。

自然免疫研究の先駆者たちは、自分の発見を医療に応用できるかどうかなど念頭に置かず、免疫の仕組みを解明することだけを考えていた。ホフマンも、自分はただ好奇心を満たすためだけに研究してきたのだと強調することが重要だと考えており、「応用科学など存在しない、あるのは科学の応用だけだ」とする生化学者ルイ・パスツールの考え方に賛同している。[*83] 実際、思いがけない発見がきっかけで医療が大きく進展した例はいくらでもある。その最たるものがX線だ。宇宙物理学者マーティン・リースも、「人体を透視することを目的とする研究企画書を書いても、資金は提供されなかっただろうし、仮に資金提供されたとしても、X線の発見には至らなかっただろう」と言っている。[84] だが、自然免疫に関する発見が医療分野に重要な影響を与えうることは、すぐに明らかになった。それもそのはず、もとはワクチン接種から始まった研究なのだから、その分野への影響はとくに大きかった。

アルミニウム塩は、ワクチンの働きを助けるアジュバントとして一九三二年以降、数億人規模の人々に使用されてきたが、なぜ有効なのか、その仕組みはいまだに不明である。[85] それでも、アジュバントが重要である理由だけは、はっきりしている。自然免疫システムのスイッチを入れてくれるからだ。ということは、アルミニウム塩を使用しなくても、パターン認識受容体と特異的に結合することがわかっている分子を用いれば、自然免疫反応のスイッチを入れるためのアジュバントをオーダーメイドで作製できることになる。製薬会社がワクチン研究に対する態度を一変させたのもこのためだった。金銭的な見返りの少ない分野だと思われていたのが、利益を生む分野として注目されるようになったのだ。マラリアワクチン用の新たなアジュバント開発への資金援助を行ったビル＆メリンダ・ゲイツ財団のチャリティ支援などもあって、一九九〇年代の草分け的な発見以降、自然免疫は注目の話題であり続けた。初期の医学的成功の一つが、子宮頸《けい》がんの原因となるヒトパピローマウイルスに対するワクチンでアジュバントとして使用することを二〇〇九年に米国で承認された、リポ多糖に似た分子の開発である。[86]

私が思うにノーベル賞委員会は、このような医学的恩恵が明らかになるのを待ってから、自然免疫に対する賞の授与を決めたのではないか。そして長く待ちすぎたゆえに、ジェンウェーが授賞対象から外れることになったのではないか。いずれにしても、ジェンウェーがアイデアを思いついてから医療に応用されるまでに二〇年かかったという事実は、好奇心に突き動かされた研究ほど公的資金に頼ることが多く、民間から研究資金を調達しにくい理由の一つを浮き彫りにしている。

医学への応用の道は他にも考えられる。ボイトラーも他の科学者も、近い将来、トル様受容体（TLR）の働きを阻害する新薬で、自己免疫疾患の患者を救える可能性があると考えている。[*87]また、トル様受容体阻害薬は、移植された臓器に対して患者の免疫システムが作動する「拒絶反応」の予防にも役立つ可能性がある。[*88]さらに、自然免疫システムに働きかけるような医学的介入が引き続き追求されるなかで、そうした発見から新たな知見が得られれば、その知見の先にまた新しい薬物治療の余地が生まれる可能性がある。つまり、自然免疫と獲得免疫という異なるサブシステムが互いにどう連携しているのかを解明すること――それが、私たちの次の目標である。

私はかつて、メジトフに尋ねたことがある。他の誰よりも早く、何十年も早く、こんなにも多くのことを予測できたジェンウェーには何か特別な気質が備わっていたのだろうか、と。[*89]するとメジトフは、確信に満ちた様子で答えてくれた。多くの科学者は、素晴らしいアイデアを一つ思いつくと、そのアイデアに固執したままキャリアを終えていくが、ジェンウェーは他の創造力豊かな人々と同様、間違えを恐れることなく数多くのアイデアを生み出し続けたのだ、と。

第2章

獲得免疫の始動の仕組み

樹状細胞の発見

私たちの脳は、動きや変化に敏感に反応する。あなたも、突然ゆらめいたり光ったりするものに驚き飛び上がったことがあるだろう。私たちがそのように進化したのは、野生の世界では本当の脅威を見落とすよりは、不規則な動きに大げさに反応するほうが有利だったからだ。一瞬の恐怖を感じたところで、何の問題もない。

だが、免疫システムの場合はもっと慎重でなければならない。用心のためだけに、むやみに反応してはならない。免疫細胞が働きすぎると、健康な細胞・組織は簡単に破壊されるからだ。多発性硬化症、若年性糖尿病のように自分の体を攻撃する自己免疫疾患や、感染症に対する反応が全身に及ぶ敗血症性ショックのような病態が引き起こされるのもそのせいだ。

カナダの免疫学者ラルフ・スタインマンは、同年代のチャールズ・ジェンウェーと同じく、免疫反応が開始される仕組みについて頭を悩ませていたが、ジェンウェーとは少し違う点に注目していた。私たちの体は、免疫反応を適切な警戒レベルで発動するための判断をどのように行っているのか？　この問いの答えを探すことに重点を置いていたのだ。いつ、どの程度の反応を示すのが妥当なのかを、免疫システムはどのように決定しているのか？　それがわかれば、免疫を調節する方法や、自己免疫疾患のような問題が起きたときに対処する方法もわかるだろうと、スタインマンは考えた。アーサー・ケストラー著『創造活動の理論』（ラティス）に書かれているとおり、「発見の歴史は、予想外の場所に行き着いた例や、間違った船に乗ったのに正しい場所に到着した例で満ち溢れている」[*1]。この重要な課題を解決しようと研究に着手したスタインマンは、やがて歴史に残る科学的発見に行き着く。新しい種類の細胞を発見したのだ。

顕微鏡で見つけた奇妙な細胞

スタインマンの両親は、息子に宗教を学ばせたがっていた。そして、電化製品から衣服まで何でも扱う家業の雑貨屋を継がせたいと考えていた。しかし、スタインマンは科学を愛していた[*2]。当時、科学者はようやく血液や体組織から多種多様な細胞を単離できるようになったところで、さまざまな組み合わせの細胞を培養皿で混合培養し、その振る舞いを観察することによって免疫反応の仕組みを詳しく調べるのが、最先端の研究領域となっていた。自分もそのような最先端に身を置こうと決心し、ボストンのマサチューセッツ総合病院で医学研修を受けたスタインマンは、「新しい細胞免疫学」という講座に触発され、一九七〇年、すでに免疫細胞の研究できわめて高い評価を受けていたニューヨークにあるロックフェラー大学のザンヴィル・コーンの研究室に入った。[*3]

最初の二年間は、この研究室の当時のメインテーマに従い、「免疫細胞は周囲の分子をどのように取り込むのか」[*4]を研究していたが、一九七二年、スタインマンは別のテーマに関心をもった。これがのちに、とてつもなく大きな見返りを生むことになる。そのテーマとは、「アクセサリー細胞（補助細胞）」の謎だった。当時、アクセサリー細胞は、実在する細胞というより、一つのアイデアとして存在していた。そのような細胞が存在しなければ説明がつかないような事象が観察されていたのだ。具体的には、マウス体内に注入すれば免疫反応の引き金になることがわかっている「異物」を、実験室で単離した免疫細胞（とくにT細胞とB細胞）に混ぜても、何も起こらなかった。[*5]そして、その理由を説明するために考案されたのが、アクセサリー細胞だった。免疫細胞が反応を示すためには別の何かが必要なのだろうと推測されたが、何が、どういう理由で必要なのかは、誰にもわからなかった。その「何か」の呼び名として、「アクセサリー細胞」という名称が使われていたわけだ。

スタインマンは、解剖されたマウスの脾臓《ひぞう》から単離されたT細胞とB細胞を用いて実験を行った。脾臓を選んだのは、免疫反応をすぐに起こしやすい臓器として知られていたからだ。しかし、先人たちの実験と同様、「アクセサリー」細胞を添加しない場合、培養皿で免疫反応を開始させることはできなかった。具体的には、免疫細胞を単離する際にガラス器具の壁面に付着していた「何か」を添加しない場合、ということである。そこで、スタインマンは、脾臓由来のガラス付着物を詳しく調べることにした。ねちょっとした細胞の混合物をプレートに塗り広げ、顕微鏡のレンズの下に置いて観察すると、気になるものが見えた。尖った突起をもつ星状の何かが見えたのだ。本体部分からおびただしい数の細い突起が樹の枝のように放射状に伸びていた。教科書でよく見る目玉焼きのような形状の細胞とはまったく異なる外観で、実のところ、スタインマンがそれまでに見たことのない形状だった。

だが実は、その時点でスタインマンが知らなかっただけで、そのような形状の細胞は一〇〇年以上も前の一八六八年に、ドイツの生物学者パウル・ランゲルハンスによって観察されていた。当時二一歳だったランゲルハンスは、皮膚を観察中に星状の細胞を見た。その珍しい形状から、彼はそれを神経細胞だと思い込み、学部生ながら、「ヒトの皮膚の神経について」という標題でその細胞の外観を描写した論文を発表している。[*6]

さて、その見慣れない細胞が動くのを観察したスタインマンは、その様子を「枝分かれの形はさまざまに変化し、絶えず多くの微細な細胞突起が伸びては縮んで」いたと記述している。[*7] 彼はそのような細胞の動きを見たことがなかったし、彼だけでなく他の誰も見たことがなかった。仮に見たことがあったとしても、きちんと留意できていなかった。厳密に言えばスタインマンも、観察した時点ではまだ「ひらめきの瞬間」を迎えてはいなかった。自分が見た細胞の動き、普通とは異なる細胞の形状がいったい何を意味するのか、そのときはまだピンときておらず、「うわ、変なのがいるぞ」という印象のほうが強かった。それでも、この細胞は重要な細胞に違いないという予感はあった。

顕微鏡で細胞を観察しているときに生まれるこの手の科学的発見は、一般に想像されるほど簡単には起こらない。意外と発見されにくいのだ。その理由の一つは、ハーバード大学の二人の心理学者、クリストファー・チャブリスとダニエル・シモンズによって鮮やかに説明されている。彼らは、有志の被験者に六名のバスケットボールプレーヤーの映像を見せた。白いTシャツを着た三名と黒いTシャツを着た三名が動き回りながらボールをパスし合っている。この映像を見せる前に、被験者に対し、白チームから白チームにパスが通る回数を数えるように指示を出した。なかなかの集中力を要する作業である。[*8] 実は、この動画の中盤で、ゴリラの着ぐるみを着た女性がゆっくりと歩いて登場し、プレーヤーたちの真んなかで立ち止まり、カメラに向かって胸を叩いてみせたあと、歩き去っていく。ところが、見終わった被験者に何か異変に気づかなかったかと尋ねたところ、視線追跡装置の記録では全員が同程度の時間だけそのゴリラに視線を向けていたにもかかわらず、実際に気づいていた被験者は約半数にすぎなかった。この「見えないゴリラ」の動画はあなたもオンラインで見ることができる。[*9]

このような「知覚的な見落とし」は、放射線科の専門医を対象とした実験でさらに顕著となった。被験者となる放射線科医に、小結節を探すように指示したうえで、肺のコンピューター断層撮影（CT）検査画像を次々に見せていった。小結節は白く明るい丸として画像に現れる。このとき何枚かの画像には、小結節の四八倍の大きさでゴリラの顔が写っていたのだが、小結節を探す訓練を積んだ放射線科医の八三パーセントは、視線を向けていたにもかかわらず、ゴリラの存在を見落としていた。[*10]

これらの実験は、重要な事実を浮き彫りにしている。私たちは、目ではなく、脳で見ているのだ。脳は、体の感覚器官で検知された情報のすべてを選別し、解釈してから取り込んでいる。だからこそ、探しているものしか目に入らず、それこそバスケットボールプレーヤーのあいだを歩いて横切るゴリラのように人目につく存在であっても、予想外のものは見落とすことが多い。つまり、顕微鏡観察で新たに何かを発見するには、このような人間の特性を克服する必要がある。スタインマンの場合は、アクセサリー細胞について明確なアイデアをもたないまま観察を始めたことが幸いしたのかもしれない。スタインマンは、とにかく何でも探そうという姿勢で臨んだ。「見えないゴリラ」の実験が示すとおり、特定の何かを探していないときのほうが目新しいものに気づきやすいのだ。暗い部屋で顕微鏡の接眼レンズを覗いているとき、あなたと、あなたが観察している「自然界の断片」とのあいだを邪魔するものは、ほとんど何もない。そのような孤立した空間では、おそらく感覚も研ぎ澄まされ、新しいものを受け入れやすい状態になるのだろう。

だが、発見の障壁になりうるのは「知覚的な見落とし」だけではなかった。スタインマンが徹底した科学者でなかったら、さらに手ごわい障壁に行く手を阻まれていた可能性もある。いくつもの解釈を考えるうちに、実際に見たものの姿を見失うようなこともあるのだ。そのような例として有名な話がある。一六〇九年一一月、ガリレオは新たに発明された望遠鏡を使って月を見上げ、月面に明るい部分と暗い部分がまだらに存在するのを目にしたときに、推測していたとおり、月面は平坦ではなく、高い山や深い谷があるのだと気づいた。一方、英国の天文学者ウィリアム・ロウアーは、ガリレオのほんの数週間前に望遠鏡で月を見ていたにもかかわらず、月面は彼の料理人が最近作った糖蜜のようだった、という記述しか残さなかった。[*11]

スタインマンも、自分が遭遇した奇妙な姿の細胞について、すでに知られている細胞が変形したものではないか、あるいは細胞を単離する際の処理工程で何か特殊な状況に影響されたのではないかなどと、推測を重ねようと思えばいくらでも重ねられたことだろう。たとえば、細胞のこのような奇妙な動きは、そこにガラス面があったせいで、ガラス面に付着しようとして起きた特殊な現象だった可能性も考えられる（生きた動物の体内での細胞の動きを観察できるような技術が誕生するのは、この約三〇年後のことだ[*12]）。ビタミンCを発見した科学者セント＝ジェルジ・アルベルトの言葉どおり、発見の秘訣は「誰もが見たことがあるものを見て、誰も考えなかったことを考えること」なのだ。[*13]

スタインマンは、仕事環境にも恵まれていた。所属する研究室のトップだったザンヴィル・コーンは、いつも大きな支えになってくれる人物だった。ロックフェラー大学出版局では科学誌「実験医学ジャーナル」を独自に運営しており、そのことが、スタインマンの初期の発見がこのような一流の学術誌に掲載される後押しになった可能性もある。しかし、何よりも大きかったのは、たまたま上階の研究室にいた人々の存在だろう。スタインマン自身の記述によれば、同じ建物の五階に、「おそらく、近接した空間で一緒に研究する集団としては最も偉大な細胞生物学者集団」がいて、そのなかに、あのジョージ・パラーデの姿もあった。[*14]

ノーベル賞受賞者のギュンター・ブローベルに言わせれば、パラーデは、史上最も影響力のあった細胞生物学者である。[*15] パラーデは、光のかわりに電子を用いることで、標準的な顕微鏡の数千倍まで対象物を拡大して観察できる手法を開発した。そのおかげで電子顕微鏡を用いて細胞を観察できるようになったのだ。また、電子顕微鏡を用いて撮影された最初の細胞の写真も、一九四五年、同じロックフェラー大学に所属する研究チーム——キース・ポーター、アルベルト・クラウデ、アーネスト・フラム——によって発表された。[*16] パラーデはこのチームに合流し、電子顕微鏡を使用してミトコンドリアを研究した。ミトコンドリアとは、細胞が必要とするエネルギーを化学反応によって産生する細胞内小器官である。パラーデはその後も、たとえばタンパク質分子が細胞内のどこで産生されるのかを明らかにした。この発見はインスリン産生など、多くのバイオテクノロジー産業の基礎となるプロセスを理解するうえで、きわめて重要な知見となる。

顕微鏡によって切り開かれたこれらの発見は、いずれも革新的だった。というのも、歴史家・科学者のキャロル・モーバーグが記したとおり、「二〇世紀の初頭には……解剖学者も、組織学者も、病理学者も、生化学者も、細胞内に小器官が本当に存在するかどうかを頻繁に議論していた。細胞というのは形のない原形質で満たされた酵素の袋であって、内部構造など存在しない、と考える人が多かった」からだ。[*17] こうして、研究機関としてはまだ比較的小さかったロックフェラー大学は、細胞内部で何が起きているのかを理解するための突破口を開いた研究の中心地として、国際的に知られるようになった。

さて、スタインマンはパラーデの電子顕微鏡を用いて、自分が発見した突起をもつ細胞の内部を覗き見た。そして、その観察が決め手になった。他の種類の免疫細胞とは明らかに異なるという確信が得られたのだ。たとえば、細胞内の核以外の部分を満たす「細胞質」という液体の量が、他の細胞よりも遥かに多かった。

新種の免疫細胞であると確信したスタインマンは、この細胞にどんな名前をつけるべきか頭を悩ませた。新たな科学的名称を決められる機会というのは、めったに与えられることのない栄誉だ。妻クローディアの名にちなんで「クローディアサイト」にしようかとも考えた。彼女の愛情と支援がなければ、研究でこれほどの成功を収めることはできなかった、と彼はいつも口にしていた[*18]（妻は不動産業界で働いていたが、スタインマンは家を離れていることが多く、息子と双子の娘の世話のほとんどを妻に任せきりだった[*19]）。だが最終的には、「樹状細胞（dendritic cell）」という名称に落ち着いた。細胞本体から枝のような突起が数多く放射状に伸びるのが、この細胞の最もわかりやすい特徴であることをふまえて、ギリシャ語で「樹木」を意味する dendron を語源とする名前にしたのだ。

長い探究の旅の始まり

この樹状細胞は、血液中、皮膚、ほぼすべての内臓など、体のいたるところで見つかったが、どの場所でもかなりまれな存在だった。樹状細胞は、体内でいったい何をしているのか？　この謎を解き明かすべく、スタインマンの四〇年にわたる探究の旅が始まった。詳しく調べるためにも、まずは樹状細胞を単離する必要がある。しかし、その単離方法を見つけ出すのがこれまた容易ではなく、うまくいく手順を探り当てるまでに五年の歳月を要した。このときも、たまたま上階に居合わせた人々が重要な役割を果たしてくれた。

同じ建物の七階では、クリスチャン・ド・デューヴの率いる研究チームが、界面活性剤や他の化学薬品を用いて細胞を分解していた。細胞の内容物を分離して分析するためだった。内容物の分離には、遠心分離機が使われていた。洗濯機よりも遥かに速く、一秒間に数百回転ほどのスピードで、物体（この場合は分解された細胞を入れた試験管）を高速回転させる装置である。[*20] このような方法が通用するのは、細胞内の構造物の密度が種類ごとに異なるからだ。密度の高いものほど、遠心力に強く引っ張られて試験管の底のほうに沈殿し、密度の低いものは、より上層に集まる。その後、分離された細胞断片を吸い上げて回収すれば、各構造物を別々に調べることができる。

この手法を用いて、ド・デューヴのチームは細胞小器官――文字どおり、細胞内の小さな器官――の驚くべき世界を明らかにしていた。細胞核は、最も大きな細胞小器官であり、比較的容易に検出できる。しかし、細胞内には他にも微小な構造物が豊富に存在することを、ド・デューヴは見出した。それらの構造物は膜で包まれた小さな袋状になっており、周囲から隔離された状態でさまざまな反応やプロセスを進行させることができる。一九七四年、パラーデと一緒にノーベル賞を受賞したド・デューヴは、「私も生きた細胞を扱ってきたが、私の場合は、顕微鏡よりも遠心分離機に助けられてきた」と述べている。[*21]

さて、スタインマンはこのド・デューヴの手法を拝借した。細胞断片を分離するためではなく、さまざまな細胞を種類ごとに分離するために、遠心分離機を用いたのだ。密度の異なる細胞同士なら、遠心分離機でほんの数分間回転させれば、容易に分離できた。たとえば赤血球は、免疫細胞とは密度が大きく異なる（高密度である）ため、この方法で簡単に除去できる。しかし、樹状細胞を単離するとなると、密度にほとんど差のない他の免疫細胞と別々に沈殿させなければならない。うまく分離できるようになるまで数年間、試行錯誤の日々が続いた。

そうして最終的にたどり着いたのは、いくつもの工程を経る方法だった。精製の第一段階で遠心分離機にかける。すると樹状細胞は密度が低いため、他の免疫細胞と一緒に試験管の上層に集まり、密度の高い小さな細胞は底層部に沈む。次に、上層を吸い上げ、ガラス面に広げて一時間ほど放置する。細胞の粘着性は細胞表面を覆うタンパク質分子の種類によって異なり、樹状細胞のように粘着性の高い細胞はガラス面に付着するが、他の種類の細胞は洗浄液をかけると洗い流される。こうしてガラス面に残った細胞も、一晩放置するとガラス面から剝がれ落ちて回収できる。このあと赤血球を加え、ある条件下で反応させると、樹状細胞以外の免疫細胞は赤血球の周りに凝集する。その後、再び遠心分離機にかければ、他の免疫細胞は赤血球と一緒に沈殿し、あとには樹状細胞だけが残る。

樹状細胞の正体

分離手順の難易度が高く、しかも特別なノウハウを必要とするという事実は、スタインマンに有利に働いた可能性がある。説明書を読んでもすぐに自転車に乗れるわけではないのと同じで、すぐには競合する研究者が現れず、少なくとも一〇年間は、樹状細胞研究の舞台はスタインマンの独擅場《どくせんじょう》だった。[22] しかし、樹状細胞に研究者が殺到しなかった理由は他にもある。多くの科学者は、樹状細胞のことを新種の細胞だとは思っていなかったのだ。大半の人は、スタインマンが単離したのは、一八八二年にウクライナの動物・微生物学者イリヤ・メチニコフが発見した食細胞〔侵入物を食べる細胞の総称〕と同じ種類の細胞だろうと考えた。メチニコフはその発見で一九〇八年にノーベル賞を受賞している。[23]

気難しいが独創的な天才として広く尊敬されていたメチニコフは、「病気になるのは人間だけではなく」、動物も病気になるのだから、危険に遭遇したときに動物の体内で起きることを観察すれば有用な情報が得られるはずだと考えた。[24] そして数ある生物種のなかから、ヒトデの幼生を研究対象に選んだ。体が透明で、生きたまま顕微鏡下で観察できるからだ。メチニコフはシチリア島にある民間の研究機関で、鋭利なもので傷つけられたヒトデの幼生の身に何が起きるかを観察した（バラの棘《とげ》を突き刺したと言い伝えられている）。そのとき彼が見たものは、免疫に関する考え方を完全に塗り替えるものだった。ヒトデの体内で一部の細胞が傷口に向かって、なんと移動していたのである。

当時、メチニコフは病理学の講座を受講していて、白血球の内部に病原体が見つかることがあると知ったばかりだった、おそらく、そのおかげだろう。すぐに、細胞が損傷部位に移動していたのは傷口から侵入してきた病原となりうる微生物をのみ込むためだとひらめいた。[25] メチニコフの死後に妻が出版した伝記には、次のように書かれている。「突然、思いついたんだ。侵入者である微生物に対抗するために、微生物とよく似た細胞たちが体の防御に従事しているのではないかと。気持ちが高ぶり、私は部屋のなかを歩き回った。それから、考えをまとめるために海岸に向かった」[*26]。メチニコフは病気について、病気に苦しむ生命体の観点からのみ考えるのをやめた。そして、少なくとも一部の種類の病気は、対立する二つの種の闘いなのだと気づいた。これをメチニコフは、「外部から侵入した微生物と、体内を自由に動き回れる細胞」の闘いだと言っている[*27]。

要するにメチニコフは、「病気から体を守る」という特殊任務を担う細胞が体内に存在することを発見したのだ。それが免疫細胞である。一八八三年八月二三日、メチニコフは「動物は細菌を〈食べて消化する〉ことによって無害化している」と発表した[*28]。その後、同僚の助けを借り、「細胞の食作用」を意味するギリシャ語を語源として、自分が発見した細胞を「食細胞（ファゴサイト）」と名づけ、食細胞が有害物を消化する食作用を「貪食《どんしょく》（ファゴサイトーシス）」と呼ぶことにした[*29]。なかでも病原体をとくによく食べる種類の細胞は、「大食い」という意味で「マクロファージ」と呼ばれるようになった。

実は、この数年前にも複数の科学者が同じ現象を報告していたのだが、彼らの研究は、免疫学の歴史のなかでほぼ無視されている[*30]。メチニコフが無視されずにすんだのは、「免疫細胞は病原体をのみ込むことができる」という発想について詳細に調べ上げたからだ。さまざまな種のさまざまな器官から細胞を採取し、温度をさまざまに変えながら、さまざまな染料を用いて比較し、さまざまな細菌に対して何が起こるかを観察した。薬物を添加した場合の影響まで調べている。そして謙虚にも、自分はこのプロセスの第一発見者ではないと自ら表明している。彼が素晴らしいのは、バラの棘で傷つけられたヒトデの幼生を観察した際に、瞬時に免疫細胞を発見したからではない。反応を観察したうえで、何が進行していたのかを考え、その考えをまとめ上げ、理解しようとする試みをやり遂げたからだ。

同様にスタインマンも、顕微鏡で最初に見た瞬間に、樹状細胞の正体まで認識できたわけではない。あの瞬間は始まりでしかなかった。科学者らは当初、控えめに言っても、スタインマンの主張に懐疑的だった[*31]。彼のもとで研究していた学生によれば、国際的な学会でスタインマンが樹状細胞について話すと、周りから「罵声が飛んだ」そうだ[*32]。ほとんどの科学者は、スタインマンが単離した細胞はマクロファージであると考えた。マクロファージもガラスに付着することが知られていたし、樹状細胞よりも数多く存在するからだ。科学界を納得させるには、証拠を示すだけでなく、旅をして回る必要もあった。このころには飛行機代も安くなっていた。自分の研究を世に広めたければ、出版物だけに頼ってはいられない時代だ。自分の考えを聞いてもらい、議論してもらうためには、学会に直接出向くことが重要になっていた。おかげでスタインマンの家族の休暇旅行先は、免疫学会の開催地周辺になることが多かった[*33]。

樹状細胞はこれまでに発見されたどの免疫細胞とも異なる——学界にそう認めさせる決め手となったのは、一九八〇年代前半にスタインマンの研究チームが実施した実験だった。スタインマンの研究室の学生だったミシェル・ナッセンツウェイグは、他の免疫細胞が存在する状態でのT

細胞の反応性を、免疫細胞の種類を替えながら比較する実験を行い、樹状細胞が加わると反応のスイッチが格段に入りやすくなることを見出した。つまり、ナッセンツウェイグの実験は、樹状細胞こそが謎のアクセサリー細胞の正体であることを示す強力な証拠となったのだ。[*34]

さまざまな種類の免疫細胞をより簡単に研究できるツールや専門技術の開発が進むなか、樹状細胞を他の免疫細胞と分けて標識〔放射性同位体や蛍光色素などの標識物質を取り込ませて可視化すること〕できるような試薬も作られた。[*35] スタインマンの研究室でもその試薬を用いて、樹状細胞は他のどの種類の細胞よりも免疫反応を刺激する能力が高く、マクロファージの一〇〇倍以上の効力をもつことを示した。[*36] 一九八二年には、同じくスタインマンの研究室の学生だったウェスリー・ヴァン・ヴーリスが「ヒト樹状細胞」を発見し、（初期の研究はすべてマウスの細胞で行われていたのだが）ヒトの樹状細胞も免疫反応を強力に刺激することを示した。[*37]

成熟樹状細胞と未熟樹状細胞

こうしてスタインマンの研究チームは、スタインマンが発見した細胞が新しい種類の免疫細胞であったことをほとんどの科学者に納得させた。だが、これだけの努力を重ねても、スタインマンの最初の疑問――私たちの体は、免疫反応を適切な警戒レベルで発動するための判断をどのように行っているのか――に対する明確な答えは一向に見えてこない。樹状細胞が免疫反応の開始に大きく影響することはわかったが、なぜ、どのように影響し、免疫システム全体の仕組みを考えたときにどのような意味をもつのかは、わからなかった。樹状細胞の機能を真に理解する道が開けたのは、免疫反応のスイッチを入れる樹状細胞の能力が状況によって変化することを、スタインマンの研究チームが見出したときだった。

この発見で重要な役割を演じた人物の一人、皮膚科医のゲロルド・シューラーは、一九八四年にチームに加わった。[*38] すでに他のチームメンバーによって、皮膚から単離された樹状細胞は、脾臓から単離された樹状細胞に比べて免疫反応を刺激する能力が遥かに低いことが明らかにされていた。しかし、なぜそうなのか、体中のいたるところで働く樹状細胞にとってそれがどういう意味をもつのか、誰にもわからなかった。その突破口を開いたのがシューラーだった。皮膚から単離されたばかりの樹状細胞は、確かに免疫反応を引き起こす力がずいぶん弱かった。ところが、その細胞をそのまま二～三日間、研究室内で培養すると、免疫反応を強く刺激するようになることがわかった。[*39] これはつまり、樹状細胞の状態は不変ではなく、スイッチの入った状態と切れた状態が存在するということだ。スタインマンは、スイッチの入る過程を「成熟」と呼び、樹状細胞のオンの状態を「成熟」樹状細胞、オフの状態を「未熟」樹状細胞と呼び分けた。

呼び名からわかるとおり、成熟樹状細胞は免疫反応を引き起こす。一方、未熟樹状細胞は、免疫反応をうまく引き起こせないものの、不活性というわけではない。その細胞表面には、かつてジェンウェーが存在を予測したトル様受容体のような種類の受容体の他にも、多様なパターン認識受容体が数多く存在し、細菌やウイルス粒子、感染して死滅した細胞の残骸などを検出して捕捉する能力を生まれつき備えている。これはつまり、未熟な樹状細胞も病原体を検出して「貪食」するのは得意であることを示している。これにより、二つの状態をもつ樹状細胞の全体像として、未熟樹状細胞は体内に存在する外部物質を効率よく検出・捕捉し、成熟樹状細胞は他の免疫細胞の反応スイッチを力強くオンにして回る、という役割分担が見えてきた。それでも、樹状細胞に二つの状態が存在するとわかっただけでは、体内で何が起きているのかはわからない。すべてを解明するには、もう一つの重要な発見が必要だった。

一九八〇年代後半から一九九〇年代前半にかけて、樹状細胞を研究する科学者のコミュニティは国際的にかなりの規模になり、スタインマンは誰もが認めるリーダーとなっていた。一九九〇年に初めて開催された樹状細胞に関するシンポジウムは、現在も隔年で開催されていて、世界中から関係者が集まる。[*40] 学会が設立されたころにはいくつかの研究室が、樹状細胞の位置がわかるように標識するツールや、未熟か成熟かを区別して居場所を特定するためのツールをすでに開発しており、これらのツールを使用して、皮膚、肺、胃腸などの器官でも、リンパ器官である脾臓やリンパ節でも樹状細胞が検出されていた。リンパ節は、首、腋《わき》の下、膝の裏などにある豆粒ほどの小さな器官で、内部は免疫細胞で溢れている（感染による体調不良の際、唾をのみ込むと喉に違和感を覚えるのは、リンパ節が腫れているからだ。一般に「リンパ腺」とも呼ばれるが、厳密にいえば「腺」ではない）。このような研究が進むなかで決定的な発見がなされた。樹状細胞は、皮膚、肺、胃腸などの組織では未熟状態で見つかり、脾臓やリンパ節では成熟状態で見つかったのだ。

この発見は、樹状細胞が体内で何をしているのかを雄弁に語っていた。未熟樹状細胞は、ほぼすべての器官・組織をパトロールしているが、なかでも皮膚、胃、肺のように外部環境に曝されている場所を重点的に巡回し、生まれもった多数のパターン認識受容体を駆使して病原体の検出に専念している。そして病原体に遭遇すると、ただちにのみ込み、破壊したうえで、スイッチを切り替えて成熟状態になる。成熟樹状細胞になったあとは、急いで最寄りのリンパ節または脾臓に駆け込む。そこは他の免疫細胞が集まる待機所になっている。成熟樹状細胞は、食べたばかりの病原体の破片を他の免疫細胞に提示する。すると、その問題に対処するのに適した種類の免疫細胞がリンパ節を飛び出し、現場に急行する。このような動きはすべて血液系とリンパ系を介して起こる。リンパ系とは、免疫細胞をリンパ節へ運ぶことに特化した細い管状のシステムで、リンパ管の内部はリンパ液という液体で満たされている。リンパ液は血液に似ているが、赤血球を含まない。成熟樹状細胞はこのリンパ管経由でリンパ節まで移動する。一方、たとえばT細胞が出動する場合、リンパ節を飛び出したT細胞は血管を経由して体内の組織に入る。

免疫反応はどのように開始されるのか

外傷や切り傷に対して体は複雑で驚異的な反応を見せる。まず免疫細胞たちがこぞって問題の発生した場所に移動し、患部を赤く腫れさせる。これが防衛の第一線となる自然免疫反応だ。免疫細胞は細胞表面の受容体でウイルス、細菌、菌類、損傷細胞に由来する分子を検出し、警戒態勢に入る。一方で、このような即時反応の他に、免疫細胞は複雑な振る舞いもみせはじめる。体内に侵入した病原体の構造や性質に合わせて、もう一つの免疫反応レベルである獲得免疫を発動させるためだ。精密かつ持続的な免疫反応である獲得免疫は、未熟状態から成熟状態に切り替わった樹状細胞がリンパ節に到着し、先ほど遭遇した病原体由来の分子サンプルをＴ細胞に提示したときに動きはじめる〔樹状細胞は、のみ込んだ病原体を分解し、その断片であるタンパク質分子を細胞表面に提示する。提示するために突起を伸ばすので、樹状細胞の名前の由来となった特徴的な姿になる〕。

ここで、多数の突起をもつ樹状細胞の星のような形状が物を言う。この形のおかげで、樹状細胞は同時にいくつものＴ細胞と接触できるのだ。思い出してほしい。Ｔ細胞の表面には、先端部がランダムに形作られた受容体が存在し、細胞ごとに多種多様な種類の分子と結合できる。[*41] 樹状細胞本体とぴたりと合致する形の受容体はほとんど存在しないが、樹状細胞が貪食した病原体由来の分子に合致する受容体をもつＴ細胞はいくつか存在する。そのようなＴ細胞は、その病原体を認識できる受容体をもつのだから、「精確に狙いを定めた免疫反応」の引き金を引くにふさわしい細胞ということになる。そのようにしてＴ細胞は、自分が認識できる病原体を貪食した樹状細胞に出合うと増殖を開始する。

リンパ節で一個のＴ細胞が分裂を繰り返し、一〇〇～一〇〇〇個にまで増える（感染時にあなたの首のリンパ節が腫れるのは、このような細胞数の急増が原因である）。こうして増殖し、「キラーＴ細胞」と化したＴ細胞は、リンパ節を飛び出して感染細胞を殺すために現場に向かう。ちなみに、この「キラー（殺し屋）」Ｔ細胞という呼び名は私が面白がって呼んでいるわけではなく、正式な学名である。キラーＴ細胞が出動する傍らで、「ヘルパー（助っ人）」Ｔ細胞と呼ばれる別のＴ細胞も動き出し、他の免疫細胞を刺激して活性化させる。現在では、さまざまな種類のヘルパーＴ細胞の存在が知られている。一型と呼ばれるヘルパーＴ細胞は細菌との闘いを手助けし、二型は寄生虫に対する攻撃を後押しするという具合だ。[*42] 一型ヘルパーＴ（Ｔｈ１）細胞は、たとえば細菌に対処するために大食いの食細胞であるマクロファージを動員する。二型ヘルパーＴ（Ｔｈ２）細胞は、腸の細胞の粘液分泌と腸管の筋肉収縮による蠕動《ぜんどう》運動を促し、寄生虫を生きたまま体外へと押し流す。[*43]

一型と二型の他にも、Ｔ細胞にはさまざまな種類が存在する。そんななかで、いったいどうやって適切なＴ細胞反応を開始させるのか。その仕組みは完全にはわかっておらず、今なお、探究の最前線となっているが、[*44] それでも樹状細胞が重要なプロセスに関わっているのは確かだ。樹状細胞は、多種多様なシグナルをキャッチして成熟する。成熟した樹状細胞は、成熟するときに受け取ったシグナルの種類に応じて、特定の種類のＴ細胞のスイッチを入れる。寄生虫によって成熟が引き起こされた場合と、細菌によって成熟が引き起こされた場合とでは、その後の樹状細胞の振る舞いが異なるのだ。

そのような区別ができるのは、樹状細胞には多様なパターン認識受容体が備わっており、受容体ごとに結合できる病原体の種類が異なるからだ。この受容体は細菌を検出し、あの受容体はウイルスを検出し、その受容体は菌類を検出するというように。どのパターン認識受容体が病原体を検出したかで、樹状細胞の成熟の仕方も変わってくる。たとえば、樹状細胞が成熟した印として細胞表面に新たに提示されるタンパク質分子のレパートリーが変わってくるのだ。そのレパートリーに応じて、そのタンパク質分子と特異的に結合できるＴ細胞だけが反応を開始することになる。

要するに、樹状細胞は問題を検出し、対処すべき脅威に応じて適切な種類の免疫反応のスイッチを入れる。もう少し専門的な言い方をすれば、樹状細胞は、病原体に対する体の初期反応である「自然免疫反応」から、T細胞やB細胞が関与する精密で長期持続型の「獲得免疫反応」へと移行するための橋渡しをしていることになる。マクロファージなど、体内の他の細胞もこの役目を果たせるが、それは過去に遭遇したことのある病原体に対して免疫反応を再発動させる必要がある場合だけだ。特定の病原体が初めて体内に侵入してきたときに精緻な免疫反応を発動するには樹状細胞が重要になる。[*45] 樹状細胞は、獲得免疫を目覚めさせるアラームとして機能しているわけだ。

ここで話が完結したとしても、樹状細胞とスタインマンの研究は大いに注目に値する。だが、物語はまだ始まったばかりだ。樹状細胞が体内で担う役割はこれだけではなかった。初期の実験から導き出された結論からは想像もつかないような、まったく違う顔をもっていたのだ。

科学者はあきらめない

「私のクラスの生徒たちは、評価の高い作家というのは本の執筆に着手したときにはすでに構想がほぼ固まっていて、これから何が起きるかだいたいわかっているものだと思っているようだ。だからこそ作家は素晴らしい本を書き、苦労のない楽しい人生を送り、自尊心に溢れ、子供のように無邪気に人を信頼したり物事に驚嘆したりできるのだと。でも、私の知り合いにそのような作家は一人もいない。みな愚痴をこぼしたり落ち込んだりしながら、ああでもないこうでもないと構想を練り、じたばたしながら組み立てていく」[*46]。

これは、『ひとつずつ、ひとつずつ――「書く」ことで人は癒される』(パンローリング)の著者アン・ラモットが、作品の構想を練る小説家の実態について書いたものだが、科学者がストーリーを語れるようになるまでの描写としても、そのまま通用する。

ヒッグス粒子の探索、ヒトゲノムの解読、火星探査機の打ち上げのようなプロジェクトを立ち上げるには、長期計画の立案と膨大な量の書類作業が必要になる。しかし、新しい種類の細胞が体内で何をしているのかを解明するには、まったく異なるアプローチが必要だ。この手の先駆的研究は、厳密な定量化を要する精密科学ではない。少なくとも最初のうちは、実証もしくは否定すべき明確な理論もなく、連携すべき国際コンソーシアムも学際的研究チームもない。少人数の研究者個人が直感に従った結果として、進展が起きる。そう考えると、科学者も芸術家も創作のプロセスはほぼ同じである。科学者も作家も迷走し、弱音を吐いたり落ち込んだりしながら、ぴたりとはまる構想を探っていく。

スタインマンは樹状細胞を発見したものの、樹状細胞が免疫反応を始動させる仕組みについては、うまく説明できるような理論を持ち合わせていなかった。その後の実験の指針とすべきストーリーが見えていなかったのだ。しかしボールは彼の手の内にある。今後の展開は彼の出方しだいだ。となると、彼のチームとしては、まず樹状細胞を他の細胞と混在させた場合に何が起きるかを調べなければならない。混在させる細胞の組み合わせをあれこれ変えながら、さまざまな条件下で試すのだ。増殖するのか、死滅するのか。タンパク質を分泌するのか、しないのか。一時間、あるいは一晩放置しても問題ないか。形状は変わるのか。互いに反発するのか、引き寄せ合うのか。動きは速くなるのか、遅くなるのか。大きくなるのか、小さくなるのか。突起は増えるのか、減るのか。どの遺伝子のスイッチを入れ、どの遺伝子のスイッチを切るのか。

最初のうちは、どの実験結果も、樹状細胞が精確な免疫反応の開始に不可欠であることを示しているようにみえた。ところが、さまざまな条件を試すうちに、その考えに真っ向から矛盾する結果が出はじめた。樹状細胞が存在するせいで免疫反応が止まる場合もあったのだ。スタインマンも他のメンバーも、このゲームを攻略できる日は近いと感じはじめていたその矢先に、実はまだレベル1にすぎず、この先どこまでレベルアップすればクリアできるのか誰にもわからない状況に突き落とされた。どれだけ多くのことを知っても、知らないことのほうが遥かに多いのだ。

初期の実験と矛盾するように見えた実験というのは、たとえば他の細胞と混在させた樹状細胞を、病原体そのものではなく、外来のタンパク質分子に曝露させるものだった。実験前の予想では、樹状細胞は免疫反応を引き起こさないはずだった。樹状細胞のパターン認識受容体は病原体を検出したわけではないのだから、未熟なままのはずである。ところが実際にやってみると、樹状細胞は確かに他の免疫細胞の反応を引き起こしはしなかったが、何か別のことが起きていた。樹状細胞と接触した他の免疫細胞は、その後、病原体そのものが存在するときでさえ、免疫反応に参加できなくなったのだ。つまり、病原体そのものではない外来タンパク質分子に曝露された樹状細胞は、他の免疫細胞を何にも反応しない状態に切り替えた。このように免疫反応が抑制された状態を「免疫寛容」という。

さっぱり意味がわからない状況に陥ったあとも、スタインマンは前進を続けた。前に進むことができたのは、自然界の一貫性を信頼し、答えは必ず存在すると信じていたからだ。すべての科学者が前進し続けられる理由も同じである。あきらめずに、細部まで徹底的に調べるのだ。同じ細胞が、あるときは反応を開始させ、あるときは反応を停止させる。その仕組みを理解するには、樹状細胞が他の免疫細胞とどのように相互作用するのか、その詳細を精確に理解する必要があった。

病原体のサンプル提示に関わる遺伝子群

思い出してほしい。樹状細胞は、感染の現場で病原体に遭遇すると、ただちにのみ込み、破壊したうえで、スイッチを切り替えて成熟状態になる。急いで最寄りのリンパ節に駆け込み、食べたばかりの病原体の破片を病原体のサンプルとしてT細胞に提示する。実は、その後の研究で、この一連のプロセスに関わる一握りのきわめて重要な遺伝子の存在が明らかにされている。それらの遺伝子は、「主要組織適合抗原複合体（ＭＨＣ）遺伝子群」と呼ばれている。[*47] 樹状細胞の表面に病原体サンプルとしてタンパク質分子が提示されるためには、このＭＨＣ遺伝子群にコードされているタンパク質（ＭＨＣ分子）の働きが欠かせない。

ＭＨＣタンパク質分子は、細胞膜を貫通する形で細胞表面に存在し、樹状細胞内に漂っている短いタンパク質分子と結合する。そのなかには、樹状細胞がのみ込んだ病原体の破片であるタンパク質分子も含まれる。病原体タンパク質分子と結合したＭＨＣ分子は、そのタンパク質分子を細胞外に高々と掲げる。つまりＭＨＣ分子は、成熟樹状細胞が病原体由来のタンパク質分子を提示するための台座のような働きをする。このようにして樹状細胞の表面に提示されたタンパク質分子を、リンパ節内でＴ細胞がＴ細胞受容体を使って吟味し、過去に体内に存在したことのないものを探し出すのだ。

こうしてＭＨＣタンパク質分子は、樹状細胞において重要な役割を果たしているのだが、他にも特筆すべきことがある。実は、このＭＨＣタンパク質をコードする遺伝子（ＭＨＣ遺伝子）は、人によって少しずつ異なる――ということは、その遺伝子から作られるタンパク質も、人によって異なるということだ。大きく見れば、人間はみな同じ遺伝子セットをもっているが、ヒトゲノムを構成する二万三〇〇〇個の遺伝子のうち、約一パーセントの遺伝子は人それぞれに異なっている。たとえば、髪、目、肌の色に影響する遺伝子もそこに含まれる。だが他のどの遺伝子よりも多様性に富んでいるのは、外見に関わる遺伝子ではなく、免疫システムに関わる遺伝子だ。そのご多分に漏れず、ＭＨＣ遺伝子にも多様性がみられるため、できあがるＭＨＣタンパク質分子の形状にも個人差がある。樹状細胞の表面に病原体由来のタンパク質分子を提示するための「台座」の形状が人によって異なるということは、その「台座」と結合できるタンパク質分子も人によって異なるということだ。つまり、同じ病原体を貪食した場合でも、樹状細胞が病原体由来のどのタンパク質分子を細胞表面に提示するかは人によって異なる。特定の感染症に直面したときに起こる体調の変化に個人差があるのも、これが一因である。

ここでちょっと言っておきたいのだが、私の考えでは、各自がもっているMHC遺伝子群を全体で一つの多様体として見た場合、そこに優劣は存在しない。HIV感染に対して平均より優れた免疫反応を示せても、自己免疫疾患などの他の病気には罹りやすかったりするからだ。免疫システムにヒエラルキー（階層的な序列）は存在しない。将来発生しうるあらゆる種類の感染症と闘う力を人類がもち続けるためには、人類全体としての遺伝的多様性が重要になる。私が人間の多様性を称賛する最大の理由も、そこに根差している。[*48]

免疫寛容の仕組み――二つ目のシグナルの有無

樹状細胞は、免疫反応を開始させる一方で、その反応を停止させることもできる。なぜそのようなことが起きるのか。その謎を解いていくために、ここでさらに詳細を見ていこう。

MHCタンパク質分子によって樹状細胞の表面に提示された「何か」が過去に体内に存在したことのないものだった場合、T細胞はその「何か」と結合する。だが、それだけでは免疫反応を開始する十分条件にはならない。原則、どのT細胞も、問題の存在を示す合図が二つ揃わなければ免疫反応を開始しないのだ。一つ目の合図（シグナル1）は、すでに見てきたとおり、「過去に体内に存在したことのないタンパク質分子」のサンプルの検出である。では、二つ目の合図

（シグナル2）とは何か。それは、「共刺激タンパク質」と呼ばれるものだ。[*49]

　共刺激タンパク質は、樹状細胞内で作られるタンパク質で、樹状細胞が未熟状態であるあいだは細胞内で保持されているが、樹状細胞の表面にあるパターン認識受容体が病原体と結合すると、それを合図として細胞表面からにょきっと顔を出す（そして、樹状細胞は成熟状態へと変化する）。そのため共刺激タンパク質は、病原体と遭遇したことのある樹状細胞の表面のみに高密度で存在し、[*50] その樹状細胞が病原体と接触したことを知らせる目印となる。[*51]

　つまり、樹状細胞はパターン認識受容体を使って病原体そのものや、感染によって死滅した細胞の断片などの病気の徴候を検出すると、成熟し（スイッチが入り）、病原体のサンプルをT細胞に提示する。樹状細胞によって提示されたものが「過去に体内に存在したことのないもの」であれば、T細胞の表面にある受容体と結合できる（シグナル1）。このとき、結合したT細胞は、提示されたものが「病原体由来のもの」であるかどうかを知るために、その樹状細胞の表面に共刺激タンパク質が存在するかどうかを確認し、存在が確認されれば（シグナル2）、免疫反応を開始する必要があると判断する。もし共刺激タンパク質の存在が確認されなければ、これは病原体由来ではないと判断され、何か別の理由でこれまで体内に存在したことがなかったのだろうとみなされる。食物かもしれないし、妊娠中や思春期に作られる新たなタンパク質かもしれない。このような場合、T細胞は、単に免疫反応を開始しないだけでなく、「寛容T細胞」と呼ばれる状態に切り替わり、その後、免疫反応を起こすことができなくなる。そのようにスイッチを切り替えておかなければ、このT細胞は病原体由来ではないタンパク質に反応して、健康な細胞・組織を攻撃していたかもしれない。これが、「樹状細胞が免疫反応を停止させる」場合のカラクリである。

免疫システムを研究している科学者は、自分が研究している部分こそがシステム全体のなかで最も重要な部分だと主張することがよくある。実のところ、免疫システムはきわめて複雑であり、多層的であり、T細胞、B細胞、マクロファージ、パターン認識受容体など、どれを取っても同じように重要性を強調することができる。それでも、樹状細胞が免疫システムのなかで特別な立場にあるのは確かだ。免疫システムのスイッチを入れることも切ることもできる――病原体に対する免疫を調節することも、免疫システムが健康な細胞や組織を攻撃するのをやめさせることもできるのだ。先陣を切ったスタインマンとあとに続いた他の大勢の科学者の努力のすえに、ついに樹状細胞の働きが明らかになり、スタインマンが最初に抱いた「人体はどのように免疫反応を慎重に発動するのか」という疑問にも答えが出された。免疫反応の発動には、少なくとも二つのシグナルが揃う必要があるのだ。

自分のがんを治すために――樹状細胞ワクチンの可能性

スタインマンは当初から、自分の研究はいつか疾患のより良い治療法のデザインに生かされる、という信念に突き動かされてきた。[*52] 樹状細胞は、体内に初めて侵入した病原体に対して免疫反応を開始するために絶対に必要である。ということは、樹状細胞は人体にとって効率のよい天然のアジュバントだ。アルミニウム塩などの化学物質がアジュバントとして機能する仕組みはまだ正確には理解されていないが、樹状細胞に働きかけている可能性が高い。本物の病原体が存在するかのように見せかけて、樹状細胞を未熟状態から成熟状態へと切り替えさせているのだろう。[*53] 当然ながらスタインマンは、ＨＩＶ、結核、がんに対する新しい種類のワクチンを創るために樹状細胞を活用することも考えていた。

日本人科学者の稲葉カヨは、一九九〇年にスタインマンの研究室で実験を行い、樹状細胞をベースにしたワクチンが有効に働く可能性を示した。当時、この研究分野は間違いなく男社会だった。稲葉の言葉を借りれば、「免疫学を研究している女性は一人も」いなくて怖かったそうだ[*54]（実際には、当時も免疫学を研究する女性は何人かいたが、多くはなかった）。そんななかで彼女が行った実験は、現在、革新的な実験として広く認められている。[*55]

彼女はまず、マウスから樹状細胞を単離した。次に、その樹状細胞を培養皿に入れ、そこに腫《しゅ》瘍《よう》細胞由来の抽出液か、マウス体内に自然には存在しないタンパク質のいずれかを添加した。このような処理を済ませた樹状細胞をマウスに注射して戻したところ、処理済みの樹状細胞を注射されたマウスは、処理に使われたのと同じ分子に対して免疫反応を呈するようになった。[*56] つまり彼女は、体外で樹状細胞のスイッチを入れたあと、それを注射して体内に戻せば、免疫システムをいつでも発動できるようになることを見出したのだ。これは免疫反応を開始させる新たな方法であり、新しい種類のワクチンの開発につながる可能性があった。一九九二年、稲葉は日本に戻り、その地でさらなる新境地を開拓した。京都大学の理学部で女性としては最初の助教授（現在の准教授）に就任したのだ。本書を執筆している時点では同大学の副学長を務め、男女共同参画を積極的に推進している。[*57]

その当時、樹状細胞ベースのワクチンの目的は、この細胞を使って、たとえばＨＩＶなどのウイルス、結核菌、がん細胞に対する防御のスイッチを入れることだった。稲葉の実験は、これがマウスでは有効であることを示した。こんなとき免疫学者のあいだでは、「マウスにとっては朗報だった」などという皮肉がよく言われる。だが、この手法をヒトで検証するとなると、事は遥かに複雑になる。

たとえば、がん患者の場合、まず樹状細胞を血液サンプルから単離または抽出し、培養皿に移して、その患者自身のがん細胞だけにみられる特徴的なタンパク質分子に浸さなければならない。このとき、樹状細胞を成熟させ、他の免疫細胞を活性化できる状態にするには、培養皿にアジュバント（細菌の構成要素など）を添加する必要がある。こうして患者のがん細胞由来の分子で処理された成熟樹状細胞を、今度はその患者に注射して戻さなければならない。すべて計画どおりに進めば、樹状細胞はリンパ節へ移行し、そこで患者自身のがん細胞由来分子のサンプルをＴ細胞に提示する。こうして、適切なＴ細胞――がんを検出できるＴ細胞――のスイッチが入り、がんに対する免疫反応が開始されることになる。[*58]

このような複雑な医学的手技のアイデアは、通常、何年もかけて段階的に検証されるため、数十年かかることさえある。実験用の培養皿で行われる細胞研究のあとは、動物を対象とした小規模試験が行われ、それから、場合によっては他の動物を使った大規模試験を挟んでから、ヒトを対象とした小規模な安全性試験が行われる。試験プロトコール（実施要綱）は段階が進むたびに手直しされる。そして最後にようやく、臨床試験でアイデアが検証される。だが、二〇〇七年三月、スタインマンは突然その時間を奪われた。彼の膵臓《すいぞう》にキウイほどの大きさの細胞の塊——進行がん——が見つかり、余命数ヵ月と宣告されたのだ。この知らせを子供たちに伝えるとき、彼はこの病気について「グーグルで検索するなよ」と言ったそうだ。[*59]

余命わずかと告げられたら、残された時間で何をしたいか。これは誰にとっても恐ろしい状況だが同時に、誰もが折に触れ考えることでもある。すぐに仕事を辞め、前々から一度は見たいと思っていたものを見るために世界中を旅する人もいるだろう。だが、スタインマンは自分の計画を曲げるような人物ではなく、科学者としての使命を続行した。ただ、一つだけ変えた点があった。自分自身を実験台にしはじめたのだ。

自分の生涯をかけた研究で自分の命を救う。スタインマンはそこに望みをかけ、自分のがん治療に樹状細胞を使用しようと決心した。彼はこの新たなプロジェクトに単独で挑んだわけではなかった。スタインマンの腫瘍をどうにかする方法を考え出すために、世界中から友人や同僚が集まり、患者一人を対象とする壮大な臨床試験が始まった。一人の命を救うために、普通ではありえないほどの尽力がなされた。スタインマンに対する敬愛、彼の功績に対する尊敬の念から生まれた一大プロジェクトだった。ありとあらゆるアイデアが出され、検討された。

こうした動きは、人知れず密室で進められたわけではなかった。秘密の部屋で調合された謎の液体をスタインマンに注射する、などということもなかった。規制当局に話を通し、必要な手続きはすべて行った。関係者全員が大量の書類作業をこなさなければならなかった。それでもスタインマンの命を救うために、あらためて危険要因の洗い出しとリスク管理方法の検討が行われた。たとえばヒトの血液を扱う研究の場合、通常は研究者本人の血液を実験に使用してはいけないことになっている。[*60]だが、スタインマンについては思いやり溢れる特別なプロトコールが臨時で米国食品医薬品局（FDA）に提出され、FDAもこれに迅速に対応し、数ヵ月かかるような書類審査の結果が数日で返された。[*61]

スタインマンが最初に指導した博士課程の学生であり、このときすでにニューヨークのロックフェラー大学の教授になっていたミシェル・ナッセンツウェイグは、手術で摘出されたスタインマンの腫瘍の一部を持ち帰り、マウスで増殖させて詳しい分析を行った。博士研究員（ポスドク）時代にスタインマンのもとで研究した米国大手バイオテクノロジー企業ジェネンテック社の腫瘍学研究の副代表アイラ・メルマンは、スタインマンのがん細胞をチームに持ち帰って培養し、臨床試験前の薬物をいくつか取り寄せて試した。[*62]カナダのトロントでは、スタインマンの友人が、スタインマンの腫瘍に特異的な遺伝子変異がないか解析した。ドイツのテュービンゲンでも別の友人が、実験的ワクチンに使用するためのタンパク質分子を腫瘍から抽出した。[*63]高校時代の夏に職業体験の一環としてスタインマンの研究室でお世話になって以来の知り合いだという女性科学者も、このプロジェクトに協力した。[*64]メルマンは、このプロジェクトで何を試し、何を試さずにおくかを話し合うためにスタインマンの部屋を訪れたときのことを、次のように振り返る。

「議論のテーマが彼自身の腫瘍であることを除けば、いたって普通の科学的ディスカッションでした」[*65]。

スタインマンは全部で八つの実験的治療を試した。そのうちの三つが樹状細胞ベースのワクチンだった。三つのうち二つのワクチンは、スタインマンの樹状細胞を単離し、樹状細胞内に腫瘍由来の分子が取り込まれるように、それぞれ別の方法で改変したものだった。一つ目のワクチンでは、スタインマンの樹状細胞にがん細胞由来のＤＮＡが注入された。二つ目のワクチンでは、樹状細胞をがん細胞のタンパク質に浸す手法が試された。いずれの場合も、樹状細胞は数ヵ月にわたり何回もスタインマンの血中に戻された。毎回、今度こそ、がんに対して免疫反応が発動されることを願いながら。

三つ目のワクチンは、他の二つとは異なる仕組みで働くワクチンだった。まず、スタインマンの腫瘍細胞を単離し、樹状細胞と他の免疫細胞を刺激するタンパク質分子（顆粒球《かりゅうきゅう》マクロファージコロニー刺激因子）を分泌するように腫瘍細胞の遺伝子を改変した。それから、がんのように活発に増殖することがないように、この遺伝子改変された腫瘍細胞に高線量の放射線を照射したうえで、スタインマンの血流中に注射して戻した。その根底にあったのは、放射線を照射された腫瘍細胞は損傷を受けているため、スタインマンの体内で樹状細胞を引きつけ、貪食され、リンパ節でＴ細胞に提示され、攻撃対象として免疫システムに知らされることになるという考えだった。

スタインマンは、従来型の治療法ながら当時まだ臨床試験中だった治療法も試した。その多くは、樹状細胞ワクチンとの併用療法だった。そのなかに、とくに有望だと思われる併用療法があったが、FDAの承認が下りず、試せなかった。そのような挫折がありながらも、スタインマンは前向きな姿勢を崩さず、自分は治ると信じていた。[*66] 入院する前日まで研究に没頭し、樹状細胞をがん治療に生かす道を見つけ出そうとしていた。半分冗談で、「私はこうして自分のがんを治した」というタイトルの論文を権威ある医学誌「ニューイングランド・ジャーナル・オブ・メディシン（NEJM）」に掲載したいとも言っていた。[*67] しかし、妻、三人の子供、三人の孫と夕食を共にした翌日、二〇一一年九月二五日にスタインマンは病院に運ばれた。そして、二度と退院することはなかった。

実験的治療のなかにスタインマンの寿命を延ばしたものがあったのかどうかは、知ることができない。単独患者の症例報告には、統計学的有意性がないからだ。しかしスタインマンは、治療が効いていると言い続けていた。当初の予後予測では、余命は数週から数ヵ月であり、一年後まで生きられる可能性は五パーセント未満だった。[*68] それが結局、四年半も生きたのだ。亡くなったのは入院から五日後の九月三〇日。六八歳だった。おそらく、スタインマンの腫瘍はすでにかなり進行していたため、実験的治療によって免疫システムが強化されたとしても、腫瘍細胞は攻撃を回避する方法を見つけていた可能性が高い。「研究室内の実験では、しばらくのあいだだけでも効果はあった。でも、私たちは後戻りも再実験もできないのだから、確かなことは何も言えない」とメルマンは言う。[*69]

死後のノーベル賞

スタインマンの死の三日後、妻クローディアは夜明け前に目を覚まし、水を飲むために起き出した。ふと見ると、スタインマンの鍵束の横に置かれた携帯電話が点滅していた。この数日間、放置していたのだが、クローディアが画面を見ると、午前五時二三分のタイムスタンプでメッセージが届いていた。「スタインマン博士、あなたに素晴らしいお知らせがあります……」。これを読んだクローディアは眠っている娘に向かって叫んだ。「お父さんがノーベル賞ですって！」[*70]。

クローディアはそのときのことを振り返り、「一緒に喜ぶべき夫は、もういない……喜びと悲しみの入り混じる瞬間でした」と語っている[*71]。この受賞が発表されたとき、スタインマンの死を知っていた者はほとんどいなかった。ある知人は——他にも大勢いたことと思うが——お祝いのメールを送ってしまい、困惑したと言う[*72]。実のところ、ノーベル賞委員会が彼の死を知っていたら、彼を受賞者に選ぶことはできなかった。しかし、選考委員らが彼の死を知ったのは、受賞者発表の一時間後だった。ノーベル賞委員会は対応を協議した。スタインマンの受賞を取り消した場合、彼が受け取るはずだった約五〇万ポンドの賞金は、同時受賞者のボイトラーとホフマンの賞金に加算される可能性が高かった。しかし、最終的にノーベル賞委員会はこれを異例の事態とみなし、受賞を取り消さなかった。この同じ年に、ジェンウェーは死亡を理由に受賞を認められなかったが、スタインマンは受賞を許されたのだ。

ノーベル賞受賞者で、受賞したことを本人が知らずにいるのは、今なおスタインマンだけである。彼はもっと早くに受賞していてもおかしくなかったし、また、受賞すべきだったと大多数の科学者が認めることだろう。アリスを不思議の国《ワンダーランド》に導いたウサギのように、スタインマンは免疫のワンダーランドへの扉を開いてくれた。そこはまさに、独特の奇妙な形をした登場人物が次々に現れ、複雑なシステムのなかで互いに影響し合う世界だった。たくさんの種類の細胞が情報を共有し、互いの活性を調和させながら、病気と闘っているのだ。本当にメルマンの言うとおりだ。「単独で始めて一つの研究分野をまるごと切り開き、他の誰もが自分のキャリアをあきらめるような状況になっても、最後まで研究を続けた男[*73]」。彼はそんな人物だった。

残された課題

人生を終えるころ、スタインマンは樹状細胞を研究する大勢の研究者から広く称賛されていた。果実の素晴らしさで知られる樹木のように、彼の名前は永遠に樹状細胞と結びつけられることだろう。だが、すべての科学者がそうであるように、彼もまた、いくつかの野望を果たせないまま亡くなった。彼はずっと、自分の研究が医療の役に立つことを願っていた。この願いはある程度は達成されたが、それでも道半ばだった。樹状細胞ベースのワクチンのなかには、前立腺がん患者の生存期間を約四ヵ月延長させたものがあり、米国での使用をＦＤＡに承認されている[*74]。しかし、がん治療を目的とした樹状細胞ワクチンの使用はまだ一般的ではない。樹状細胞をベースとする他のワクチンの臨床試験も進行中なので、このタイプの治療はこの先もっと普及する可能性はあるものの、まだ克服すべき問題がある。
樹状細胞ワクチンの有効性がこの程度にとどまっている理由の一つは、免疫システムを妨害する方法を腫瘍が発達させてきたことにある。たとえば、本来、樹状細胞は腫瘍を見つけると細胞表面に共刺激タンパク質を提示しようとするが、それを阻止するタンパク質分子が腫瘍から分泌されることがある。この方法で提示を阻止された樹状細胞は、免疫システムの役に立てないだけでなく、体の免疫防御のスイッチを積極的にオフにしてしまう。そうなるとT細胞はがんに対して寛容になり、患者の病状を悪化させる可能性がある。
二つ目の問題は、体内に再導入されたときに免疫反応を引き起こせるように体外でスイッチを入れられた樹状細胞は、体内で移動する能力を失いやすいことだ。患者の体に注射しても、リンパ節までなかなかたどり着けないため、T細胞に出合えず、免疫反応を開始させることができない。[*75]
樹状細胞ワクチンの三つ目の問題は、最近の発見で示されたとおり、実は樹状細胞にも多くの種類が存在することだ。たとえば皮膚の樹状細胞は、腸の樹状細胞とは異なるし、血中の樹状細胞とも異なる。しかも、それぞれの場所にいる樹状細胞にも多様性がある。ある意味、免疫システムは生態系のようでもある。生息場所の異なる細胞は、類似点も多いがさまざまに異なっており、場所を移ればその場所に応じて変化する。現在、多種多様な樹状細胞について理解することが研究の最前線になっている。免疫反応のスイッチを入れるのに最適な細胞——アクセサリー細胞——を見つけるためにスタインマンが行った最初の実験は、まだ終わっていないのかもしれない。ワクチンとして使用したときに免疫反応を強力に引き起こしてくれるような樹状細胞のサブタイプが、どこかに存在しているのかもしれない。[*76]

スタインマンが生前に人類に与えてくれたものは、新しい薬ではなく、人体に関する新しい考え方だった。私たちは、体内を循環する血液が酸素と栄養素を運んでいることを何世紀も前から知っていたが、スタインマンと、彼のあとに続いて共に樹状細胞について研究するようになった世界中の大勢の科学者は、人間の体内にあるもう一つの偉大なダイナミズムの詳細を解き明かした。私たちの体内では、さまざまな種類の免疫細胞が器官や組織とリンパ節のあいだを行き来し、私たちの命を絶えず守ってくれていたのだ。

免疫システムの力を新薬に生かすというスタインマンの広大な展望は、樹状細胞ワクチンにとどまらず、今も多くの研究に受け継がれている。だが、その実現のためには、免疫システム内で交わされるまったく別のコミュニケーション手段について解明する必要があった。

第3章

免疫細胞のコミュニケーション

サイトカインの発見

一九五六年の夏、ロンドン郊外のミル・ヒルにある英国立医学研究所（NIMR）で、二人の科学者が出会った。七階建てのこの建物は、一九三三年にインフルエンザウイルスが発見された場所であり、[*1]のちに二〇〇五年公開の映画『バットマン　ビギンズ』で架空の精神科病院「アーカム・アサイラム」として使用されたものである。二人の科学者のうちの一人、ジャン・リンデンマン（当時三一歳）はスイス人で、研究歴は比較的浅かった。もう一人、英国人科学者のアリック・アイザックスは、リンデンマンよりも三つ年上で、ウイルスの実験ですでに国際的に高い評価を受けており、オーストラリアで三年間、ノーベル賞受賞者マクファーレン・バーネットのもとで研究した経験があった。[*2]

リンデンマンは最初、チューリッヒ大学で物理学を学んでいたが、原子爆弾が使用されたのをきっかけに、自分の人生でなすべきことについて考えを変えて医学に転向した。[*3]一〇代のころに結核を患い、何年も両親と離れて暮らしていたためか、リンデンマンは物静かで内気だった。一方のアイザックスは、口笛でオペラを吹き、同僚に曲名を当てさせて楽しむような性格だった。[*4] 科学的議論は、明るく探究心に溢れる人物と、控えめながらも具体的な実験計画に情熱を注ぎ続けられる人物のあいだで交わされる場合にうまくいくことが多い。アイザックスとリンデンマンの場合も、バックグラウンドも性格も異なる二人が手を組んで努力したからこそ、二〇世紀最大ともいえる科学的躍進を遂げることができたのだろう。[*5]

ウイルスの謎――同時に二種類に感染しない

アイザックスは、リンデンマンに出会う何年も前から、ウイルス〔タンパク質でできた殻のなかにDNAまたはRNAを収納し、感染時には殻内の遺伝物質のみを宿主細胞内に送り込む〕に関する長年の謎を解こうとしていた。[*6] その謎とは、一人の人間が同時に二種類のウイルスに感染することは比較的まれである、というものだ。少なくとも一九世紀には、同時に二種類の感染症には罹らないらしいことがすでに知られていた。進化論の提唱者チャールズ・ダーウィンの祖父、エラズマス・ダーウィンも、麻疹《ましん》（はしか）と天然痘に同時に罹った患者は診たことがないという手記を残している。[*7] どうやら一種類のウイルスの存在が他の種類のウイルスの増殖を阻害するようなのだが、それはなぜか。この謎が初めて体系的に研究されたのは一九三七年のことで、リフトバレー熱ウイルスに感染しているサルは黄熱《おうねつ》病ウイルスに感染しないことが確認された。[*8] 実験室で培養中の細胞に二種類のウイルスを添加した場合も、増殖するのはたいてい一種類のみだった。

アイザックスとリンデンマンが出会ったころ、この問題は確かに謎めいていたが、すぐに着手すべき問題だと考える人は少なかった。当時の注目の話題、なかでもミル・ヒルの研究所で注目されていた話題といえば、インフルエンザ流行時のウイルス拡散の仕組みだった。実は、アイザックスの研究チームもこの問題に注力しており、ウイルスの長年の謎に関する研究よりもそちらに人員の大半を割いていた。おかげで、一九五一年に英国で蔓延したインフルエンザには二種類のウイルスが関与していたことを解明するなどの成果をあげていた。このアイザックスの研究も、ミル・ヒルで行われていた他の多くの研究も、実に先駆的だった。現在、私たちがコンピューターでインフルエンザの進化と世界的流行を予測できるのも、世界保健機関（ＷＨＯ）が毎年インフルエンザワクチン株を選択できるのも、そうして得られた情報のおかげだ。

ウイルスが流行する仕組みの解明が重要課題であることは、昔も今も自明である。それに比べると、一種類のウイルスの存在が他のウイルスの増殖を阻害する理由の解明が努力するに値するかどうかは、はっきりしない。深く追究すべき重要な課題を選び、何年もかけて研究する価値のあるテーマを設定することは、すべての科学者にとって最大の決断となる。追うべきテーマを直感的に決められる場合もあるが、たいていは観察結果に基づき、その現象を説明するための仮説を洗い出し、その仮説の証明が大発見につながるかどうかを分析する。たとえば、あなたのコンピューターが急に動かなくなったとする。その原因を突きとめたら大発見につながるだろうか？その可能性は低い。何が起きたのかを気にするよりも、さっさと再起動したほうが時間を浪費せずに済む。

アイザックスとリンデンマンは、出会って早々いつの間にか、一種類のウイルスが他のウイルスの増殖を阻害する理由について議論していた。実はリンデンマンも、チューリッヒで実験しているときにその現象に遭遇していた。その実験についてはまだ論文にまとめていなかったが、どうも気にかかっていたのだ。そんなことがあったあとで、リンデンマンはスイスの研究奨励制度を利用して一年間の給与付きでロンドンにやってきた。このときアイザックスはすでに、他のウイルスの増殖を阻害するために必要となる一種類目のウイルスの量を解明し、そのウイルスが一定量を超えて存在すれば他のすべてのウイルスの増殖が阻害されることを実証していたが、謎の核心部――どのような仕組みで他のウイルスの増殖を阻害するのか――はわかっていなかった。

そこで二人は、思いつくままに理由をあげて話し合った。たとえば、ウイルスは細胞に侵入するときに細胞表面のタンパク質分子を足がかりとして利用することが知られているが、一種類目のウイルス感染時に、そのタンパク質分子を使い尽くすか破壊しているのではないか。そのせいで、他のウイルスは同じ細胞にアクセスできないのではないか。あるいは、ウイルスの複製に必要な分子が使い尽くされるせいで、他のウイルスは同じ細胞に侵入できても増殖できないのではないか。

そうやって話し合ううちに二人は気づいた。いずれの仮説も、実証されれば大発見である。ウイルス感染の仕組みが明らかになるだけでなく、ウイルスの脆弱さを露呈させることになるからだ。この問題はもっと注目を浴びるに値する問題だと思えた。そんなわけで一九五六年九月四日、紅茶を飲みながらひとしきり議論したあと、二人は実験を開始した。このあと彼らが発見したものは、医学と彼らの人生を永遠に変えることになる。

最初の実験

実験に取りかかったアイザックスとリンデンマンは、まずニワトリ有精卵の卵殻の内側にある漿尿膜《しょうにょうまく》と呼ばれる膜組織を試験管に採取し、インフルエンザウイルスを感染させた（ニワトリの漿尿膜・漿尿膜腔は当時からウイルス感染の実験によく用いられ、現在のインフルエンザワクチン製造にも利用されている）。ただし膜組織の細胞にウイルスをそのまま感染させるのではなく、あらかじめ赤血球と混合しておいたウイルスを使用した。[*9] ウイルスは細胞や細菌よりも遥かに小さく、赤血球はウイルスの約一万倍の大きさである。インフルエンザウイルスは赤血球の表面に付着することが知られていたが、赤血球に付着した状態でもインフルエンザウイルスが漿尿膜細胞に感染する妨げにはならないだろうと、リンデンマンとアイザックスは考えた。そして、次のように推論した。ウイルスは、赤血球に付着した状態のまま漿尿膜の表面にくっつき、遺伝物質のみを膜細胞内に送り込む（そうやって細胞内で自分を複製させる）。ウイルスから膜細胞内へ遺伝物質が送り込まれたあとも、ウイルスの外側を覆っていた殻は赤血球に付着したままの状態で漿尿膜細胞の表面に残る。そのため、感染後に漿尿膜を試験管から取り出し、膜表面を液体洗浄すれば、中身のないウイルスの殻だけが付着したままの赤血球を容易に回収できるはずだ。

次に、こうして回収された「空っぽのウイルスの殻が付着しているはずの赤血球」を、新たに用意したニワトリの新鮮な漿尿膜細胞に添加し、ウイルス感染を阻害する働きがあるかどうかを調べた。これで感染が阻害されれば、他のウイルスの感染を妨げる働きをもつのはウイルスの遺伝物質ではなく、ウイルスの殻であることが実証される。この実験には数時間かかった。膜細胞と赤血球を試験管に入れ、ローラーの上で回転させることによって攪拌《かくはん》する。アイザックスは、このような実験の待ち時間にも、今後の実験アイデアや政治問題について議論するのを好んだ。

実験の結果、ウイルスの殻が付着しているはずの赤血球には、他のウイルスの感染を阻害する働きが残っていた。この結果は、ウイルスの殻が他の感染を阻害するための重要な因子であるという考えに合致するように思えた。ただしこの解釈が成り立つのは、ウイルスの殻が赤血球に付着したままであるという前提が正しい場合だけだ。そこで、この前提について確認するために電子顕微鏡による細胞観察を行った。スタインマンが樹状細胞の姿を詳細に観察するために使ったのと同じ種類の顕微鏡である。

ところが顕微鏡画像は不鮮明で、残念ながら、赤血球の表面にウイルスの殻が付着しているかどうかは確認できなかった。さらに悪いことに、電子顕微鏡画像には、赤血球表面に付着せずに遊離しているウイルスの姿が写っていた。これには二人も気を揉んだ。ローラーで攪拌しているあいだに赤血球から剝がれた殻が写っているのかもしれないが、もともと赤血球に付着していなかったウイルスが未感染のまま混入した可能性も否定できない。つまり、他のウイルスの感染が阻害されたのは、遺伝物質を保持したままのウイルスが混入していたせいだった可能性が出てくる。となると、二人の実験は新しいことを何も明らかにしていないことになる。だが、二人はこの心配を打ち消すために、さらに実験を重ねて金鉱を掘り当てる。いや実際には、金よりも遥かに貴重なものを探り当てたのだ。

正体不明の因子、インターフェロン

自由に動き回る未感染ウイルスの有無を確認するために、リンデンマンとアイザックスは、試験管の中身を上澄み液と沈殿物に注意深く分離し、ニワトリの膜組織とウイルス殻の付着した赤血球を含む沈殿物を取り除き、残った上澄み液をニワトリの新鮮な膜細胞に添加した。すると、この上澄み液、もしくは上澄み液に含有される何かに、細胞を感染から守る働きがあることがわかった。だがこの上澄み液を調べてみても、ほとんど何も含まれておらず、含まれているとすればほんのわずかな遊離ウイルスぐらいのもので、何が起きたかの説明にはならなかった。

そこで今度は、赤血球と混合するような複雑な手順は踏まずに、実験を繰り返すことにした。ウイルスと膜細胞のみを試験管に入れ、上澄み液を新鮮な細胞に添加すると、またもや感染は阻害された。この上澄み液のなかの何かがウイルス感染を阻止しているようだ。この観察のおかげで二人は正しい方向に導かれ、重要な発見を生むことになるのだが、このときはまだ発見の瞬間らしい感触はなかった。この観察結果が何を意味するのかまったくわからず、困惑するばかりだった。

アイザックスは、ウイルスに干渉し妨害する「何か」が液中で生成されたのではないかと言っていたが、その一方で、実は二人とも、案外つまらない理由でこうなっているのかもしれないとも感じていた。たとえば溶液のｐＨが酸性に変化し、それがウイルスの動きを止めているのかもしれないし、一種類目のウイルスが栄養分を使い果たしたせいで他のウイルスが感染できないのかもしれない。次に何をすればよいのか、なかなか結論が出なかった。

そうこうするうちに、ウイルスの活性を妨害しているのが何であれ、とにかく名前をつけようということになり、ウイルスへの干渉因子（Interference Factor）という意味で、「インターフェロン」と名づけられた。エレクトロン（電子）、ニュートロン（中性子）、ボソン（ボース粒子）のように、宇宙を構成する基本粒子を連想させる名前だ。物理学者はすでに相当な数の「基本粒子」を発見しているのだから、生物学者もそろそろ「基本粒子」に手を出していいころだ、とリンデンマンは考えたのだ。リンデンマンと一緒に研究するようになってわずか二ヵ月後の一九五六年一一月六日、アイザックスは自分の実験ノートに新たな章を設け、「インターフェロンの探究」という標題をつけた。[*10] こうして激務の日々が始まった。

アイザックスのほうがリンデンマンよりも専門知識に通じているなどということは、もはや関係なかった。未知の領域では誰もが初心者だ。犯罪現場に到着した刑事か探偵のように、何を探しているのかもわからないままに手がかりを求め、その上澄み液の性能を徹底的に調べた。その液体がもつ抗ウイルス作用は、加熱すると失われるが、冷蔵庫貯蔵では失われないことがわかった。この結果から、溶液のｐＨは重要ではなく（ｐＨは熱に影響されないので）、何か熱に弱いものが活性因子として働いていることが示唆された。遠心分離が影響するかどうかも検証したが、影響しなかった。このことから、液体中の大きな粒子がウイルス干渉の原因である可能性は否定された（大きな粒子が原因なら、遠心分離によって試験管の底に沈殿し、上澄み液は抗ウイルス作用を示さなくなるはずである）。この液体でさまざまな種類のウイルスを阻止できるかどうかも検証したが、すべて阻止できた。そうやって二人は時間をかけて、この状況の説明として面白みのない説を一つずつ否定していき、ウイルス感染を阻止する力を備えた正体不明の「何か」が働いているという確信を深めていった。

のちにリンデンマンは、このときのことを振り返り、次のように書いている。「傍目《はため》には地味で退屈な作業のように見えたかもしれないが、研究の道に魅力を感じている者たちは、観察された事象に合う説明を探っていく段階でこそ胸躍る興奮を覚える。その興奮を味わうために研究を続けているようなものなのだ。虚栄心を満たす勝利の瞬間はすぐに色褪《あ》せるが、知的挑戦に誠実に取り組むことで得られる満足感は長く続く。しかし、科学者の仕事のこのような側面は、一般向けの書籍ではほとんど描かれてこなかったのではないか。きっとこれは、科学の要求に応えられるほどの大胆さと繊細さをもち合わせた者のみが味わえる密やかな喜びなのだろう」[*11]。

一九五七年二月の末ごろには、二人は、論文にまとめられるだけの十分な証拠が集まったと判断し、ウイルスに誘発されて細胞から放出される新規因子がウイルスの複製を妨害している可能性があるという内容の論文を書き上げた。彼らが所属するミル・ヒルの研究所の所長クリストファー・アンドリュースは、一九三三年にインフルエンザウイルスを発見した著名な科学者であり、英国王立協会の会員でもあったことから、彼らの研究結果をまとめた二本の論文が「王立協会紀要」に掲載されるよう力を貸してくれた。[*12] 今では私たちも、この二本の論文にまとめられたアイデアが正しいことを知っているが、当初、彼らの主張を認める人は多くはなかった。

苦難の日々

苦難の日々が始まったのは、一九五七年六月、スイスで開催された学会でリンデンマンがインターフェロンについて初めて発表を行ったときだった。リンデンマンが話し終えると、あるスイス人ウイルス学者が、そのアイデアは自分がこれまでに読んだどの文献とも相容れず、馬鹿げていると批評した。[*13] 一〇月、アイザックスとリンデンマンの論文が正式に発表されると、複数の高名な科学者、とくに米国の科学者から、本当に新規因子を発見したのかどうか疑わしいという意見が出された。[*14] 新規因子の働きだとされる作用は、サンプルにウイルスが混入していたために引き起こされたに違いないというのだ。二人が発見した新規因子は架空の因子であるという風評が広まり、インターフェロンは「ミスインタープリトン（誤解因子）」や「イマジノン（空想因子）」などと揶揄された。[*15] 新しいものに対する懐疑的な見方は、単に悪意から来るわけではない。初期の実験は手順が複雑で、細胞とウイルスを一緒に培養し、その上澄み液を吸い上げて再使用していたため、このプロセスのなかで何がどのようにインターフェロンを産生したのかについては議論の余地があった。また、実験手順が複雑だったせいで他の科学者による再現も難しかった。

科学者はみな、自分の実験が他人から信用されないことを恐れるが、それ以上に恐ろしいのは、科学者個人の人格や誠実さに疑念を抱かれることだ。リンデンマンは、一年のロンドン滞在を終えてスイスに戻ったあと、誠実さを疑われて非難を浴びることになった。以前の上司だったハーマン・モーザーが、インターフェロンの論文のクレジット（論文著者名）の掲載に異を唱えたのが発端だった。インターフェロンの研究は、一九五五年にリンデンマンが当時の所属先であるモーザーの研究室で行った未発表の実験を基礎としていたが、それはリンデンマンがアイザックスと共同研究を開始するよりも前のことなのだから、アイザックスと共に自分の名前も記載されるべきだと主張したのである。モーザーはチフス菌の研究で知られる高名な科学者だったため、彼の訴えはリンデンマンのキャリアを破滅させるほどの影響力をもち、リンデンマンはスイスにいづらくなった。スイスのベルンに二年、米国のフロリダに三年というように短期で職場を移ることになり、モーザーが引退するまでチューリッヒに戻れなかった。[*16]

モーザーは死ぬまで、自分はインターフェロンの共同発見者なのに不当な扱いを受けていると信じていた。[*17]だが実のところ、インターフェロンが産生されるような実験は、多くの研究室で行われていた――生ウイルスと細胞を使う実験のほとんどで産生されるのだから。しかし、誰もそのことに気づかなかったのだ。アイザックスとリンデンマンがインターフェロンについて報告した当時も、そのつもりで科学誌に目を通せば、何らかの方法で免疫細胞に働きかけて反応を起こさせている謎の因子の存在をうかがわせるヒントはいたるところに散見されたが、[*18]見過ごされていたのだ。だいたい研究者というのは、常にメインの研究の他にも複数の研究を同時並行で進めているものだ。そうやってリンデンマンが傍らで進めていた研究に対して、モーザーはインターフェロンの共同発見者として広く認められるほどの貢献はしていなかった。

アイザックスはモーザーの訴えを明確に否定したが、そのせいで他の科学者からも批判を浴び、ひどく失望することになる。うつ病を患い、入院や投薬が必要なことさえあった。[*19] 彼をよく知る友人によれば、「(アイザックスは) 大きな視野に立って考えることのできる想像力の豊かな科学者であり……アイデアに溢れていたが、うつ状態になってからは、なかなか状況と折り合いをつけられずにいた[*20]」。アイザックスは時おり、ごく親しい同僚を相手に、自分とリンデンマンの発見について話していたそうだ。検出できないほど微量のウイルスが液中に混入していた可能性はあるのか、ないのか。ひょっとしたら懐疑派の意見が正しいのかもしれない。もしかしたらインターフェロンは存在しないのかもしれない、と。

理想を言えば、自分を疑うよりも、新たな実験を重ねて研究を進めることのほうが重要だったはずである。しかし科学論文の客観的な論調とは裏腹に、新たな知識の探究は、きわめて個人的な努力に支えられているものだ。アイザックスは、一九五八年の秋には神経衰弱に陥っていた。ミル・ヒルで働く多くの科学者にとって、アイザックスはいつも明るく情熱的で、熱意とエネルギーの塊のような科学者だった。しかし彼は、人知れず複雑な人生を送っていた。一九四九年、若き医師だったアイザックスは、精神科医のスザンナ・ゴードンと結婚した。幸せな結婚だった[*21]が、彼女はユダヤ人ではなかったため、正統派ユダヤ教徒であるアイザックスの家族に受け入れてもらえず、アイザックスは父親に親子の縁を切られてしまった。[*22] そんな彼にとって、科学者仲間は家族のようなものであり、自分の研究が学界で支持されるかどうかは、ことのほか重要な意味をもっていたのだ。

インターフェロンは学界で論議を呼んだだけでなく、大手の新聞やテレビでも取り上げられ、それがさらなる重圧になった。大衆の興味は、リンデンマンとアイザックスがウイルスの干渉に関する長年の謎を解明したことに向けられていたわけではない。インターフェロンでウイルス感染を阻止できるなら、夢の新薬になるのではないかと騒がれたのだ。この話は、まず一九五七年に英国タブロイド紙「デイリー・エクスプレス」で取り上げられ、一九五八年五月に英国王立協会主催のレセプションでアイザックスがインターフェロンについて発表すると、BBCテレビも含めて広く報道されるようになった。[*23] さらに、インターフェロンという言葉は大衆文化にも浸透した。一九六〇年のダン・バリーによる新聞連載漫画「フラッシュ・ゴードン」では、人間の命を奪う地球外ウイルスに感染した宇宙冒険家が、ぎりぎりのところでインターフェロンの注射によって救われる（実は連載漫画には細かな誤りがある。主人公に注射されたインターフェロンは体温を下げることで効果を発揮していたが、実際にインターフェロンが作用するときには体温は上がる）。

英国政府もインターフェロンの動向を見守っていた。ミル・ヒル研究所に出資している英国議会と英国医学研究審議会は、一九二八年にロンドンでアレクサンダー・フレミングによって発見されたペニシリンが、米国で薬として開発され、特許登録された事実をいまだに引きずっていた。英国政府は、細菌に対する特効薬ともいうべきペニシリンの特許収入をみすみす逃したのだ。また誰かが同じような大発見をしたというのであれば、今度こそ逃すわけにはいかない。誰が言ったのかわからないし、アイザックス本人の言葉かもしれないが、インターフェロンは「ウイルスに対するペニシリン」とも言われていた。

インターフェロンの実在が証明され、有効な薬として開発され、特許が取得されることを期待する政府、科学界、一般市民からの大きな重圧がアイザックスにのしかかっていた。ストレスに深く苛《さいな》まれたアイザックスは、同僚たちの知らないところで少なくとも二回は自殺を試みていた[*24]。

一方で、アイザックスの研究室では、二八歳の化学者デレク・バークに、インターフェロン分子の精製という課題が与えられていた。インターフェロンの化学的性質と活性をより明確にするためだった。「インターフェロンが細胞内でどのように産生され、どのように機能するのかを完全に理解するためには、インターフェロンの正体を化学的に明らかにしていく必要がある」と、バークとアイザックスは一九五八年六月の科学誌「ニュー・サイエンティスト」に書いている[*25]。アイザックスは、この課題が達成され、彼のアイデアの正しさが証明されるまでに半年はかかるだろうと踏んでいた。ところが、インターフェロンの精製は恐ろしく困難だった。吸引によって細胞とウイルスから分離された液体に含まれるインターフェロンはきわめて微量であり、それを単離するための化学的手順を詳細に記した実験ノートは一二冊に及んだ[*26]。あとから思えば、これを半年でどうにかしようというのは考えが甘すぎである。結局、この課題が達成されたのは一五年後のことだった。

一九六四年の元日、この研究が完成をみるよりもずいぶん早くに、アイザックスは脳出血を起こした。血管造影検査の結果、この出血には異常な腫瘍血管が関連しているらしいことがわかったが、手術はできない状況だった。[*27] アイザックスは三ヵ月後に研究に復帰したが、研究室長の任を解かれ、かわりに彼を含む三人で構成された小さな研究チームのリーダーに指名された。研究に戻ったあとも、アイザックスは「深刻な精神障害を繰り返し発症し、苦しんでいた」と同僚の一人は語る。[*28] そして一九六七年一月、二度目の出血で彼は命を落とす。四五歳だった。この一年前に、アイザックスは英国王立協会の会員に選ばれていて、彼の死後にロンドンで開催された追悼シンポジウムには、二人のノーベル賞受賞者も出席した。ペニシリンの研究で受賞したアーンスト・チェーンとDNA二重らせん構造の共同発見者フランシス・クリックである。[*29] 同僚の一人は、「この研究分野は守護聖人を失った」と言って嘆いた。[*30] アイザックスの科学的遺産は、最終的には広く称賛されるようになっていたのだ。しかし、本人はその確信を得られないまま亡くなった。

インターフェロンはがんにも効く?

アイザックスの人生の終盤には、インターフェロンの小規模臨床試験が相次いで実施されたが、結果は芳しくなく、製薬会社は関心を失っていた。ところが彼の死から間もなく、がんの研究によってインターフェロンは明るい展望を取り戻す。大半のがんはウイルス感染とは無関係だが、がんと関連のあるウイルスも少数ながら存在する。[*31] パリで働いていたニューヨーク出身のアイオン・グレッサーは、インターフェロンで他のウイルスの感染を阻止できるのであれば、ウイルスによって引き起こされるがんもインターフェロンで阻止できるのではないかと考え、このアイデアをマウスの実験で検証し、阻止できることを示したのだ。

これだけでも大発見だったが、実はこのとき、それ以上に大きな発見が、何も起こらないはずの対照実験から生まれた。対照実験とは、科学者が実験を行うときにメインの実験と並行して必ず行うもので、ある一つの条件が結果に与える影響を調べるために、それ以外の条件をすべてメインの実験と同じにして行われる。通常、何も起こらないことが期待され、メインの実験結果の正当性を実証するために用いられる。グレッサーは対照実験として、ウイルスと無関係な種類のがん（より一般的なタイプのがん）に対しても同じ処置を行った。ウイルスと無関係のがんは、インターフェロンの影響を受けないだろうと考えてのことだった。ところが彼の予想に反し、どの種類のがん細胞を注入されたマウスも、インターフェロンによる処置を受けた場合は、生き延びることができたのだ。一九六九年、グレッサーは、少なくともマウスではインターフェロンでがんを治療できたと報告した。[*32]

がんの治療法は、科学界における「聖杯」（追い求めてやまない至高の目標）ともいえるものだが、グレッサーが提示したこの注目すべき治療に対しては、称賛よりも疑念の声のほうが大きかった。最大の問題は、グレッサーがインターフェロンそのものを使用したわけではなかった点にある。まだ誰もインターフェロンを単離できておらず、彼が使用できたのは、細胞とウイルスの混合液から吸引分離された未精製の生物学的液体だけだった。そのため、アイザックスの実験のときと同じように、実際に効果を発揮しているものの正体について、他の科学者に疑問を抱かせることになったのだ。グレッサーは当時を振り返り、彼の気持ちを和ませるために同僚が次のような言葉をかけてくれたと語った。「なんだかんだ言っても、いずれ他の科学者たちは、君のこの発見を何度も繰り返すようになるよ。そして、それを最初に発見したのが君だってことは都合よく忘れてしまうんだ」[*33]。

インターフェロン精製の成功

このように物議を醸した実験とは別に、もう一つの実験でも、グレッサーはインターフェロンに関するわれわれの理解を進展させるような結果を観察していた。注目度は比較的低かったものの、一九六一年一二月に発表されたグレッサーの論文には、他の細胞と同じく、ヒトの白血球も、ウイルスと混合するとインターフェロンを産生したと書かれている[*34]。グレッサーは、このような現象はウイルスに対する人体の免疫防御において何らかの役割を果たしている可能性があると推測した。さらに、ウイルス感染の有無を調べる診断検査としてインターフェロンの産生を利用できる可能性があることまで示唆していた。

この論文に注目したのが、フィンランド人科学者のコリー・カンテルだった。人気の高い研究分野をあえて避け、一人静かに研究するのを好むカンテルは、この論文を読んで次のように考えた。ウイルスと混合すると、ほとんどのヒト細胞がインターフェロンを産生するが、ことによるとヒト白血球はインターフェロンの産生にとくに長けているのかもしれない。だとしたら、ヒト白血球を使って研究室でインターフェロンを大量に産生できるのではないか。これは素晴らしい発想だった。しかし、彼が目覚ましい成果にたどり着けたのは、このあとに幸運が重なったおかげでもある。

カンテルは、たまたま冷蔵庫に貯蔵されていたウイルスを使って自分のアイデアを試すことにした。インフルエンザウイルスに少し似たウイルスで、発見場所である日本の都市名にちなんでセンダイウイルスと名づけられていた。実は、センダイウイルスは白血球にインターフェロンを作らせる効果がとくに高いことが現在では知られている。もし彼が別のウイルスを使っていたら、あるいは同種のウイルスでも別のウイルス株を使っていたら、最初の実験は失敗に終わっていただろうし、実験を最後までやり遂げられなかったかもしれない。[*35]一九六三年五月八日、彼は実験に着手した。その最初の実験で、ヒト白血球は、他のどの種類のヒト細胞よりも多く、一〇倍量以上のインターフェロンを産生したのである。もちろん、運が良かっただけだと言っているのではない。むしろカンテル本人は、実験に着手した時点で常勤職に就けていたことのほうが重要だったと断言している。そうでなければ資金繰りの目処が立たず、最後までやり抜くことはできなかっただろう。なにせインターフェロンの精製に成功するまでに、このあと九年もかかったのだから。[*36]

なぜそんなにも時間がかかったのかは、最終的に彼が実行した実験手順の複雑さを知れば納得できる。溶液中のタンパク質分子は、その種類ごとに異なる酸性度で析出し、沈殿する。インターフェロンの精製手順は、この事実を基礎にしていた。カンテルは、（1）未処理の原液を低温の酸性アルコール中で攪拌し、その後、（2）他の化学薬品を添加して液体のpHをゆっくりと上げて（酸性度を下げて）いくことで、インターフェロンを抽出できることを見出した。（3）インターフェロンよりも先に析出した不純物は遠心分離で除去できる。この（1）から（3）までの手順を数回繰り返すのだ。このような実験手順は、化学者たちに言わせれば、かなり独特なやり方だった。「でも僕は化学者ではなかったし、無知だったからこそ先入観に縛られずに済んだんだ」とカンテルは当時を振り返る。[*37] アイザックスとリンデンマンがインターフェロンについて報告してから一五年が過ぎ、インターフェロンに対する世間の関心がすっかり薄れてきたころに、カンテルが精製方法を見つけ出した。彼らの論文を再検証し、決着をつけるための道がようやく開けたのだ。

インターフェロン研究の復活

少人数のがん患者を対象に、カンテルのインターフェロンを用いた試験的な治療が行われた。臨床医と科学者のあいだで希望をもたせるような話が広まり、世間も、人間の体内で薬を産生させるという発想に沸き返った。放射線療法などの従来の治療法よりも自然に近い医療を望む声に合致したのだ。[*38] 実際には、どんな治療にも必ず人が介入するし、どんな薬もある程度までは自然に由来するものなので、科学的もしくは哲学的な厳密さで「自然薬」を定義するのは難しいのだが。インターフェロンの初期の試験結果は、米国のがん研究者にも熱烈に歓迎された。一九七一年にニクソン大統領が「がんとの闘い」を宣言してからというもの、彼らは常に新薬供給のプレッシャーに苛まれていたからだ。

スイス生まれの米国人ウイルス学者マシルド・クリムは、インターフェロン研究に資金を出すようロビー活動を行った。彼女の夫は米国民主党に影響力のあるメディア王で、クリム自身も行政官、製薬会社、他の研究者らと太いつながりがあったのだ。[*39] メアリー・ラスカーやローレンス・ロックフェラーなど、米国の著名な科学擁護者たちも、クリムのキャンペーンに応えてインターフェロン研究を大々的に支持した。

しかし、臨床グレードのインターフェロンはすべてカンテルの管理のもと、フィンランドで製造されていて、患者にインターフェロンを試すには、二つのハードルを越える必要があった。一つ目は、カンテルからインターフェロンを購入するための資金を調達すること、二つ目は、カンテルから購入許可を得ることだった。カンテルのもとには科学者や臨床医だけでなく、自分や自分の愛する人の命を救いたいと願う裕福な人々からも、購入の申し出が殺到した。[*40] タイム誌はカンテルを「頑固者」と評したが、[*41] 彼はそうならざるをえなかった。供給できる量は限られており、最高値をつける購入者がいたとしても、インターフェロンを配布する準備ができていなかったのだ。

そんななか、米国テキサス州ヒューストンの腫瘍学者ジョーダン・ガターマンは、がん患者にインターフェロンを試すための資金として、メアリー・ラスカー財団から一〇〇万ドルを取得した。実は、インターフェロン研究の支持を表明していたラスカーは、この最新の話題について話せる相手のリストアップをがんセンターの所長に依頼していた。そして、彼女が最初に面会した相手がガターマンだった。[*42] リストのなかでは最年少の三六歳だったガターマンは、当時も（今も）説明がうまかった。すぐにラスカーの関心を引き、友情へと発展した。[*43] ガターマンは、インターフェロンを売ってくれるようカンテルを説得するため、スウェーデンの首都ストックホルムのアルランダ国際空港に飛び、講義に向かう途中のカンテルに声をかけた。[*44] この努力が実り、ガターマンは必要量のインターフェロンを譲り受ける約束を取りつけた――それも五〇パーセントの割引価格で。[*45]

ラスカーはガターマンに対し、インターフェロンを乳がん患者で試すことを強く望んだ。彼女の親しい友人が乳がんになり、他の治療法ではまったく効果が出なかったのだ。[*46] ガターマンの最初の患者となったその女性は、腫瘍のせいで気分が悪く、腕を動かせないため、髪を梳《す》くこともできないと言っていた。一九七八年二月一二日、彼女は三〇〇万ユニットのインターフェロンの投与を受けた。治療後にガターマンが病室を覗いてみると、彼女はグレーの長い髪に櫛を通していた。この最初の試験には、他に治療選択肢のなくなった女性九名が参加し、うち五名の腫瘍に部分的な退縮が認められた。

その後もガターマンは試験を重ねた。骨髄内の免疫細胞から生じる骨髄腫では、患者一〇名のうち六名、リンパ系で発症するリンパ腫では、患者一一名のうち六名がインターフェロンに救われた。他の科学者からも、患者数は少ないながら、同様の明るい結果が報告された。副作用として発熱、悪寒、倦怠感が多く認められたが、他の抗がん剤の副作用に比べれば、たいした問題ではなかった。一九七八年八月、米国がん学会（ACS）は、当時としては最高額の二〇〇万ドルの賞金をガターマンのインターフェロン研究に授与した。一九七九年七月にはライフ誌がインターフェロンを取り上げ、新たな特効薬になるのはほぼ確実だと書いた。

バイオベンチャー企業の参入

実のところ、初期のインターフェロン試験は綿密に管理されていたわけではなかった。適正な臨床試験を行うのに十分な量のインターフェロンが確保されていなかったのだ。世界中で使用されるインターフェロンのほぼ全量を、いまだにフィンランドのカンテルが供給していた。カンテルは、インターフェロンの単離に成功するまで何百回も試行錯誤を繰り返し、手順を最適化させてきた。そのため彼の手法を再現するには、彼にしかわからないちょっとしたコツや秘訣が必要だった。カンテルは自分の手法を特許化しようとはしなかった。この件で個人的な利益を得たいとは思っていなかったのだ。この研究の費用が公的資金によって賄われていたことを思えば、自分だけが金銭的利益を得るのは不適切だと考えていた。とはいえ、たとえば特注の丸底フラスコを使えば、インターフェロンの大量生産が可能になるだろうことはわかっていた。それには最初に何度か失敗を重ねて微妙なさじ加減を探ることが重要だが、それを他人に納得させるのは容易でないこともわかっていた。[*47]

そんな状況が変わり出したのは、一九七八年三月、カンテルがチューリッヒ大学のチャールズ・ワイスマンという知らない男から電話を受けたときだった。そのころ、遺伝子工学による革命の機運が高まりつつあり、バイオテクノロジー産業が興隆期にあった。少し前には、サンフランシスコに本社を置くバイオベンチャー企業ジェネンテックで、ヒトの遺伝子を細菌の遺伝子に挿入できること、そして遺伝子挿入された遺伝子組み換え細菌はその遺伝子にコードされているヒトのタンパク質を産生するようになることが明らかにされていた。[*48] そんなことができるのは、細胞内でタンパク質を作る化学的機構が細菌でも私たち人間でも本質的に同じだからだ。細菌は、挿入されたヒト遺伝子を自らの遺伝子とまったく同じように扱い、その遺伝子にコードされているタンパク質を産生する。一九八二年には、ジェネンテック社は遺伝子工学的に製造された最初の薬物、ヒトのインスリンの販売許可を米国食品医薬品局（ＦＤＡ）から取得し、会社の規模を大きくすることになる。[*49]

話を戻そう。一九七八年、カンテルが電話に出ると、ワイスマンは、遺伝子工学革命について話したあと、インターフェロン遺伝子を単離し、その遺伝子を用いてインターフェロンのタンパク質を大量に産生する計画を語った。その話は、カンテルにはサイエンスフィクション（ＳＦ）のように聞こえたし、実際、この時点ではフィクションみたいなものだった。警戒するカンテルに、ワイスマンは二日後にヘルシンキで会って直接説明させてほしいと申し出た。そして、カンテルを見事に口説き落とした。

ワイスマンは次のように説明した。カンテルが白血球をうまく扱い、大量のインターフェロンを作ることができたのは、きっとインターフェロン遺伝子を活性化させることができたからだ。インターフェロン遺伝子を単離するために、その手順をぜひ活用させてほしい。インターフェロンもタンパク質の一種なのだから、そのタンパク質をコードしている遺伝子があるはずだ。細胞内でタンパク質が作られるときは、遺伝子から直接作られるわけではない。まずDNA上の遺伝子は、DNAと化学的によく似た性質のRNAに転写される。RNAに転写された遺伝子は、不要部分の切り取りや修飾を受け（完成版をメッセンジャーRNA［mRNA］という）、その後、細胞核の外へと移動する。細胞は、このmRNAをテンプレート（鋳型）にしてタンパク質を作る。そしてここが重要なのだが、特定のタンパク質が大量に必要な場合、細胞は、そのタンパク質を作るためのテンプレートになるmRNAを大量に作る。この事実を、ワイスマンのチームはインターフェロン遺伝子の単離に利用すると言うのだ。

具体的にはまず、カンテルの手法で処理した白血球からmRNAを単離する（このとき、単離されるmRNAの大部分がインターフェロン遺伝子から転写されたmRNAであり、それ以外は細胞が作る他のタンパク質のmRNAである）。次に、インターフェロンのmRNAだけを選別するために、ワイスマンのチームは単離されたmRNAごとに別々のカエルの卵に注入し、インターフェロンを産生した卵のみを選び出す。それから、逆転写酵素という酵素を使ってmRNAからDNAへと逆転写させることによって、インターフェロン遺伝子を手に入れる。[*50] この遺伝子を細菌に挿入すれば、細菌の増殖に伴ってインターフェロンのタンパク質が大量に産生されることになる。[*51] この手順は、どの工程もバイオテクノロジーの最先端であり、一筋縄ではいかずにとにかく時間がかかった。ワイスマンは事務所に寝袋を持ち込んでいたという。[*52]

ワイスマンはこの研究を、大学発のベンチャーを経営するアカデミック・アントレプレナーとして、またバイオテクノロジー企業バイオジェンの共同創業者としてリードした。[*53]当初、カンテルはワイスマンとの共同研究が営利事業の一環であることを自覚していなかった。だが、わかっていたとしても前に進んでいただろう、とカンテルは当時を振り返る。[*54]カンテルは気づいていなかったが、この研究の水面下では、あらゆる種類の金銭的取引が発生していた。バイオジェン社の経営が倒産寸前まで落ち込むと、米国の製薬会社シェリング・プラウ（現メルク）が八〇〇万ドルを支払ってバイオジェン社の一部所有権を獲得した。[*55]一九八〇年一月一六日、バイオジェン社が遺伝子組み換え細菌でインターフェロンを製造したと記者会見で発表すると、八〇〇万ドルは破格の安値だったとみなされ、シェリング・プラウ社の株価は二〇パーセント急騰した。[*56]

株式市場の盛況をよそに、インターフェロン研究は（科学とはそういうものだが）複雑な様相をみせていた。一九八二年、米国臨床腫瘍学会（ＡＳＣＯ）の参加者は、インターフェロンに失望することになる。この学会で報告された大規模試験の結果をみると、治療効果がみられたのは患者のごく一部で、それも、腫瘍サイズの部分的縮小が確認されただけだったのだ。[*57]少数の患者に試したときには有望にみえた薬でも、より大規模な試験で慎重に検討してみると、案外、期待外れに終わることは多い。おそらく最初に試験される少数の患者は、とくに入念に治療されたり、無意識のうちに平均よりも良い結果の出そうな患者が選ばれたりするからだろう。一九八二年一一月には、さらに別の問題が浮上した。パリでインターフェロン治療を受けた患者四名が、心臓発作で死亡し、[58]インターフェロンによる治療の副作用が、かつて考えられていたほど良性ではないことが明白になったのだ。

一九八四年には、インターフェロンは単純なやり方ではがん治療法になりえないという見方が学界の総意になっていた。[59]なかには他のがんよりも良好な反応を示すがんもあり、インターフェロンは一九八四年に特定の種類の白血病に対する使用を承認されたが、治療効果はたいてい部分的で、持続しないことが多かった。[60]

またこのころにはすでに、インターフェロンに複数の種類が存在することも明らかになっていた。日本のがん研究所の谷口維紹《たにぐちただつぐ》は、ワイスマンが白血球、つまり免疫細胞から単離したのとは異なるインターフェロン遺伝子を皮膚細胞から単離していた。[61]さらに、免疫細胞に影響を与えるタンパク質分子はインターフェロンだけではないことも、複数の研究チームによって発見されていた。一九七六年の初めごろには、さまざまな研究室で発見されたこのタイプのタンパク質分子の分類を目的としたワークショップが開催されるようになり、第一回は米国のベセスダ、第二回は一九七九年にスイスのエルマツィンゲンで開催された。[62]最初のうちは免疫学のささやかな傍流にすぎず、[63]主流では標的を絞った特異的な免疫反応が開始される仕組みに注目が集まっていたのだが、やがて、このようなワークショップからヒト生物学に関する新たな理解が生まれることになる。

免疫細胞のコミュニケーション

人は誰でも、自分が存在したことを示す証拠をたくさん残してこの世を去るが、その人が後世に残したもののなかに「新たな知識」が含まれていれば、その人が科学者であったことを示す何よりの証拠となる。二〇一五年、リンデンマンは九〇歳で亡くなった。彼はアイザックスの二倍に近い歳月を生きたが、短命にせよ長寿にせよ、二人はそのうちの一年間を共に生き、インターフェロンを発見した。それは、彼らの残した大きな遺産である。彼らの努力は今なお生きている。彼らが築いた土台の上に、他の多くの科学者が努力を積み重ねているからだ。カナダの女流作家マーガレット・アトウッドはかつて、「私たちはみな、最後には物語になる」と書いた。[*64] だとしたら、リンデンマンとアイザックスの物語は科学界の英雄伝説である。なぜなら、二人の物語は壮大な物語の「始まりの章」となったからだ。

リンデンマンとアイザックスは、ウイルスの感染を妨げる正体不明のウイルス干渉因子として「インターフェロン」を発見した。やがて、インターフェロンの存在は世界の目を開かせることになった。インターフェロンの正体は小さな可溶性タンパク質分子であることがわかり、人間の体内にはインターフェロンのような可溶性タンパク質分子が他にもたくさん存在することがわかった。そのような可溶性タンパク質分子は、いずれも細胞同士や組織間のコミュニケーション手段になっていた。免疫細胞は他の細胞や組織とコミュニケーションを取りながら、免疫システムを制御したり調節したりしていたのだ。

現在では、インターフェロンのような可溶性タンパク質分子は一〇〇種類を超えることが知られている。世界中の多くの研究室で研究されているものもあれば、発見されたばかりのものもある。これらはまとめて「サイトカイン」と呼ばれている〔インターフェロンの他に、インターロイキン、ケモカイン、リンホカイン、腫瘍壊死（しゅようえし）因子などもサイトカインに含まれる〕。サイトカインは免疫システムにとってホルモンのような存在である。つまり、情報を伝達するために細胞から分泌され、別の細胞によってキャッチされ、キャッチした細胞の機能や行動に影響を与える。私たちの体内の免疫細胞は、騒々しくサイトカインが飛び交う海のなかにいる。サイトカインの種類によっては、免疫システムのスイッチを入れるものもあれば、切るものもあるが、大半は免疫活性をそっと強めたり弱めたりしている。[*65] そうすることで、ウイルス感染や細菌感染などの問題の種類に応じて免疫反応を精確に方向づけ、免疫システムと体内の他のシステムをうまく連携させているのだ。

　サイトカインの働きはおそろしく複雑で、サイトカインを制御するサイトカインまで存在する。サイトカインが体の仕組みにとってどれほど重要であるか、新薬につながる可能性をどれほど秘めているかは、いくら誇張しても言い足りないほどである。

インターフェロンが働く仕組み

　ヒトの細胞はすべて、病原体に侵入される可能性があり、損傷を受けることも少なくない。インフルエンザやポリオなど、多くのウイルスは細胞に感染して増殖を済ませると、その細胞〔宿主細胞）を死滅させて次の細胞に向かう。一方、Ｂ型肝炎のように、宿主細胞を生かしておくが、細胞の正常な化学反応を乱して大混乱を引き起こすウイルスもあるし、少数ながら細胞をがん化させるウイルスも存在する。これに対抗するために、ほぼすべてのヒト細胞は、パターン認識受容体を用いて病原体が存在する徴候を察知し、侵入を検知できるようになっている。

すでに見てきたとおり、パターン認識受容体には、ウイルスの外殻や細菌の細胞壁など、人体にとって「異物」である分子の形状を標的にして病原体を検知するタイプもあれば、ＤＮＡなど、人体にとって異物ではないが「存在するはずのない場所に存在する」分子を見つけ出し、それを侵入した病原体の一部とみなすことによって病原体を検知するタイプもある。第２章の主役だった樹状細胞は、多種多様なパターン認識受容体を無数に取り揃えているため、さまざまな種類の病原体の検知に長けていたが、実は樹状細胞以外の細胞も、ほんの数種類ながらパターン認識受容体をもっている。どの種類の細胞にせよ、細胞表面でパターン認識受容体が病原体の徴候を検知すると、その細胞はインターフェロンを産生しはじめる。こうして、ほとんどすべての種類のヒト細胞は、ウイルス感染時などにインターフェロンを産生して分泌することができる。

インターフェロンは、感染細胞とその周辺の細胞を防衛モードに切り替える。「インターフェロン応答遺伝子」と呼ばれる遺伝子セットのスイッチをオンにするのだ[*66]。これらの遺伝子には、病原体を阻止するのに役立つタンパク質がコードされているが、病原体のなかでもとくにウイルスへの対処に有効である。ウイルスが近隣の細胞に侵入するのを防ぎ、すでに細胞内に侵入したウイルスがさらに細胞核内にまで侵入するのを阻止し（ウイルスの複製には細胞核への侵入が不可欠）、細胞に備わっている複製装置を乗っ取ろうとするウイルスを阻んでくれる。インターフェロン応答遺伝子から作られるタンパク質の一つ、テザリンは、ＨＩＶなどのウイルスが細胞から細胞へ移ろうとしたところを捕獲して、体内での感染の広まりを食い止める。

この一連の反応は、自然免疫反応の一環として起こる。一部のウイルスについては、これで十分に感染をコントロール下に置くことができる。といっても時間稼ぎ程度のことだ。樹状細胞が獲得免疫反応を呼び覚まし、Ｔ細胞やＢ細胞によって問題が完全に解消され、持続性の免疫が獲得されるまでの数日間だけ、感染を抑え込むにすぎない。インターフェロンによって呼び起こされる反応だけでは、なかなか感染を一掃できないのだ。

なぜならウイルスやその他の病原体も、ただやられているわけではなく、インターフェロン対策を講じてくるからだ。たとえばＨＩＶは、テザリンタンパク質を破壊して、細胞から細胞へ自由に移動して感染できるようになる。[*67] このようなインターフェロン対策がウイルスなどの病原体にとってどれほど重大なことだったかは、インフルエンザウイルスを構成する一〇個の遺伝子のうちの一個――つまり全遺伝子の一〇パーセント――がインターフェロン対策に特化されていることからもうかがえる。かつて私たちは、天空の星の配置が人間の健康に影響すると考えていた。しかし、真実はそのような空想を遥かに超えていた。私たちの体のなかでは微小な病原体と免疫細胞が軍拡競争を繰り広げ、延々と闘い続けているのだ。

インターフェロン応答遺伝子の多様性

人間はみな同じように病原体に反応するが、それは最初の接触についてのみ言えることだ。同じようにインフルエンザに感染しても症状が重くなりやすい人がいるのは、インターフェロン応答遺伝子にみられる個人差が原因である。たとえば、欧州人の約四〇〇人に一人は、インターフェロン応答遺伝子の一つであるＩＦＩＴＭ３が非機能型である。[*68] 通常、機能型のＩＦＩＴＭ３遺伝子から作られるタンパク質は、インフルエンザウイルスの細胞への侵入を妨げるが、その方法の詳細はまだ解明されていない（動物でもこれと同じ遺伝子が用いられていることが知られており、遺伝子組み換えによって同遺伝子を欠損させたマウスはインフルエンザに感染しやすい）。この遺伝子の非機能型を有する人々は、ウイルスに対する免疫防御のなかで、ちょうどこの要素のみが単純に欠けている。二〇一二年にこの遺伝子の非機能型は、インフルエンザ感染で入院した人々にとくに多くみられることが示され、集中治療室の患者では、この非機能型を有する人の割合が機能型を有する人の割合の一七倍も高かった。[*69] また、この非機能型遺伝子は日本人と中国人にとくに多くみられる。[*70] そのため、日本人と中国人はインフルエンザの重症化リスクが高いと考えられるが、これについては直接的な試験はまだ行われていない。[*71]

ところが、非機能型のＩＦＩＴＭ３を有する人の大半は、それでも問題なくインフルエンザ感染と闘える。ＩＦＩＴＭ３は免疫反応を構成する数多くの要素のうちの一つにすぎないからだ。それどころか他の疾患、たとえば免疫反応の不調が原因で生じる病気では、ＩＦＩＴＭ３の機能不全が有利に働く可能性すらある。現に日本人や中国人のあいだでこの遺伝子の非機能型の保有率が高いということは、この地域ではこの非機能型が有利に働くような状況が頻繁に発生することを示唆している。

まだその原理を完全に理解できているわけではないが、すでにわかっている知見を生かす道は少なくとも二つある。まず遺伝子構成に基づいてインフルエンザワクチン接種の優先順位づけを行えば、感染した場合に重症化するリスクの高い人を優先させることができる。今現在は、遺伝子検査は一般的でないため、インフルエンザのためだけに遺伝子解析を行うくらいなら、全員にワクチンを接種するほうが経済的であるが、遺伝子解析がもっと身近になれば、いずれ現実になるだろう。インフルエンザ研究の第一人者の一人、インペリアル・カレッジ・ロンドンのピーター・オープンショウは、ＩＦＩＴＭ３遺伝子の非機能型の保有率が高い中国系または日系の人々を対象として、広く検査するのがとくに有用だと考えている。[*72]

この知見を活用する二つ目の道は、ワクチンを用いず、インターフェロンへの応答を強化することによってインフルエンザに対処する方法を示すことだ。想定外のインフルエンザ大流行が勃発した場合には、そのような対処法が必要になる。すでにマウスでは有効性が示されている。マウス細胞内で、インターフェロン応答遺伝子ＩＦＩＴＭ３によって作られるタンパク質の量を増加させる（ＩＦＩＴＭ３タンパク質の産生を制限している酵素の働きを抑える）と、インフルエンザ感染に対するマウス細胞の防御能が高まったのだ。[*73] しかし、このアイデアはヒト医療にはまだ活用されていない。ヒトＩＦＩＴＭ３タンパク質の産生を強化する方法がまだ見つかっていないのだ。[*74] 実用化するには、さらなる知見が必要である。

個性豊かなサイトカイン

インターフェロンは、がん治療薬として当初の熱い期待に応えることはできなかったが、黒色腫や一部の白血病の治療では重用され、注入薬として週に数回投与されるのが一般的である。[*75]二〇一五年七月現在で公開されているだけでも、幅広い種類のがんに対してインターフェロンの適用を検証する臨床試験は一〇〇件を超える。[*76] インターフェロンがかつて期待されたほどには有効でない大きな理由は、インターフェロンががん細胞を直接止めるわけではないからだ。全部とはいわないまでも、ほとんどの場合に、インターフェロンは免疫システムを活性化する形で間接的にがんとの闘いを支援している。ここで問題になるのは、がんは免疫システムでは検知されにくいということだ。がんは、もともとは私たちの体の一部だった細胞が道を踏み外したもので、体にとってまったくの異物ではないため、インターフェロンでいくら免疫反応を強化しても、できることは限られている。

体内の多種多様な細胞によって産生されるインターフェロンには、多くの種類が存在し、少なくとも一七種類が確認されている。[*77] ほとんどの種類の細胞は、感染の拡大を抑えるために、リンデンマンとアイザックスによって発見された種類のインターフェロン（今はインターフェロン・アルファと呼ばれている）を産生できる。[*78] 現在、インターフェロン・アルファはB型肝炎やC型肝炎の治療に使用されている。[*79] 他の種類のインターフェロンは、特殊化されているものが多い。たとえば、インターフェロン・ガンマは、現在進行中の免疫反応を増幅するために、もっぱら一部の種類の白血球によって産生される。各種インターフェロンによって活性化される遺伝子は、今なお次々に発見され、分類が進められており、オンラインデータベースで公開されている。[*80]

インターフェロン以降に発見された他のサイトカインの多くは、「白血球（leukocyte）」同士の「あいだ（inter-）」で働くタンパク質という意味で、「インターロイキン（interleukin）」と呼ばれている。[*81] インターロイキン（IL）はその種類ごとに番号が振られており、IL-1、IL-2、IL-3などと表記され、現在、IL-37まで確認されている。[*82] インターフェロンと同じく、インターロイキンをはじめとする他のサイトカインでも、同じ番号のなかでさらに少しずつ異なるバージョンがあったり（たとえば、IL-1にもアルファ型とベータ型がある）、番号が異なっていても共通する性質をもっていたりすることがある。たとえば、IL-1と共通する性質をもつインターロイキンはIL-1ファミリーと呼ばれており、IL-18とIL-33が含まれる。いずれも体内で驚くべき活躍をみせている。[*83]

サイトカインは、それぞれがいくつもの特殊作用をもつ。たとえばIL-1は、血液中に最も豊富に存在する免疫細胞である好中球《こうちゅうきゅう》に働きかける。好中球は白血球の一種で、よく動き、よく食べる。損傷部に数分以内に駆けつけ、[*84] 病原体を貪食して直接的に破壊する。だが、好中球の防御行動のなかでもとくに驚かされるのは、DNA鎖とタンパク質鎖で作られた粘着質の網を噴射して、近傍で動き回る病原体を捕獲するところだ。[*85] まるでスパイダーマンのような闘いが、細胞と病原体という微小な規模で繰り広げられている。この網には抗菌性物質が含まれており、捕獲した病原体を死滅させることができる。好中球は短命で、血液中では約一日の寿命だが、感染部位に出動した際は、サイトカインＩＬ‐１によって寿命が劇的に延長され、五日間にわたって参戦し、網を噴射し、病原体を死滅させることができる。[*86]

　ＩＬ‐２は、これとは別の種類の白血球に働きかける。たとえば、がん細胞やある種のウイルス感染細胞を死滅させることに長けた「ナチュラルキラー（ＮＫ）細胞」に対して、劇的な作用を及ぼす[*87]（これら白血球の詳細については、私の一冊目の著書『適合性遺伝子（*The Compatibility Gene*）』で紹介している）。私の研究室でも、このような白血球細胞を活性化するために、血液から単離したＩＬ‐２をよく使用する。ＩＬ‐２の作用は、顕微鏡で観察すれば簡単に見ることができる。ＮＫ細胞を入れた培養皿にＩＬ‐２を添加すると、球状だったＮＫ細胞の形が細く伸びてＹ字形になり、不活性状態だった細胞が、文字どおり這い回るようになる。Ｙ字形の細胞の先端部（Ｖ字部分）を手のように使って培養皿の表面を後方へ押し、後方部（Ｉ字部分）を尾のように自由に動かして前進しながら罹患細胞を探索し、攻撃する。ＮＫ細胞は、罹患細胞、がん細胞、ウイルス感染細胞などに遭遇するとしがみつくように捕まえ、ぴったりと身を寄せ、相手をのみ込むように包み込み、数分のうちに死滅させる。その後、死滅した罹患細胞の残骸（顕微鏡では泡の寄せ集めのように見える）から離れ、次の攻撃目標を探しに行く。

　免疫反応のスイッチを切る働きをするサイトカインもある。たとえばＩＬ‐10は、一九八九年に発見され、一九九〇年に単離されて以来、何千人もの科学者によって研究され、今では望ましくない免疫反応から体を守るのを助けるサイトカインであることが知られている。[*88] 感染が解消されたときには、炎症を抑え、体の治癒プロセスを促すシグナルを発して損傷組織の修復を開始させる。また、ＩＬ‐10の働きは腸でも重要となる。腸内では、無害な細菌にまでむやみに免疫反応が発動されるのを防ぐために、免疫細胞を比較的不活性な状態にしておく必要があるからだ。遺伝子組み換えによってＩＬ‐10を欠損させたマウスは、炎症性の腸疾患に苛まれる。[*89] ヒトでも、腸内免疫システムが過剰に反応すれば、クローン病（消化管のいたるところで炎症を起こす慢性疾患）や潰瘍《かいよう》性大腸炎の原因になる。[*90]

サイトカインに関する知識は、画期的な新薬のアイデアにもつながる。免疫システムを強化して感染症やがんと闘わせるため、あるいは自己免疫疾患の治療として免疫反応を抑えるために、体内のサイトカイン量を操作しようというのである。インターフェロンによって免疫反応を強化する取り組みはすでに部分的成功を収めているが、試すべきサイトカインは他にもたくさんある。そして、がんに対する免疫反応の強化を手がけた「先駆者のなかの先駆者[*91]」とも言われる人物が、スティーヴン・ローゼンバーグである。

サイトカイン療法

ローゼンバーグは、一九七四年七月一日に三三歳で、米国のベセスダにある国立がん研究所（ＮＣＩ）の外科部長になり、一〇〇人近いスタッフと数百万ドルの年間予算の監督を任された。

それ以来、彼はそこにとどまっている。「純粋な基礎科学を研究し、その成果を臨床に持ち込むには理想的な職場」だと感じているからだ。[*92] そして共同著者として八〇〇本を超える科学論文を世に送り出している。[*93]

免疫療法の先駆者について書かれた名著『血液中の騒動(*A Commotion in the Blood*)』のなかで著者スティーヴ・S・ホールは、ローゼンバーグのことを「恐ろしく自信に満ち溢れた人物」と評し、彼については「強引に事を運びすぎると言う人もいるが、わずかな人間の命を救うために大量のマウスを躊躇なく犠牲にすることで知られ、この分野の力仕事を任せるには最適な人物だと評する人もいる」と書いている。[*94] ローゼンバーグ本人も、自身について「私は自分の目標に集中しているだけなのだが、もしかしたらそれは、無慈悲であるということなのかもしれない」と言っている。[*95] また、彼は時間をけっして無駄にしない。「私は大きな学会にはめったに出席しない。出席するとしても、講演だけしてすぐに退席する」。[*96]

彼の目標——がんを治療し、すべてのがん患者を救いたいという強い思い——は、一九六八年、外科医としての研修を終えるころに出会った一人の患者に端を発していた。[*97] その患者は一二年前に大きな腫瘍の摘出手術を受けていた。その後、新たに摘出不可能な腫瘍が見つかり、他になすすべがないと告げられ、自宅で死を待つことになった。ところがその一二年後、その患者は生きて病院を受診し、研修医のローゼンバーグと話していた。

ただの誤診として片づけることもできたかもしれないが、ローゼンバーグは記録を調べ、患者を入念に診察し、病院の書庫で見つけた昔の顕微鏡スライドを精査した。[*98] 誤診ではなかった。この患者には確かに数個の大きな腫瘍があり、治療法はなく、回復したのは奇跡としか言いようがなかった。転移がんの自然退縮は、医学の世界では最も起こりにくい事象の一つとして知られている。[*99] どうしてこのようなことが起きたのか？　のちにローゼンバーグは次のように書いている。「優れた研究を行うためには、たった一つ、何よりも重要なことがある。それは重要な問いを立てることだ。そして、あのときの問いは重要な問いだった」。[*100]

ローゼンバーグは、患者の免疫システムに原因があったに違いないと推理した。がん治療を目指す最初の試みとして、彼はその奇跡的回復をみせた患者の血液を採取し、胃がんで死にかけていた高齢の退役軍人患者にその血液を投与して、回復がみられるかどうか観察した。その退役軍人患者は、自分はこれまで銃を撃っても注射を打たれても的外ればかりだったが、今度は命中しそうだなと冗談を言っていたが、[*101] 効果はなく、その患者は二ヵ月以内に死亡した。のちにローゼンバーグ自身も「短絡的判断を恥じ入るばかり」[*102] だと述べて自分の考えの甘さを認めているが、しかし試さないわけにはいかなかったとも言っている。[*103]

その後、ローゼンバーグはありとあらゆる種類の実験的治療を試みた。そのうちの一つが、患者の血液から免疫細胞を単離し、研究室で培養してその数を増やしたあと、元の患者の血液中にその免疫細胞を注入するというものだった。当時すでに、サイトカインＩＬ‐２がヒト免疫細胞の増殖を促すことは知られていたので、ローゼンバーグはその発見を利用して、研究室で免疫細胞を培養した。それでも、免疫細胞の培養を可能にする詳細な条件は、試行錯誤を重ねて見つけ出さなければならなかった。現在でもヒト細胞の培養は、科学であると同時に職人技でもある。

大量の免疫細胞を用いた場合でも、患者に戻すときまで細胞が生存しているかどうか、患者の腫瘍を死滅させる能力が維持されているかどうかはわからない。ローゼンバーグが試した治療の内容には不明な点があまりにも多く、ほとんどの科学者にとって、その大胆な治療プログラムのあり方は受け入れがたいものだった。しかし、あれこれ思うところはあるにせよ、ローゼンバーグを突き動かしていたものはただ一つ——この治療がうまくいけば、がんを治療することができるという思いだけだった。

彼が実験的治療を試みた最初の六六人の患者は、誰も救われなかった。そして一九八四年、六七番目の患者となるリンダ・テイラーが現れた。三三歳の米国海軍将校だった彼女は、皮膚やその他の器官を侵す転移性黒色腫というがんでローゼンバーグのもとを受診した。[*104] その二年前、彼女は泡状のほくろの出現後に黒色腫の診断を受けて余命一七ヵ月と宣告され、インターフェロンの実験的投与を試したが、助けにはならなかった。[*105] 効果のない治療を試すうちに、彼女は残りの人生の過ごし方としてヨーロッパを旅して回るのが一番ではないかと思いはじめたが、あきらめるのはまだ早いと家族に説得され、ローゼンバーグを頼ってきたのだった。

ローゼンバーグは、彼女自身の白血球の注入と数回にわたる高用量のＩＬ-２の注入による治療を行った。[*106] この治療はけっして容易ではなかった。ＩＬ-２を一日三回、免疫細胞を二、三日おきに注入した。テイラーは何度も嘔吐し、あまりにも体がだるくて家族に面会することもできず、呼吸困難にも陥った。一度は呼吸が止まり、心拍も一分間に一二回まで低下し、緊急蘇生を受けなければ命を失うほどだった。テイラーの体は死を受け入れようとしていた。だが、ローゼンバーグはあきらめずに立ち向かった。彼は、自分の実験的治療に少しでも望みがあるのかを今度こそ見極めようと決意していたのだ。これまでに六六人の患者で失敗を重ねてきて、今度も成功の兆しがまったく見えないようであれば、そろそろ見切りをつけなければならないことは彼にもわかっていた[*107]。そして、これまでのどの患者よりも高用量のIL-2をテイラーに投与した。

二ヵ月後、テイラーはローゼンバーグに、まるで腫瘍が消えてなくなったかのように感じると語った。彼女の言葉は正しかった。腫瘍は死滅し、腫瘍細胞の残骸も綺麗さっぱりなくなっていた。彼女のがんは再発するだろうと誰もが考えた。しかし、がんは再発しなかった。テイラーのがんは治癒したのだ[*108]。

人類とがんとの抗争は特別である。新種の薬で一人の患者の命が救われれば、国際的なニュースになる。テイラーの話も世界中で新聞の第一面を飾った[*109]。だが、ローゼンバーグは賢明にも慎重になり、ニューヨーク・タイムズ紙の取材に対して「最初の一歩としては期待がもてる」と回答し、膨らみすぎた世間の期待を落ち着かせようとした[*110]。彼は自伝のなかで、当時の気持ちを次のように記述している。「満足だった。勝ち誇る気持ちや報われたという思いはなかった。……心の奥底にある何かに訴えかけるような満足感。勝利よりも深く浸透するような、穏やかで満ち足りた思いだった[*111]」。二三年後、テイラーは再びローゼンバーグのもとを訪れた。そのときの様子はドキュメンタリーとしてフィルムに収められ、テレビで放映された。二人は肩を抱き合った。込み上げてくる感情にまかせてテイラーはこう言っていた。「私はけっして泣かないけれど、あなたの前でだけは、泣かずにはいられません[*112]」。

テイラーの治療成功のあと、大勢の患者を対象とした臨床試験によって、ローゼンバーグの治療で重要な要素となっていたのは、免疫細胞ではなく、ＩＬ‐２であったことが示された[*113]。しかし残念ながら、ＩＬ‐２も特効薬ではないことが、間もなく明らかになる。ローゼンバーグによるテイラーの治療成功から一年も経たないうちに、高用量のＩＬ‐２を投与された別の患者が死亡した。この患者は腫瘍の数が多く、肝臓に一二個の腫瘍があり、余命数ヵ月ではあったが、直接の死因となったのはローゼンバーグによる実験的治療だった。ＩＬ‐２が細菌感染に対する正常な免疫反応を妨げたせいで、肺の一部で液体貯留（肺胞内に体液が溜まり、酸素と二酸化炭素のガス交換ができない状態）を引き起こしたのだ。のちにローゼンバーグは、「あのときは辛かった」と書いている[*114]。その患者の母親はローゼンバーグを責めなかったが、息子の人生について書いた手紙を送ってきた。敬虔なユダヤ教徒の両親に育てられたローゼンバーグは、その手紙から、ユダヤ人大虐殺を経験した人々にも通じる思いを感じ取った。「大虐殺を経験し苦しんだ人々が最も恐れたのは、あの出来事が忘れ去られてしまうことだった[*115]」。その母親も、息子の死が忘れ去られることを恐れたのだろう。

ＩＬ‐２は患者に目覚ましい成功か悲劇のどちらか一方をもたらすようだったが、どちらの結果になるのかは、ローゼンバーグも他の誰も予測できなかった。それでも、その後、規模の大小を問わずさまざまな臨床試験が行われたことで、ＩＬ‐２が最も治療効果を発揮するのが黒色腫または進行腎がんであることが明らかにされてきた。研究ごとにばらつきはあるものの、この種類のがん患者に対する奏効率（治療効果がみられた患者の割合）は約五～二〇パーセントであった。[*116] ごく少数ながら、がんの痕跡も残さずに治癒させることができた例もある。

ＩＬ‐２が一部の種類のがんにしか効かない理由は不明である。ただ、テイラーを苦しめた黒色腫には、他のがんよりも多くの変異が関連している。そのため、ＩＬ‐２が他のがんよりも黒色腫に効果を示した一つの理由として、その大量の変異が黒色腫細胞と健康な細胞との違いを際立たせ、免疫システムによる検出と攻撃を比較的容易にしている可能性が考えられる。ＩＬ‐２による治療に良好な反応を示す患者がいる一方で、まったく反応のない患者もいる理由は、残念ながらまだわかっていない。もしかしたら、腫瘍に対して、すでにある程度の免疫反応を開始していた患者でのみ、その免疫反応が治療によって強化され、最も高い治療効果が得られるのかもしれない。

こうして、リンデンマンとアイザックス、ガターマン、ローゼンバーグらが先駆者となり、サイトカインの存在と力が明らかにされた。彼らは、あとに続く科学者たちの挑戦――がん免疫療法――の種を蒔いた。その種は芽吹き、今では数百もの枝を広げ、がんに対する免疫反応を強化するさまざまな方法の研究へと発展している。その成果として、数多くのがん治療法が生まれた。今後もさらに多くの治療法が生み出されることだろう。がん治療法の開発努力については、のちほどあらためて紹介することにして、次章では、サイトカインの理解から生まれた、まったく異なる科学的革新――免疫を強化することによってがんと闘うのではなく、免疫を抑制して自己免疫疾患を治療する方法に目を向けよう。抗サイトカイン療法の登場である。

第4章

免疫システムの暴走

超大型新薬の登場

新薬は壮大なアイデアから生まれることが多い。マーク・フェルドマンも、そのようなアイデアを抱いていた。フェルドマンは、一九四四年一二月にポーランドで生まれ、戦後すぐに家族でフランスに移住し、その後、八歳のときにオーストラリアに移った。会計士として長時間働きながら夜学に励んだ父親からは、「移住者というのは、成功を目指して懸命に働くものだ」という独自の労働倫理を受け継いでいた。[*1] メルボルンの医学大学院に進学すると、人体解剖図を丸暗記することには退屈したが、科学論文に書かれているまだ確立されていない新説には興味を覚え、魅了された。そして、オーストラリアのウォルター&エリザ・ホール医学研究所で「コーヒーとローリング・ストーンズの音楽で燃料補給しながら[*2]」博士号取得を目指して研究していたときに、免疫学への偉大な貢献に向けた第一歩を踏み出した。彼のその後の研究は、最終的に大勢の人々を痛みから解放し、巨額の富を生む一大産業をもたらすことになる。

免疫システムの全体像が知りたい

どうにも納得できない——それがすべての始まりだった。スタインマンによって樹状細胞が発見(第2章)されて以降、免疫反応に多種多様な細胞が関与している事実はすっかり確立されていたし、顕微鏡を覗けば、免疫細胞がダイナミックに動き回る姿を自分の目で確かめることもできた。[*3] それなのに当時フェルドマンが任されていたのは、単離された状態の免疫細胞について調べる研究だった。あまりに還元主義的で、実際に体内で起きていることからはかけ離れている。現実というのは、部分を積み重ねれば全体になるというものではない。「入念に調製された一つの培養環境下で事象を観察し、何らかの概念を生み出せたとしても、そのような概念は複雑で非還元主義的な現実を推測する役には立たないことが多い」と、のちのフェルドマンは書いている。[*4]

もちろんすべての科学実験は、ある意味、還元主義的である。全体として何が起きているのかを調べたいのだとしても、ある程度まで要素ごとに分けて観察しなければ、たいした結論は得られない。だが、フェルドマンが感じていた違和感はそういうことではない。彼は、システム全体として体内で何が起きているのかを知りたいのであって、単一の種類の免疫細胞の内部で何が起きているのかを知りたいわけではなかった。やがてフェルドマンは、さまざまな種類の免疫細胞同士はどうやって情報をやり取りしているのだろうかと考えるようになっていく。

このテーマを研究するためにフェルドマンは、フラスコの内部に入れ子構造になった二本のガラス管を挿入した実験装置を組み上げた。一方のガラス管の内側にもう一本のガラス管が入っており、それぞれの管の末端には多孔質膜（微細な孔《あな》が数多く開いている膜）が取りつけられている。この状態で、フラスコ内部を培養スープで満たす。培養スープは多孔質膜を自由に通過できるが、細胞などの大きめの粒子は通過できない。この実験装置の内側のガラス管と外側のガラス管に異なる種類の免疫細胞を投入すれば、分離した状態のまま、同じ培養スープに浸しておくことができる。フェルドマンはこの装置を数セット用意し、分離された状態のフラスコ内で起きる反応と、分離されずに細胞が自由に動き回って互いに相互作用できる状態のフラスコ内で起きる反応とを比較した。そうすることで、さまざまな種類の免疫反応について、細胞同士が直接接触しなければ起こらないのか、直接接触しなくても細胞から分泌されるタンパク質分子のやり取りだけで誘発できるのかを調べることができた。

この時期、似たような実験をしている研究者は世界中に何百人もいた（第3章を読めばわかるとおり、彼らはみなサイトカインの作用について研究していたことになる）が、まだ誰も液中で具体的に何が起きているのかを理解できていなかった。二〇一六年、私はフェルドマンに、そのような初期の実験から何か学んだことはあるかと尋ねた。すると彼は、クスっと笑って「生命体は複雑に入り組んでいるということを発見したよ」と答えた。[*5]

過熱するサイトカイン研究

一九七六年、サイトカインの働きについて全体像を整理するためのワークショップが初めて開催され、米国立衛生研究所（NIH）の近くのホテルに約四〇人の科学者が集まった。そのなかに、先駆者の一人として参加したフェルドマンの姿もあった。当時はまだ、多種多様なサイトカインを単離する方法がなかったため、各種類の免疫細胞に及ぼされる作用が単一のサイトカインによるものなのか、複数種のサイトカインによるものなのかを判断することができず、最初のうちは、このワークショップの目的を果たせる望みは薄かった。[*6] 種類の異なるサイトカインタンパク質を別々に産生できるようになったのは、サイトカイン遺伝子が単離されたあとのことだ。遺伝子が単離されるようになってようやく、各サイトカインの作用を体系的に研究できるようになった。そして、サイトカインの役割が多岐にわたることや、それぞれのサイトカインが複数の機能をかけもちしていることがわかった。これは当初、かなりの議論を呼んだ。というのも、それまで体内のタンパク質は、種類ごとに決まった仕事を一つだけ果たすものと考えられてきたからだ。[*7] 同じサイトカイン分子に複数の名前がつけられていたことも判明し、サイトカインの呼称に使用されていた略語の多くは廃止されることになった。

やがて、サイトカインの世界を詳細に調べるのに適したツールが登場すると、サイトカイン研究はゴールドラッシュのような熱狂を帯びはじめ、金と名声の獲得を期待する一部の科学者に衝撃を与えた（見方によっては陶酔させたとも言える）。

一九八四年一〇月、第四回サイトカインワークショップでは、科学の倫理的公正さが大きく損なわれる事態が生じた。それはバイエルン・アルプスにある富裕層向けリゾート地で、マサチューセッツ工科大学（MIT）のチャールズ・ディナレロ研究室に所属する研究チームリーダーのフィリップ・オーロンが、サイトカインの複数ある型の一つ、IL‐1の遺伝子を単離したと発表したときのことだった。[*8] 聴衆としてその場に居合わせた科学者の一人は、そのときの興奮を今も鮮明に覚えていると言う。[*9] 別の科学者も、「間違いなく、あのワークショップの大きな山場だった」と振り返る。[*10] オーロンの講演の開始前には、座長から写真撮影の禁止が言い渡された。それは、オーロンがデータを提示することに同意する際に要求した条件だった。オーロンは、講演中にIL‐1の遺伝子配列をほんの一瞬、ちらっと見せた。[*11]

騒ぎが起きたのはこの講演の直後だった。オーロンが話し終えるとすぐに、誰かが聴衆席のマイクに駆け寄り、「これはIL‐1じゃない」と叫んだのだ。[*12] 声の主は、一九八一年にシアトルで創業されたバイオテクノロジー企業イミュネクスの共同創業者クリストファー・ヘニーだった。[*13] ヘニーが四〇歳間近で同僚のスティーヴン・ギリスとイミュネクス社をスタートさせたのは、二人がシアトルのフレッド・ハッチンソンがん研究センターにいたときだった。「これから先、二五年間ずっと同じことをしている自分が想像できなかった。研究所には髪にパーマをあて、首に金のネックレスをつけ、女の子を追い回す者もいたが、私は会社を起こそうと決めた」とヘニーは語っている。[*14] さて、聴衆席のマイクを握ったヘニーは、彼の会社でもIL‐1遺伝子を単離したが、オーロンが提示した遺伝子配列は彼の会社で単離された遺伝子と配列が異なると発言した。[*15] オーロンはヘニーに、そのＩＬ‐１の正しい遺伝子とやらを見せるよう要求したが、ヘニーはこれを拒否して席に戻った。

閉会後に発行されたワークショップの総括には、「今回の礼節を欠く行為には、非常に驚かされた。……とくにクリストファー・ヘニーが、イミュネクス社に参画する前は長きにわたって大学で優れたキャリアを積んでいたことを思えば、なおさらである」と記載されていた。[*16] この一件から間もなく、イミュネクス社はＩＬ‐１遺伝子のアルファ型とベータ型という二つの型の配列を、科学誌「ネイチャー」で発表した。実のところこのうちの一つは、ＭＩＴの研究者らが発見してワークショップで発表した遺伝子と同一だった。[*17] ＭＩＴチームはネイチャー誌にレター論文を投稿し、これで自分たちの正しさが証明されたこと、そしてイミュネクス社がサイトカインワークショップであのような無礼を働いていい理由は一切なかったことを主張した。[*18] しかし、これはプライドだけの問題ではなかった。ＭＩＴと共同で研究を行っていたシストロン社という小さなバイオテクノロジー企業と、イミュネクス社とが、ＩＬ‐１遺伝子をめぐる特許申請で競合したのである。この特許争いを解決するために、誰がいつ何をしたのかを掘り下げていったところ、通常の科学競争のような単純な事例ではないことが明らかになった。

シストロン社は、イミュネクス社が不正行為を行ったと申し立てた。その申し立てによれば、イミュネクス社の共同創業者であるギリスは、ネイチャー誌からＭＩＴチームの論文の査読依頼を受け、その立場を利用して、本来なら機密事項として扱うべきＩＬ‐１遺伝子の一つに関する情報を不正に取得したというのだ。[*19]実のところネイチャー誌は、査読での評価を理由にこの論文の掲載を却下していた。また決定的な事実として、イミュネクス社から提出された特許出願書類に記載されている遺伝子配列には、ＭＩＴの論文の草稿にあったのと同じ誤りが含まれていた。そのようなことが偶然に起こる確率はきわめて低いため、シストロン社は、これこそイミュネクス社が査読用に送られてきたＭＩＴチームの遺伝子データを盗用して特許書類を提出したことを示す証拠だと訴えた。これに対してイミュネクス社は、単純な事務処理上のミスであると反論し、イミュネクス社の弁護士は、そもそも科学論文の査読中の機密保持を命じる明文化された規則は存在しない、という立場で訴訟に備えた。[*20]

この事態は解決するまでに一二年かかり、最後はイミュネクス社がシストロン社に二一〇〇万ドルを支払う形に落ち着いた。[*21]報道によれば、ヘニーとギリスが支払いの一部を個人的に負担した。[*22]このころにはシストロン社は倒産しており、係争中の特許の価値も、ＩＬ‐１の高用量投与が有害であることが明らかになったことでだいぶ下がっていた。[*23]一方のイミュネクス社は、免疫システムにおける重要な遺伝子を数多く発見し、その詳細を研究したあと、二〇〇二年に大手バイオテクノロジー企業アムジェンに一六〇億ドルで売却された。[*24]ヘニーとギリスは複数のバイオテクノロジー企業の責任者に迎え入れられた。

フェルドマンのひらめき――自己免疫疾患を抑える方法

アルプスでのワークショップでＩＬ‐１の騒動が勃発する一年前、ちょうどイミュネクス社とＭＩＴのディナレロ研究室のチームがサイトカイン遺伝子の単離を目指して競争していたころ、フェルドマンは何をしていたかと言えば、スペインのコスタ・ブラバ海岸にある、一五世紀の城の廃墟を高台に望む小さな町で休暇を過ごしていた。そうやって喧騒を離れ、ゆったりと寛いでいるときに、フェルドマンは突然のひらめきを得た。だからこそ彼は、昨今の長期休暇を敬遠する風潮を心配し、「休暇というのは、家族や友人と一緒に過ごしたり、この惑星の壮大さを楽しんだりするためだけにあるのではない。独創的かつ戦略的に考える時間をもつためでもあるのだ」とも書いている。[＊25]このときの彼のひらめきは、自己免疫疾患の起源に関するもので、のちに科学誌「ランセット」で発表されることになる。[＊26]

そのひらめきとは、自己免疫疾患では、免疫細胞同士がサイトカインを分泌して互いを活性化し合ううちに活性化が永続的に止まらなくなり、免疫システムが過剰に刺激され、そのせいで体が害されるという悪循環が生まれているのではないかというものだった。これは斬新ながらとても説得力のある考え方だった。この説が正しいことを示す証拠はその場でほとんど何も思いつかなかったが、「若さゆえに、根拠のない自信に溢れていた」とフェルドマンは振り返る。[＊27]現在では、裏づけとなるデータを十分に添えなければ、このようなアイデアを発表することはほとんどできないし、ランセット誌のような権威ある学術誌であればなおさらだが、この時代の生物学界は今とは事情が違っていた。科学者の人数が今より少なく、論文掲載のための競争も今より穏やかで、新しいアイデアを述べた論文に対する編集委員会の態度も今より寛容だった。

いずれにしても、アイデアというのは証拠がなくても私たちを前進させてくれることがある。少なくとも医学的な観点で言えば、フェルドマンのアイデアは、きわめて重要な示唆を与えてくれていた。永続的に飛び交うサイトカインのせいで悪循環が起きているのであれば、サイトカインを遮断することで免疫細胞の過剰な活性化を止めることができ、自己免疫疾患を抑えられる可能性がある。

フェルドマンはこのアイデアを検証するために、自己免疫疾患のなかでもとくに「関節リウマチ」という炎症性疾患に絞って研究を進めることにした。関節リウマチでは関節に慢性的な炎症が生じ、関節の痛みやこわばりを引き起こし、場合によっては機能障害に至る。どこの国でも約一〇〇人に一人が罹患する。[*28] 発病の詳細な機序はわかっておらず、おそらく人によって異なるが、免疫細胞が関節内に蓄積されることで症状が発生し、やがては軟骨と骨が破壊される。関節リウマチにはわずかながら遺伝性がみられ、四六の遺伝子が関連づけられている。[*29]

しかし、関節リウマチ患者に一卵性双生児（まったく同じ遺伝子セットをもつ双子）の兄弟姉妹がいたとしても、同じ病気を発症するのは五人に一人だけである。これはつまり、非遺伝的要因が多く関与しているということだ。その詳細はわかっていないが、たとえばある解析では、コーヒーの大量飲用（ある研究の定義では一日に四杯以上）がリスクのわずかな上昇と関連していた。[*30] この関連も、研究ごとに結論が異なるため、完全には明らかになっていないが、[*31] 仮に事実だとしても、コーヒーの大量飲用による直接的な作用なのか、それともコーヒーの大量飲用は他に何か原因があることを示しているだけなのかを解き明かすのは難しい。フェルドマンが関節リウマチについて研究すると心を定めた当時、専門家のあいだでは、この病気はきわめて複雑であり、多くの要素が関与しているため、特定の分子一つを標的にした薬物を処方するような単純な治療法では役に立たないという考えが主流だった。

博士課程を終えたフェルドマンは、ロンドンに移った。「オーストラリアよりも研究費が潤沢だから」というのも理由の一つだった。[*32] ロンドンで彼は、ラヴィンダー・マイニという臨床医と出会い、彼の助けを得て関節リウマチの研究に打ち込んだ。マイニは一九三七年にインドのルディアナで生まれ、一九四二年にウガンダに移った。その地で彼の父親は英保護領ウガンダ政府の大臣になった。その後、一九五五年にマイニは英国に移る。[*33] そして新しい考えを進んで受け入れる医師として、フェルドマンに紹介された。

最初に電話で話した二日後には、マイニはフェルドマンのロンドンのオフィスに現れ、そこから長く続く友情が始まった。「意気投合ってやつさ」とマイニは振り返る。[*34] 共同研究の成功に友情は厳密には必要ないが、フェルドマンは、友情がもたらすある種の信頼関係が成功には不可欠だと考えている。[*35] 二人は互いに異なる経験と経歴を持ち合わせていた。フェルドマンのほうが免疫学に通じていたが、マイニには臨床現場で得た専門知識があった。その一方で共通点も多く、二人は同じ専門用語を使って意見を交換することができた。どちらかが上に立つのではなく、対等な関係で一つのチームとなった。マイニはこれを「一致団結」と表現している。[*36]

他の自己免疫疾患ではなく関節リウマチを研究対象として選んだ点も重要だった。というのも、この疾患の患部のヒト組織は採取しやすいからだ。患者の関節部に針を刺すだけで簡単に検体を採取できる。これが他の自己免疫疾患だと、研究に必要となる関連組織は、当時も今も採取が困難である。多発性硬化症であれば脳組織、糖尿病であれば膵臓組織を採取することになるのだから。

フェルドマンとマイニは最初の目標として、関節リウマチで慢性的炎症を起こしている関節の内部に蓄積した免疫細胞が、いったいどの種類のサイトカインを産生しているのかを解明することにした。[*37]実際に、患者の関節から細胞と体液を採取して研究を進めた。それが、他の多くの研究者とこの二人の明暗を分けたポイントだった。そして、たくさんの種類のサイトカインが存在するなかで、とくに豊富に存在するのが「腫瘍壊死《えし》因子（ＴＮＦ）アルファ」[*38]と呼ばれる種類のサイトカインであることを発見した。[*39]

サイトカインを使用するのではなく阻害する

腫瘍壊死因子（ＴＮＦ）とは、免疫細胞から放出されて腫瘍を黒変させ死滅させる因子として、一九七五年に存在が確認されたサイトカインである。[*40]がん治療に使用できるのではないかという期待から、一時期、このサイトカインへの関心は急速に高まったが、腫瘍にほとんど影響を与えないほどの低用量でも人体にとってきわめて有害であることが明らかになり、期待は打ち砕かれた。しかしサイトカインはどれも複数の働きをもち、治療に活用する方法も一つとは限らない。フェルドマンとマイニは、TNFの「高用量で腫瘍を死滅させる能力」に興味を引かれたわけではなかった。そんなことよりも、慢性的炎症を起こしているリウマチ患者の関節内でTNFの働きを阻害すると何が起きるのかを調べたかった。そのためには、サイトカインの働きを抑える「抗サイトカイン物質」が必要であり、そのような物質として、サイトカインに対する「抗体」を産生させる必要があった。

抗体とは、B細胞として知られる白血球によって分泌される物質で、ドイツ人ノーベル賞受賞者パウル・エールリヒはこれを、体内で作られる「魔法の弾丸」「特効薬」などと呼んだ。水溶性タンパク質分子で、あらゆる種類の病原体や危険になりうる分子にくっついて無力化する働きをもつからだ。個々のB細胞はそれぞれに独自の形状の先端部をもつ抗体を産生し、抗体はこの先端部で、「抗原」と呼ばれる標的分子——たとえば、細菌の細胞壁やウイルスの外殻に存在する何か——に接着する。

だが実は、抗体というのは最初から病原体そのものに結合するようにデザインされているわけではない。成熟段階にあるB細胞のなかで抗体遺伝子から抗体タンパク質が作られるときには、まず抗体遺伝子がランダムに切断され、その断片がランダムな並び順で貼り合わされるという驚くべきプロセス(遺伝子再構成)を経てできあがった遺伝子情報に基づいて、抗体タンパク質が作られる。そのため、各抗体の先端部はランダムな形状をしている。その後、健康な細胞・組織に接着可能な抗体をたまたま生み出してしまったB細胞は死滅させられる（または不活性化される）ので、血液中への旅立ちを許されるのは、通常なら体内で見かけないものに接着する抗体を作るB細胞のみである。B細胞はこのようにして、あなたの体の構成要素である「自己」と、あなたの体にとって異物である「非自己」を区別している。

思い出してほしい。これは、第1章で登場したB細胞受容体（とT細胞受容体）がランダムに作られるのと同じ原理である。B細胞受容体は細胞膜上にとどまって抗原受容体として働くが、抗体はB細胞から分泌される点が異なるだけで、同じ抗原と結合する。つまり、B細胞受容体は、分泌されずに細胞表面に係留された「抗体」だと言える。細胞表面にあるこの受容体のおかげで、そのB細胞独自の抗体（受容体）と結合可能な何かが体内に存在すれば、その存在を検知することができる。体内で問題を起こすような異物と結合する「有用な」受容体をもつ（抗体を産生する）B細胞は、増殖することによってその有用な抗体を大量に産生し、異物として検知した誘導分子や病原体を無効化するための準備を整える。平均的な人物の免疫システムには、約一〇〇億個のB細胞が存在する。私たちには、各自約一〇〇億通りの異なる形状をした抗体を産生する能力があり、一つ一つの抗体には、これまで体内に存在したことのないものを認識する能力が備わっている。そうやって事実上すべての「体にとって異質なもの」に対して抗体を産生しているのだ。これまでに遭遇したことのない病原体に対処できるかどうか——これまでは存在すらしていなかった病原体にさえ対処できるかどうか——は免疫防御の根幹である。

ということは、免疫システムをもつ動物であれば、他の動物（非自己）のタンパク質に対して抗体を産生することができるということでもある。これは、フェルドマンとマイニの目的を果たすうえで重要な意味をもつ。マウスにヒトのサイトカインTNFを接種すれば、マウスの体内で、ヒトのサイトカインであるTNFに結合して働きを阻害する抗体――抗サイトカイン抗体――が産生されることを意味するからだ。そして、まさにそのような抗体を作ったのが、ニューヨーク医科大学の科学者ヤン・ヴィルチェクだった。

抗TNF抗体を作って富を得た男

ヴィルチェクは、一九三三年にチェコスロバキアで生まれた。両親は自分たちがユダヤ系のルーツをもつことに誇りをもっていたが、ユダヤ教徒ではなかった。一九四二年、彼の家族は、当時ユダヤ人に課せられていた屈辱的な制約の免除を受けた。おかげで、たとえば外出時にユダヤ人の象徴である黄色いダビデの星を着用しなくてよくなり、職を失わずに済んだ。[*41] そのような免除には、高額の管理手数料や賄賂、キリスト教への改宗などが絡んでいたが、表向きは国として特定の仕事の従事者には職を継続させる必要があるという名目だった。ヴィルチェクの母親は眼科医、父親は採炭業の従事者だったので、二人とも十分に要職だったのだろう。[*42]

ヴィルチェクは八歳のときに、生き延びるための保護を求めて、カトリックの修道女が運営する児童養護施設に預けられた。[*43] 一九四四年にスロバキア民衆蜂起がドイツ軍に制圧されると、ヴィルチェクの両親は、強硬姿勢の新政府のもとではユダヤ人に対する制約の免除をこれまでのようには認めてもらえなくなるのではないかと心配した。ヴィルチェクは母親に連れられて街を離れ、遠方の田舎の小農家に紛れて何ヵ月間も過ごしたあと、孤立した村に身を隠した。[*44]

戦後、家族は再会した。ヴィルチェクは、「恐怖と相互不信が生活のすみずみまで浸透していた」共産党体制下のチェコスロバキアで医学部に通ったが[*45]、この当時、「遺伝子」という用語の使用は事実上、禁止されていた。スターリン体制下では、後天的に獲得された形質が直接遺伝するという学説が優遇され、この学説に異を唱えた多くの科学者が投獄された。[*46] そんななかでヴィルチェクがサイトカインを研究しようと思い立ったのは、一九五七年、学生時代のことだった。インターフェロンの共同発見者アリック・アイザックスがチェコスロバキアを訪問中で、直接話を聞く機会があった。[*47] ヴィルチェクは英語を流暢に話せたので、アイザックスのガイド役に選ばれ、ちょっとした知り合いになることができたのだ。[*48] そしてこの出会いはその後、重要な個人的つながりに発展していく。

医学部を卒業したヴィルチェクはウイルス専門の研究センターに所属し、一九六〇年、インターフェロンの存在を示す証拠を提示した論文をネイチャー誌で発表した。[*49] 研究所の所長は、国内のウイルス学専門誌「アツタ・ヴィロロギツァ」で発表させようとしていたが、ヴィルチェクは、すぐに明るみに出るのを覚悟したうえで、そのアドバイスに従わなかった。

ヴィルチェクは一九六四年、美術史家である妻マリーツァと共にチェコスロバキアから亡命した。[*50] アツタ・ヴィロロギツァ誌ではなくネイチャー誌で論文を発表したおかげで、新天地となる米国に向けてヨーロッパを出立する前から、仕事のオファーは三件舞い込んでいた。[*51] 彼はニューヨーク大学医学大学院を選び、以来、そこでキャリアを全うすることになる。あとでわかったことだが、この医学大学院の職が面接もなく決まったのには、論文以外にも理由があった。ヴィルチェクが七年前にガイドを務めたアイザックスが、大学に推薦してくれていたのだ。

　ヴィルチェクの人生は、初期の受難の物語のあとは素晴らしい成功物語となった。抗ＴＮＦ抗体を作って得た特許使用料でヴィルチェク財団を設立し、自分たちと同じく米国内で活躍している移住者の貢献を称え、支援する活動を行っている。また二〇〇五年には、彼は抗体の作製で得た大金をニューヨーク大学医学大学院に寄付した。その額は、ニューヨークのどの医療研究所もこれまでに受け取ったことのないほどの大金で、一億五〇〇万ドルだった。[*52] これにより、新たな教授職が設けられ、研究室が改修され、学生寮が建設され、特別研究員と学生のための奨学金制度が強化された。このように、ごくまれながら、大学での研究が金銭的利益につながることもあるのだ。しかし、そのような考えをヴィルチェクは完全に笑い飛ばす。「金持ちになりたいと思ったことなど一度もありません。正直なところ、大金を手にしたことにまだ少し戸惑っています[*53]」。

　抗体を作るにはまず、マウスに注射するためのヒトのサイトカインＴＮＦのサンプルを手に入れなければならなかった。これについては、ジェネンテック社が一九八五年の後半にはＴＮＦの遺伝子を単離し、その遺伝子を細菌内で発現〔遺伝子からタンパク質が作られ、細胞内で働くこと〕させることによって、かなりの量のＴＮＦタンパク質を得ていた。そしてヴィルチェクは、別のプロジェクトでジェネンテック社と共同研究を行っていた関係で、一九八八年にＴＮＦタンパク質のサンプルを入手することができた。次に、マウスに抗体を作らせる手法を考える必要があったが、これについては一九七五年にケンブリッジでセーサル・ミルスタインとジョルジュ・ケーラーが実行した手法を用いることにした。ミルスタインとケーラーはこのきわめて重要な手法を成功させた功績により、一九八四年にノーベル賞を受賞している。[*54]

ヴィルチェクは、まずジェネンテック社のヒトTNFをマウスに接種し、数日後、マウスの脾臓からB細胞を単離した。単離されたB細胞の多くはヒトTNFに対する抗体を産生するはずだが、B細胞はマウスの体外では長くは生存できず、細胞培養液中で培養してもせいぜいもって数週間だ。そこで、ヴィルチェクは細胞を生かしておくために秘策を用いた。ミルスタインとケーラーが編み出したノーベル賞級の秘策である。[*55] B細胞と骨髄腫細胞を融合させ、「ハイブリドーマ（融合細胞）」と呼ばれる新たな細胞を作るのだ。ハイブリドーマは、腫瘍の旺盛な成長形質を保持しつつ、B細胞の抗体を産生する能力を受け継いでいる。こうして事実上、不死化されたマウスB細胞であるハイブリドーマを作り、一個ずつ単離し、ピペットでごく少量の液体と一緒に吸引し、手持ちサイズの長方形のプラスチックプレートにずらりと並んだ穴（ウェル）のなかに注入した。これにより、各ウェルのなかで個々の細胞によって産生された抗体がTNFの活性を阻害するかどうかを試験することができる。あとは適切な抗体を産生する細胞を培養すれば、抗TNF抗体をほぼ無限に産生して供給することができる。

このようなタイプの抗体は、単一のB細胞に由来するため、「モノクローナル抗体」と呼ばれている。この手順を用いれば、任意の分子に結合する形状の抗体を作製できる。抗体は薬として使用できる可能性もあるが、標識物質を結合させた抗体を用いれば、あらゆる種類の科学実験で特定の細胞を可視化することができるし、何かの活性を阻害したり、あるいは活性スイッチを入れたり、何かの分泌レベルを検査したりするのにも使用される。ある専門家は次のように言っている。「私たちをあんなにも興奮させ、私たちの創造力を呼び覚まし、私たちの目標、成功、夢を前進させた試薬は、モノクローナル抗体だけです[*56]」。

抗TNF抗体の実用化を目指して

抗TNF抗体の作製に成功したヴィルチェクは、彼の研究室で作られた抗体から商用製品を開発する目的で、当時まだ創業したばかりだったセントコア社（現ヤンセン・バイオテク社）と長期契約を結んだ[*57]。その見返りとして、同社はヴィルチェクの研究室の費用の一部を負担した[*58]。たとえば、抗TNF抗体の作製を手伝ったポスドク研究員ジュンミン・ルゥの給料はそこから出ていた[*60]。しかし、抗TNF抗体が医学的に重要であることを明白に示したのは、同じニューヨークの別の場所にいた人物だった。その人物とは、第1章に登場したブルース・ボイトラーだ。のちに、トル様受容体（TLR）が細菌に結合することで自然免疫が発動されるという発見に貢献してノーベル賞を受賞することになるボイトラーは、科学者としてのキャリアの初期に、ロックフェラー大学病院でアンソニー・セラミと共に研究し、マウスのTNFを発見していた。一九八五年には、敗血症を起こしたマウスの体内で産生されるサイトカインの一つがTNFであることを見出した。[*61] 敗血症とは、もっぱら細菌感染が原因で免疫反応が過剰に発動することによって引き起こされる疾患である。そこで、ボイトラーとセラミはマウスのTNFの活性を阻害したところ、重要な結果が出た。マウスを敗血症の症状から保護できることが明らかになったのだ。

ヒトでも、敗血症（急激な血圧低下がみられる場合は敗血症性ショックという）はほんの数時間のうちに患者の命を奪うことがあり、また抗菌薬で簡単に治療できない場合も多いことから、米国の病院医療における敗血症の治療費は数百億ドルに及ぶ。[*62] セントコア社でも以前から敗血症の治療法の開発を同社の重点課題としていたが、[*63] ボイトラーとセラミの研究を受けて、TNFを阻害することによってヒト敗血症を治療するための研究になお一層力を入れるようになった。

とはいえ、ヴィルチェクの抗TNF抗体を、いきなり人々に使用することはできない。マウスで産生された抗体なので、ヒトの体内で自然に産生される抗体に近づけるために改変が必要だった。そうしなければ、この抗体自体がヒトの体内で異物とみなされ、免疫反応を引き起こしかねない。そのような事態を回避するために、マウスの抗体をコードする遺伝子部分にヒト遺伝子を組み込み、新たに半マウス半ヒト抗体を生み出した。[*64] 実際には約三四パーセントがマウスで、約六六パーセントがヒトだった。ヒトTNFとの結合に必要な先端部には元のマウス遺伝子を残し、残りの部分をヒト遺伝子に置き換えたのだ。こうして、ライオンの頭とヤギの胴体をもつ怪獣「キメラ」のような抗体が誕生した。

一九九一年、セントコア社はこのキメラ抗体を敗血症患者で試験した。[*65] 有害な副作用は認められなかったが、はっきりとした治療効果も認められなかった。マウスではうまくいったのに、ヒトではうまくいかなかった――医学研究におけるお決まりの課題だ。抗ＴＮＦ抗体は、科学的ツールで終わるかに思われた。おそらく血液中のサイトカイン濃度を調べる診断検査の一部には用いられるだろうが、実薬としては使用できないだろう、と。[*66] そんなときだった。一九九一年の前半に、フェルドマンがセントコア社を訪れた。ヴィルチェクの抗ＴＮＦ抗体を関節リウマチ患者に試した症例について、結果を報告にきたのだ。

フェルドマンは、関節リウマチ患者が慢性的炎症を起こしている関節部にＴＮＦが豊富に存在することを発見したあと、ＴＮＦが関節リウマチにおいて重要な役割を果たしていること、そしてＴＮＦの活性を阻害すれば患者を救える可能性があることを支持する証拠をつかんでいた。マイニが率いるチームも、関節リウマチが発症するときにはいつもそこにＴＮＦが存在し、ＴＮＦが関節リウマチの症状に関与しているらしいことを明らかにしていた。さらには、フェルドマンの研究チームの一員だったフィオニューラ・ブレナン（悲しいことに、二〇一二年に若くして乳がんで亡くなった）が、患者の患部関節から採取した細胞に抗ＴＮＦ抗体を添加すると何が起きるのかを目撃していた。それは大発見の瞬間だった。ブレナンは、ＴＮＦが阻害されると、細胞による他のサイトカインの産生が止まることを発見したのだ。[*67] 絶対的な確信を得るために、彼女は実験を七回繰り返した。[*68] この実験から、どうやらＴＮＦはカスケード反応（最初の反応がきっかけとなって連鎖的に起きる反応）のトップか、ネットワークのハブに相当するらしく、他の炎症性サイトカイン（免疫細胞に働きかけて炎症を強めるサイトカイン）の産生を引き起こしていることがわかった。

この結果は、関節リウマチの炎症のような複雑な事象を単一の分子でどうにかできるはずがない、という当時の科学界のコンセンサスの流れに逆行するものだった。それにほとんどの科学者は、サイトカインシステムにはかなりの冗長性があり、一つの要素を阻害しても他のサイトカインは機能し続けるので、全体としては炎症に大きな変化は生まれないと考えていたのだ。だが、フェルドマンはその定説に異議を唱え、TNFという一つのサイトカインを阻害すれば、この自己免疫疾患を止められる可能性があると主張していた。

さらに、同じくフェルドマンの研究チームの一員だったリチャード・ウィリアムズが、このアイデアをマウスで試していた。ヒトの関節リウマチの根本原因はさておき、症状だけならマウスで再現することができた。コラーゲン（軟骨の主成分）をマウスに接種すると、コラーゲンタンパク質に対して免疫反応が発動され、結果的にマウスの関節は腫れあがる。この哀れなマウスに高用量の抗TNF抗体を注射すると、炎症は軽減され、関節の軟骨は損傷を受けなくなった。[*69]こうしてマウスについては、抗TNF抗体の注射によってリウマチの症状から解放される可能性が示された。[*70]

フェルドマンの研究チームからこれだけの成果が次々に発表されていても、当時のセントコア社の関係者の多くは、ヒトで同じようにうまくいくかどうか懐疑的だった。その理由の一つは、同社の唯一のリウマチ専門医が、関節リウマチの治療メカニズムについて独自の考え方をしていたからだ。[*71]

関節リウマチ患者での試験

社内のこの状況を変えようとしたのが、セントコア社で主任技師をしていたジェイムズ・ウッディだった。ウッディは、ロンドンでフェルドマンの指導を受けて博士号を取得しており、フェルドマンのアイデアに好感を抱いていた。そもそも彼がセントコア社の技師になったのは、このような好機が近い将来に訪れると予見してのことだった。そして彼は、フェルドマンがセントコア社の他のプロジェクトに参加できるように段取りをつけていた。おかげでフェルドマンが関節リウマチの治療に関する持論を世のなかに発表したときには、フェルドマンの名は学界のリーダーとして同社内ですでに知られていた。ウッディが社内のその職に就いていなかったら、そして博士課程時代のボスを後押しするような動きをしていなかったら、セントコア社は抗ＴＮＦ抗体を関節リウマチ患者に試すことに同意しなかっただろう、とヴィルチェクは考える。なぜならそれは、「あまりにも大胆な大博打」だったからだ。[*72] しかしウッディが社内にいたおかげで、セントコア社は小規模試験に必要な量の抗体を提供することに同意した。物事を動かすには、このような個人的なつながりが必要なことも多い。

こうしてセントコア社は、フェルドマンとマイニがロンドンのチャリングクロス病院で小規模臨床試験を実施することに同意した。最初はわずか一〇名の患者だったが、その後さらに一〇名が追加された。プラセボ対照比較〔有効成分を含まない偽薬を使用し、それ以外の条件はすべて同じにして、実薬の効果と比較すること〕は行わず、全員に実薬が投与されたプラセボを使用しなかった理由は、この時点で彼らはこれを臨床試験というよりも科学実験のように考えていたからだ。TNFを阻害することで何か患者にとって良いことが起きるかどうかを試すのが目的だった。あとから思えば奇妙な話だが、実は彼ら自身も、抗TNF抗体そのものが薬として使用されるようになるとは考えていなかったのだ。[*73] 当然、マイニが試験に組み入れた患者は、当時手に入る他のどの薬にも反応しなかった人たちだ。マイニはこの試験のリスクとして、危険を伴う可能性があることも説明したが、患者たちは全員、試験に参加できることを喜んでいた。[*74]

同社の抗体の安全性については、一九九一年に敗血症患者を対象として実施されたセントコア社の試験で、少なくとも全般的に安全であることが示されていた。しかし、フェルドマンとマイニはそれでも慎重な姿勢を崩さず、抗体の注入は、毎回ゆっくりと開始された。最初の患者は、一九九二年四月二八日に治療を受けた。その夜は、看護師が徹夜で病室に付き添った。だが心配する必要はなかった。抗体を注入された患者たちは全員、すぐに気分が改善したと言った。「心の底から感動しました。私たちが治療した患者の全員が劇的に回復したのです」とフェルドマンは振り返る。[*75] 各種グラフ、統計解析など、結果をまとめた図表を見ても、二週間後の患者の関節の腫れと圧痛の軽減は正式に有意なものとみなせたが、[*76] 治療の成果を他の何よりも雄弁に物語っていたのは、登録番号八番の患者を写したフィルム映像だった。

治療前の映像では、八番の患者は手すりにつかまり、明らかに痛みに耐えながら、ゆっくりと一段ずつ階段を移動している。それが治療の四週間後には、他の人たちと同じ速度で駆け下りてきて、階段の一番下で両手をさっとあげ、「ジャジャーン！」と叫んでいる。喜びに輝く彼女の顔は、何が起きたのかをすべて物語っていた。

ヴィルチェクは、記録されたばかりのこのフィルム映像をセントコア社のオフィスで見たときのことを今でも覚えているという。[*77] この小規模試験ではプラセボ対照比較を行っていなかったが、プラセボ効果〔実際に治療していなくても、治療しているという患者の思い込みだけで症状が改善すること〕だけで患者の健康と幸福感がこれほど大きく変化するはずがないのは明らかだった。しかし、まだ答えの見つかっていない大きな問題があった。この効果はいつまで続くのか？　その後の数ヵ月が命に関わる重要な時期であることを、患者、臨床医、科学者ら、関係者全員が覚悟していた。いったん、すべての患者が日常の生活に戻り、健康状態は改善された。歯科医だった三番の患者は、治療の二週間後にはゴルフができるようになり、その後、仕事にも復帰した。[*78] しかし残念ながら効果は長続きせず、全員が再発した。

抗体が治療薬ではないのは明らかだった。しかし、症状を軽減することはできた。ということは、次に試すべきは、サイトカインＴＮＦの阻害を繰り返した場合の効果である。フェルドマンとマイニは、倫理審査の承認を得て、一部の患者に治療を繰り返した。再治療を受けたすべての患者に改善がみられた。それでも対照比較を行っていないため、結果は症例報告にすぎない。初回投与を受けた患者はわずか二〇名、再発後に反復治療を受けた患者は八名だった。科学実験としては有益な情報が得られたが、医学の進歩には、無作為化と二重盲検化を行った適切な臨床試験（新治療を受ける群とプラセボ治療を受ける群に分け、どちらに割り振られたのかを臨床医にも患者本人にも知らせずに行う試験）が必要である。

最初の正式な試験の結果は、はっきりとしないものだった。抗ＴＮＦ抗体によって、関節リウマチ患者の健康は改善された。患者の血液に何が起きたのかを調べた詳細な分析では、抗体は、フェルドマンとマイニが予測したとおりに働いていた。ＴＮＦというサイトカイン一つを阻害したことにより、他の炎症性サイトカインの産生量が減少していた。生体組織検査（生検）でも、患部に集まる免疫細胞の数が減少したことが示された。患者の体内で何が起きているのかを調べるために、こんなにも詳細な分析――全被験者の生検と四〇〇ミリリットルもの血液検査――が行われたのは、この試験が企業ではなく学者主導で行われたからだとフェルドマンは考える。たいていの臨床試験では、患者の体内で起きていることの分析にここまで時間とお金を費やしたりはしない。そんなことをすれば大きな損失になるからだ。[*79]

学者主導ですべてが順調に運んだ、というわけではない。あるとき冷凍室が解凍し、重要なサンプルが台無しになった。「科学にとってきわめて重要な機会が失われたのだと思うと、身を刻まれるような痛みを感じました」とフェルドマンは振り返る。[*80] 彼が言うには、その次の段階の臨床試験、すなわち規模を一気に拡大し、抗ＴＮＦ抗体による治療と既存の治療法を比較する第三相試験では、自社の抗体が薬として少しでも早く認可されることを切望していたセントコア社の意向もあって、採取されるサンプル数が減らされ、詳細な分析を重視する姿勢は失われていた。

第三相試験によって、抗ＴＮＦ抗体が有効な治療法であり、当時利用できた他の治療法よりも優れていることが示された。また、マウスの実験では、抗ＴＮＦ抗体に免疫反応の抑制を助ける他の薬を組み合わせることで、効果がさらに高まることが明らかにされた。この結果は、現在の患者への処方にそのまま反映されている。抗TNF抗体は、たいていメトトレキサートという別の薬と併用される。メトトレキサートには多くの作用があるが、T細胞の免疫反応を抑制する作用もある。現在では、病気の治療に複数の薬を併用するのはごく一般的だが、当時はまだ併用療法の例は少なかった。フェルドマンはこれを「ポリファーマシー（多剤併用療法）」と呼んでいる。[*81]

大型新薬の誕生

敗血症を治療するというセントコア社の野望は、達成されなかった。敗血症は今も対処の難しい病気として悪名高い。おそらくそれは、体内で炎症の嵐が急激に吹き荒れるため、管理がとくに難しいからだ。一九九二年、敗血症の治療を目指した同社の努力が報われることはないとはっきりしたとき、セントコア社の株価は暴落し、ほんの数ヵ月で一株五〇ドルから六ドルまで値下がりした。従業員数も約一六〇〇人から四〇〇人まで減らされた。[*82]そんな同社にとって、抗TNF抗体は救世主となった。セントコア社のヒト・マウスキメラ型抗TNF抗体は、「レミケード」という商品名で市場に出された。[*83]その結果、一九九九年に同社はジョンソン&ジョンソンに四九億ドルで売却された。[*84]当時、その売却額は高いように思えたとヴィルチェクは振り返る。最初のうち、レミケードの売り上げの伸びは緩やかだった。あまりにも根本的に新しい種類の薬だったため、医師がすぐに殺到するようなことはなかったからだ。しかしその後、ヴィルチェクも四九億ドルは格安だったと思うようになったそうだ。[*85]

フェルドマンは、TNF阻害薬が英国で考案されながら、またしても米国で商品化されたことを残念に思っている。彼は英国企業にも話をもちかけたが、興味をもってもらえなかった。セントコア社のカリスマ的なリーダーたちだけが、この賭けに乗ってくれたのだ。[*86] 米国ではアボット社、ロシュ社、イミュネクス社など、セントコア社の競合企業の多くが、同じくTNFを阻害する他の薬の開発に乗り出した。あのボイトラーも、そのような代替薬の一つの開発を手伝った。それはサイトカインTNFの天然の受容体から作られた可溶性タンパク質で、デコイ（囮《おとり》）受容体として作用する。つまり、サイトカインが免疫細胞上の本物の受容体と結合する前に、デコイ受容体がサイトカインと結合してしまうことにより、サイトカインによるシグナルの伝達を遮断するのだ。ボイトラーの薬の臨床開発は、イミュネクス社主導で進められた。開発に着手したのはセントコア社より二年遅かったが、激しい追い上げをみせて一九九八年一一月には、事実上、米国で関節リウマチ薬として最初に承認された抗TNF薬となり、「エンブレル」という商品名で発売された。[*87] 他の米国企業も次々に抗TNF抗体の代替薬を作り、二〇〇二年には、完全ヒト型の薬も市販された。[*88]

これらの薬は、どれも大成功を収めている。製薬業界内の慣例でも、欧州委員会の基準に照らしても、売り上げが一〇億ドルに達した薬は「ブロックバスター（大型新薬）」とみなされるが、それでいくとセントコア社の抗TNF抗体は、ブロックバスターの何倍も売れたことになる。英国企業がこの治療薬をつかみ損ねて逃した大金は、二〇一二年だけでも九三億ドルになった。これを大きな問題と取るか小さな問題と取るかは人によるだろうが、一つ間違いなく重要なのは、ＴＮＦを阻害する薬が開発されたおかげで、関節リウマチのせいで車椅子を余儀なくされる人の数は格段に減少したということだ。

ＴＮＦ阻害薬で治療できる病気が関節リウマチだけだったなら、この治療法はいつまでも、ただのブロックバスターのままだったことだろう。しかし、この薬はより広範な病気に使用できることが明らかになった。サイトカインＴＮＦを阻害すると、クローン病や大腸炎でみられる消化器系の炎症、乾癬《かんせん》でみられる皮膚の炎症、強直性脊椎炎《きょうちょくせいせきついえん》でみられる脊椎関節の炎症など、炎症が問題になっている多くの病気で炎症を鎮めるのに役立つ。世界各地でセントコア社の抗ＴＮＦ抗体は、少なくとも一八〇万人の治療に使用されてきた[*89]。

この成功までの道のりはけっして平坦ではなく、紆余曲折があった。セントコア社がマウスとヒトのキメラ型抗体を作るまでにも、小さな一歩が数多く重ねられた。ヴィルチェクが最初に作った抗体を基礎とし、フェルドマンとマイニが試験を重ねた。この偉業は、独創的な想像力と膨大な努力だけから生まれたわけではない。同時期に起きた出来事と、偶然の出来事と、幸運なめぐり合わせが複雑に絡んだなかから生まれてきた。ヴィルチェクは回顧録のなかで、児童文学『スチュアートの大ぼうけん』（あすなろ書房）や『シャーロットのおくりもの』（同）の著者Ｅ・Ｂ・ホワイトの言葉を引用している。「進んで幸運を受け取る気のない者は、ニューヨークで暮らそうなどと思わないほうがいい[*90]」。

抗ＴＮＦ療法の発見に直接貢献した人々は全員、称賛に値する。関係者の多くは、当然ながら栄誉ある科学賞を受賞した。二〇一三年、ヴィルチェクはバラク・オバマ大統領からアメリカ国家技術・イノベーション賞を受け取った。授賞式で、オバマ大統領がヴィルチェクの人生を感動的な言葉で簡潔に紹介するのを聞いた彼は、亡くなった両親にこの言葉を聞かせたかったと思ったそうだ。[*91] フェルドマンとマイニは、二〇〇三年に栄誉あるアルバート・ラスカー医学研究賞を受賞し、二〇一四年にはガードナー国際賞を受賞した。だが、他の病気に関わる他のサイトカインを追究した人々も、科学的に重要な研究を行っていた。結局のところ、別のサイトカインを阻害しても関節リウマチ患者の助けになっていた可能性はある――現に今はＩＬ‐６を阻害しても助けになることが知られている――し、ＴＮＦの阻害が、たとえば敗血症の治療の助けになっていた可能性だってある。すべての可能性を探るには、学界を挙げて取り組む必要がある。

ワクチン接種は、その仕組みの詳細が理解されるよりもずっと前に発見されたが、抗ＴＮＦ療法は、免疫システムを構成する分子と細胞について理解が進んだことが直接のきっかけとなって誕生した。大勢の科学者によって生み出された知識の賜物である。そこに関わった人々の物語に目を向けると、なかには人間のエゴに駆り立てられて行動する科学者もいるかもしれないが、どの科学者もけっして孤立した存在ではない。ある意味、この抗体療法は、免疫を理解しようとした科学者たちの使命感が結集された結果でもあるのだ。免疫学という精密な分子科学は医学の役にも立つ――それを自分の仕事を通して示せたことに、マイニは大きな誇りを感じている。[*92]

ＴＮＦ阻害薬の問題点

科学に終わりはない。新事実が発見され、新たな治療法が見つかっても、すべては他の何かにつながる。抗ＴＮＦ療法の発見は重大な転換点となった。病気との闘いに新たな道が開けたからだ。抗菌薬のように病原体と直接闘うのではなく、免疫システムを操作する。それもワクチン接種とはまったく異なる方法で。フェルドマンの次の狙いは、サイトカインを阻害する薬で対処できそうな病気が他にどれだけあるのかを知ることだった。サイトカイン濃度を操作することで、喘息《ぜんそく》、糖尿病、せき、風邪、脳卒中にどの程度まで対処できるのかまだわからないが、これらの病気も、他の多くの病気や症状もすべて対象となる可能性がある。製薬会社と多くの大学の研究室が、今まさにそのような研究に取り組んでいる。ＴＮＦ阻害薬の成功は、一度限りのまぐれ当たりではなく、大きな潮流の幕開けに違いないと踏んでのことだ。

だが、ＴＮＦ阻害薬が完璧な薬だと言っているのではない。むしろ完璧とはほど遠い。抗ＴＮＦ療法には、重大な問題点が少なくとも三つある。一つ目は、免疫システムの一部を遮断することになるので、必然的に感染症に対する防御が弱まることだ。[*93] 潜在性結核の感染者の場合、通常は免疫システムによって感染がコントロールされているが、抗ＴＮＦ薬によって免疫システムが弱められると、潜伏していた結核が勢いづくリスクは高まる。[*94]

二つ目の問題点は、かなりの割合の患者がこの治療法の恩恵を受けられないことである。関節リウマチ患者の一〇人に四人は、ほとんど改善がみられない。[*95] 薬の併用によって効く割合が改善することもあるが、残念なことに、今は誰に効果があって誰に効果がないのかを事前に知るすべがない。試行錯誤しながら進めるのが標準的な臨床診療になっている。患者は、どれか一つのTNF阻害薬を投与され、三ヵ月ほどで有意な改善が認められなければ、他の種類の抗TNF療法かまったく別の薬に切り替えられる。マイニは、ある患者が抗TNF療法に反応するかどうかを左右する要因の一つとして、問題発生からの経過時間が重要なのではないかと考えている。[*96] まだよく理解されていないものの、彼の考えでは、関節の炎症がかなり前から続いている患者の場合、病状がより複雑化してコントロールも難しくなっている可能性がある。そしてこれは、最初のうちは抗TNF療法によく反応するが、時間の経過とともに薬の効果が弱まっていく理由の一つでもあるかもしれない。[*97]

三つ目の問題点は、TNF阻害薬は有効な治療法だが、対症療法なので、完治できるわけではないことだ。[*98] 完全治療を目指す旅はまだ続いている。

抗体薬という選択肢の展望

フェルドマンとマイニの研究は、かなり広範囲に影響を残した。それは、彼らが使用した薬の種類が抗体だったからだ。当時、薬としての抗体の可能性は広くは認識されていなかった。というのも抗体の作製には、相当な費用がかかった（今もかかる）からだ。抗体を産生するB細胞ハイブリドーマを培養するには、約五〇種類もの成分からなる培養液が必要である。最適な条件を揃え、バイオリアクターと呼ばれる反応装置内でちょうどよい加減で攪拌しても、各細胞で産生される抗体はごく微量である。薬として使用するには、安全基準を満たすまで精製しなければならない。セントコア社のように抗体は儲かるという前提で設立された企業もいくつかあったが、そのような企業でさえ、実際の治療薬として規制当局の認可を得るよりも、診断用血液検査に使用する目的で認可を得るほうがはるかに容易で確実だろうと考えていた。たとえばセントコア社の最初の抗体製品は、B型肝炎ウイルス検査用だった。[*99] 抗TNF抗体が治療でも商売でも成功したのを見て、ようやく誰もが、抗体の薬としての可能性がどれほどの規模なのかを思い知った。

抗TNF抗体は、実は薬として承認された最初の抗体ではなかった。初の抗体薬は、T細胞に結合して働きを阻害したり不活性化したりする目的でデザインされた薬で、一九八五年に認可を受け、「オルソクローン」という商品名で販売された。この抗体を使用すれば、移植患者の免疫反応が抑えられ、移植された臓器への拒絶反応を予防できるものと期待されていた。腎臓、心臓、肝臓の移植患者への適用が承認されたが、現在はもう使用されていない。というのもこの抗体はあまり効果を発揮せず、しかも重篤な副作用が認められたからだ。なかには命を落としかねない状況に陥った患者もいた。おそらくこの治療によって機能を阻害されたことが刺激になり、T細胞から大量のサイトカインが放出されたのだろう。ミルスタインとケーラーが、まるでメニューから選ぶように好きな抗体を作れる方法を編み出したときから、抗体は医療に関わる運命にあったのだろう。[*100] だが実際には、抗TNF抗体が開発されるまでに二〇年近くかかり、研究者たちにとっては手の届かない虹を追いかけるような日々だった。

その後に開発された抗体薬のなかでとくに重要なものの一つが、リツキシマブである。サイトカインを阻害するのではなく、免疫細胞、厳密にいえばB細胞を直接標的とする薬である。この抗体薬がB細胞の表面に存在するタンパク質分子（CD20抗原と呼ばれている）に結合すると、そのB細胞は三つの方法のうちのいずれかで破壊（もしくは溶解）される。

一つ目の方法では、抗体薬自身がB細胞に自滅を引き起こさせる。私たちの体内では毎日、膨大な数の細胞が自滅（これを「アポトーシス」という）しており、そのおかげで細胞の代謝が健全に行われている。リツキシマブは単純に、これと同じ細胞死のプログラムを起動させることができる。二つ目の方法では、抗体薬はその先端部でB細胞に結合した状態のまま、後部で血液中を漂う細胞障害性因子（細胞を攻撃する因子）を引き寄せ、それらの因子にB細胞を攻撃させて死滅させる。三つ目の方法では、先端部でB細胞に結合した状態の抗体薬の後部を、免疫システムのナチュラルキラー（NK）細胞が認識し、抗体薬ごとB細胞をのみ込んで死滅させる。この二つ目と三つ目のプロセスは、通常の免疫防御の一環として行われる。つまり、通常の抗体が、病原体や感染細胞などの抗原に結合したときに引き起こされるのと同じ方法を利用している。ただしリツキシマブの場合は、原則として患者本人のB細胞を抗原として免疫システムに検知させるのだ。

この抗体薬は、体内のB細胞を消失させることで、患者の関節部の炎症を軽減させる。そのためリツキシマブは、抗TNF療法が効かない関節リウマチ患者のための代替薬として処方される。[*101]

だが実はリツキシマブは、最初から関節リウマチ治療のリリーフ投手役として承認されたわけではなかった。もともとは、一九九七年にがん治療薬として認可を受けた。それ以来、七五万人を超えるがん患者に使用されている。ちょっと考えただけでは、がん治療薬が関節リウマチ患者の役に立つとは思えない。この二つの疾患に共通点があるようには思えないからだ。しかしB細胞を死滅させる抗体は、B細胞がコントロールを失って悪性化する種類のがん（慢性リンパ性白血病と非ホジキンリンパ腫）に有効なのだ。この抗体薬はきわめて重要な薬であり、健康への影響の大きさを考慮して世界保健機関（WHO）が作成した「世界で最も重要な薬」のリストにも選ばれている。[*102]

抗体による細胞死滅の仕組みの詳細が明らかになればなるほど、抗体薬のデザインは改善されていった。たとえば抗体の構造をほんの少し変えただけで、NK細胞による攻撃をより効率的に引き起こせるようになる、という具合に。また抗体に検出された細胞は、細胞表面にたくさんの抗体が結合し、抗体に覆われたような状態になり、その抗体を識別したNK細胞によって死滅させられるわけだが、詳しく研究されるにつれ、どうやらそのようなNK細胞の能力を低下させるような遺伝子をもつ人々がいることもわかってきた。リンパ腫患者の場合、そのような遺伝子をもつ患者ではリツキシマブが効きにくいことを示唆する科学的証拠《エビデンス》もある（ただし、そのような相関がみられたのは一部の研究であって、すべての研究ではないため、この問題は議論を呼んでいる）。[*103]

B細胞に結合する抗体でありさえすればB細胞の死滅を引き起こせるのかといえば、そんなことはない。だからこそリツキシマブがなぜ、どのように効くのかを理解することが、科学の最前線として重要な意味をもつのだ。私の研究室では、最新鋭のレーザー顕微鏡を用いて、リツキシマブががん細胞に結合し、免疫細胞を呼び寄せて攻撃させる様子を動画撮影している。[*104] その結果、リツキシマブはがん細胞の表面を均一に覆うのではなく、細胞の片側に集まる傾向にあり、集積している領域に一部のタンパク質を引き込みつつ、他のタンパク質を細胞の反対側に押しやっていることを発見した。そうやってこの抗体薬は、ほぼ球状のがん細胞に「前」と「後ろ」の区別を生み出していた。専門用語で言うなら、がん細胞を「極性化」していたのだ。理由はわからないが、こうして極性をもったがん細胞はより死滅しやすいことがわかった。

このような顕微鏡観察から、リツキシマブが薬として有効である理由を推測することができる。おそらく、がん細胞の構造を変化させる能力に一因があるのだろう。構造が変化すると、がん細胞は免疫細胞によってとくに死滅させられやすくなる。これはつまり、特定の種類の細胞を全滅させる抗体薬を新たに作りたいときには、標的とする種類の細胞にくっつくだけの抗体を選ぶのではなく、標的細胞の構造に変化を引き起こす抗体を選ぶとよいということだ。

ただしこれはまだ知識の一端であり、事実というよりも仮説に近い。研究室の培養皿のなかでそのような動きが観察できるというだけのことなので、これがどれほど重要な意味をもつかの確信を得るのは難しい。悲しいかな、患者の体内でこうした事象が抗体によって引き起こされるかどうかを観察するのは不可能だ。結局は、フェルドマンが出発の時点で抱いていたのと同じ不満に行き着く。私たちは、実験室の培養皿のなかに隔離された細胞で起きていることではなく、システムが全体として機能している体内でいったい何が起きているのかを知りたいのだ。顕微鏡や望遠鏡のレンズを通して、私たちは宇宙や人体のなかにある新しい世界を目の当たりにしてきた。新しい世界の見え方、なかでもとくに人体内部の見え方を改善してくれる新たなテクノロジーは、これからもずっと医学研究に貢献し続け、その重要性を増していくだろう。

新薬開発が抱える闇

抗TNF抗体、そしてリツキシマブの成功を受けて、さらなる抗体薬を探す機運が一気に高まったが、二〇〇六年、その勢いは失われた。TGN1412と名づけられた抗体薬の臨床試験で恐ろしい事態が発生し、論争が勃発したからだ。この試験を実施した小規模企業は、事件後に間もなく破産した。この臨床試験で使用された抗体は、通常は危険をいち早く検出する樹状細胞――スタインマンが発見した警報を発する細胞――がなくてもT細胞を活性化できる「抗体薬」としてデザインされていた。すみやかにT細胞を活性化させ、一層迅速にがん細胞を攻撃させようとしたのだ。

この抗体薬は、動物では何の問題も引き起こさなかったため、ヒトで検証されることになった。低用量だったのがせめてもの救いだが、抗体薬を投与された六名の被験者全員が心臓、肝臓、腎臓の機能不全に陥り、のちに被害者の一人はBBCのインタビューで「何ヵ月間も地獄を見た」と言っている。[*105] すでに見てきたとおり、体内での薬の働き方は、マウスに投与した場合とヒトに投与した場合とで異なることも多い。ヒトでは、この抗体薬はT細胞を強く活性化しすぎてしまい、活性化されたT細胞が体内の健康な細胞や組織を攻撃しはじめた。また、過剰に活発な免疫細胞はサイトカインをあまりにも高濃度で放出するため、人体にとって有害となる。この試験で被験者の身に起きたことは、敗血症で起きることにいくらか似ている。敗血症では、急性の細菌感染によって免疫システムの過剰反応が引き起こされる。この試験では、被験者全員に発熱がみられ、一人は肺炎を発症し、血液の循環不全が始まり、手足の指が黒くなった。幸い死者は出なかったものの、この臨床試験は悲劇だった。

多くの科学者は――もちろん、あとから考えれば――旺盛な免疫反応のスイッチを人為的に入れるということは、本来ならスイッチを入れる前に体内で慎重に行われるはずのチェックやバランス調整を省くことになるので、良いアイデアとはいえないと明言する。一方、公式の調査では、問題の原因は「薬の予測不可能な生物学的作用」であるとされたが[*106]、この大惨事が予測可能であろうとなかろうと、その後遺症は甚大だった。これ以降、ヒト試験の実施方法は大きく見直され、変更が承認された。たとえば被験者集団に新薬を投与するときは、けっして同時に投与してはならないと定められた。副作用が現れるのを待つために、十分な間隔を空けながら一人ずつ投与していく。先の事件では、被験者を襲った炎症反応は九〇分以内に確認されていた[*107]。つまり、わずか九〇分の間隔を空けていたら、後続の被験者は同じ障害を受けずに済んだのだ。この事件は、科学に対する重要かつ劇的な教訓となった。そこからわかったのは、免疫システムを操作する行為は、原子力を利用しようとする行為と同じであるということだ。大きな可能性を秘めているが、一つ誤れば大惨事になりかねない。

最終的に、免疫について詳細を知ればその恩恵を受けられるということを、抗ＴＮＦ療法の発見は私たちに教えてくれた。ヒトの体の仕組みに隠された美を目の当たりできるのも恩恵の一つだが、それだけではない。新薬につながる科学領域だからこその恩恵もある。とはいえ新薬へと続く道は高速道路ではない。道幅は狭く、ナビゲーションの地図にも載っておらず、見通しの悪い曲がり角がいくつも連なっているので、スピードを出すのはとても危険だ。

さて次章からは、免疫活性はなぜ、どのように変動するのか、免疫システムを安全に操作できる限度はどこにあるのか、そして何より、免疫システムは体の他のシステムとどうつながっているのかに注目していく。これらを理解するためには、私たちは免疫システムについて、もっと詳細な地図を描かなければならない。

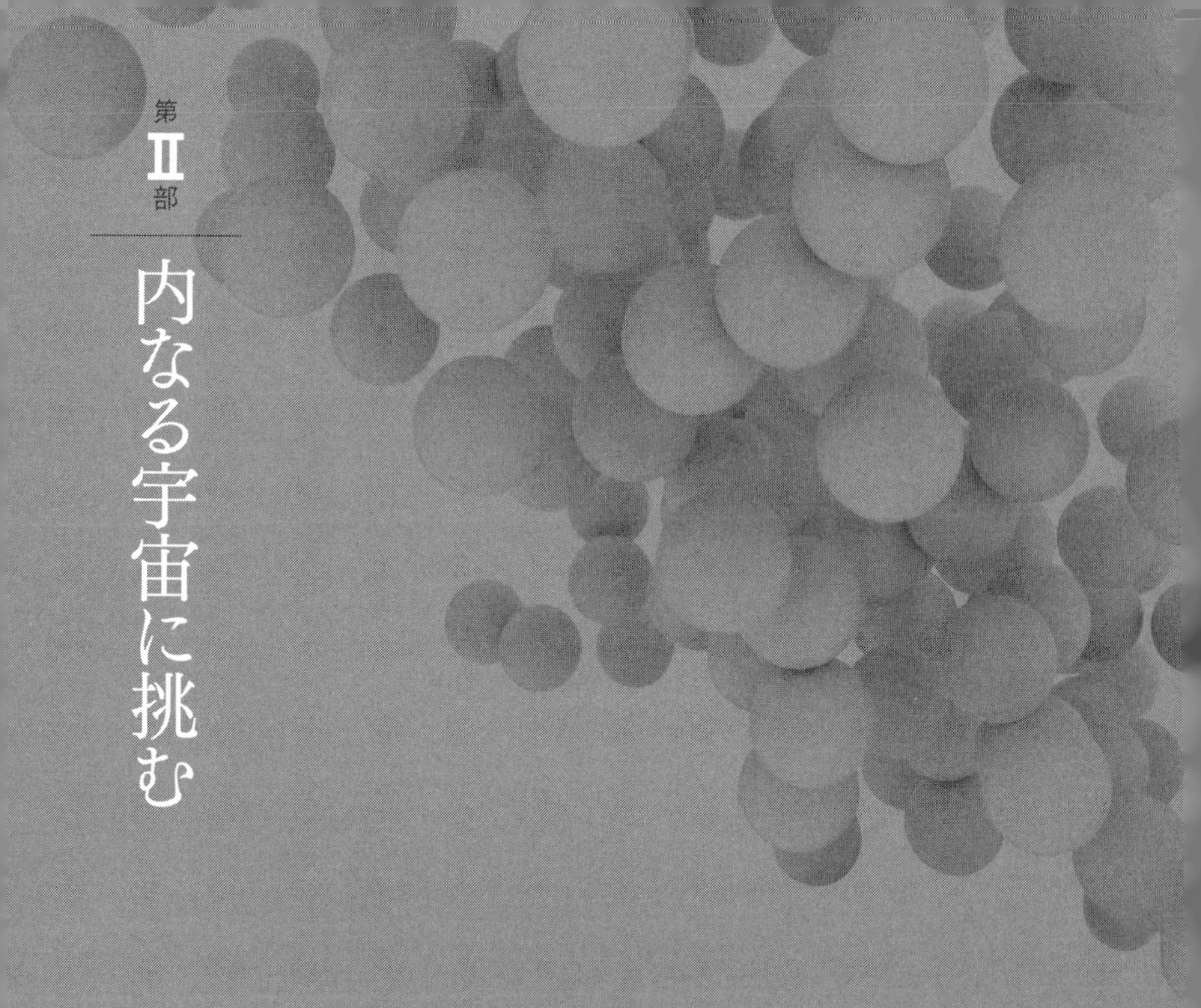

第Ⅱ部

内なる宇宙に挑む

第5章

揺れ動く免疫システム

熱・ストレス・リラックス法の影響

一九九六年前半のあの日、私は偶然、がんと闘う免疫細胞を強化する方法を見つけた。二五歳のときのことで、スコットランドのグラスゴーで物理学の博士号を取得し、免疫システムについて研究するためにハーバード大学の研究室に着任したばかりのころだった。研究室長のジャック・ストロミンガーは、一九五〇年代にペニシリンが働く仕組みの発見に貢献し、それ以降はT細胞が体内で病気の徴候を検出する仕組みを研究し、その業績でノーベル賞候補者と目されていた。[*1] 彼の研究チームには、意欲と才能に溢れた科学者ばかりが集まっていた。私が所属するハーバード本部キャンパスに約二〇名と、二マイル（約三・二キロメートル）ほど離れたハーバード大学医学大学院キャンパスにあるもう一つの研究室に約二〇名で、その全員が免疫システムについて膨大な知識を持ち合わせており、私が物理学の教育を受けながら身につけてきた知識を遥かに凌駕していた。私は、自分がここに入れたのは、何か手違いがあったからではないかと感じていた。

私が着任した当時、ストロミンガーの研究室では、ナチュラルキラー（ＮＫ）細胞と呼ばれる白血球ががん細胞をどのように、どの程度まで攻撃できるのかを解明することに力を入れていた。この研究のために、廊下に研究者を並ばせて採血が行われ、その血液から単離されたＮＫ細胞をさまざまな種類のがん細胞と混合する実験が行われた。実験用のがん細胞にはあらかじめ放射性同位元素を取り込ませてあった。がん細胞が死滅すると、破砕されたがん細胞から周囲の培養液中に放射性元素が漏れ出ることになり、培養液中の放射能を測定すれば、ＮＫ細胞によって殺されたがん細胞の割合を推測できるからだ。ある日のこと――おそらく、私が生物学ではなく物理学出身だったせいだろう――私はふと、細胞をほんの少し加熱したら何が起きるだろうかと考えた。何の仮説も立てず、結果の予測もせず、ただ知りたいと思った。そこで短時間だけ、がん細胞を約四一度まで温めてみた。すると、がん細胞を破壊する効率がぐんと高まったのだ。

細胞のストレス反応

私はこの観察結果を深追いしなかったが、その数年後に他の科学者が、なぜそのようなことが起きるのかを解明して大発見となった。一部の種類のがん細胞は加熱されると、ストレス状態にあるときに提示される「ストレス誘導性タンパク質」を細胞表面に表出させることがわかったのだ。ただし、ここで言うストレスは日常用語の「ストレス」とは意味が異なる。細胞は高温、毒物、紫外線などに曝されて損傷を受けると「ストレス反応」と呼ばれる反応を起こす。逆にいえば、細胞に損傷を与えて「ストレス反応」を起こさせるような外部からの刺激を「ストレス」と呼んでいる。

たとえば細胞に熱が加わると、タンパク質分子が変形して正常に働けなくなるし（これをタンパク質の「変性」という）、紫外線は細胞の遺伝物質を破壊することがある。そのような問題が起きると細胞たちは、健康な細胞の表面にはみられない種類のタンパク質分子を細胞表面に掲げる。このタンパク質は損傷を受けた細胞の目印になるため、NK細胞は細胞の表面にこの目印を検出すると、その細胞を攻撃する。[*2]

あの日の私の実験は、重要な貢献はしていない。あのような現象にいたる過程の解明こそが大発見なのだから。しかし、あの経験から一つ言えることがある。科学研究というのは、ふと誰かの頭をよぎった本筋とは関係のない疑問がきっかけで、大きく前進することもあるということだ。研究室長の多くがバックグラウンドの異なる人々を雇いたがる理由もそこにある。私も自分が研究室長になってみて、物理学で博士号を取った自分が最高レベルの生物学研究室に入れたのは手違いではなかったのだとわかるようになった。ハーバードの教授たちは、どうすれば成功できるかを知っていたのだ。

がん細胞と免疫細胞の複雑な攻防戦

がん治療に熱を活用するというアイデアは、けっして新しくはない。それどころか、現存する最古のがんの記録――約三〇〇〇年前の「エドウィン・スミス・パピルス」――にも登場する。[*3]エドウィン・スミス・パピルスは、古代エジプトの医学の教科書だったようで、熱した剣や杖を用いて乳がんに対処する方法が詳しく書かれている。何か複雑な考えがあったというより、がん細胞を燃やしてしまおうという単純な発想だったようだ。しかし最新の実験によれば、罹患細胞を燃やすわけではないにせよ、一部の種類のがんでは、熱によって治療が促進される可能性があるという。たとえば、ある種類の肺がんを患うマウスの場合、体温が高いほうが、がんが拡大する可能性が低かった。[*4]またマウスの飼育ケージを三〇度に温めておくと、腫瘍の組織内まで進入して攻撃するT細胞の数を急増させることができる[*5]（だからといって、直接作用が証明されたと言いたいわけではない。温かい環境に置かれたマウスは活動量が低下し、水分摂取量が増加する。このような他の作用が免疫反応の強化の根底にあると考えるほうが現実的かもしれない）。

現在の医学でも、たとえば電波を応用して、五〇度を超える高温でがん細胞を直接破壊することもある。また発熱時の体温に近い温度で温めると、同時に投与された化学療法薬の有効性が局所的に、あるいは全身で高まることがあり、「温熱療法」として知られている。[*6]

しかし、熱を用いた治療はがん治療の定番ではない。その理由の一つは、がんと熱、炎症、ストレス誘導性タンパク質との関係にある。かつて私が加熱実験をしたころには、これらの関係がこんなにも複雑だとは誰も知らなかったことだろう。そもそも、免疫システムはがんを抑制したり破壊したりすることも多いが、その逆のこともある。がんは、少なくとも二つの方法で免疫反応を都合よく利用している。厄介なことに、そこに熱を加えるとさらにがんに有利になって事態を悪化させてしまうこともあるのだ。

免疫反応を利用する一つ目の方法として、多くのがん細胞が免疫細胞の特徴を自分のものにしている。免疫細胞は他の免疫細胞と連携するために複数のタンパク質分子を駆使しているが、がんはそのようなタンパク質分子を自分の一部として発現させることで、サイトカインや炎症中に産生される他の分泌物に反応できるように自分を変化させる。そうやってがん細胞は、免疫細胞が増殖したり体中を動き回ったりするために使用している仕組みを乗っ取り、免疫細胞と一緒に増殖し、拡大し、拡散するのだ。

二つ目の方法では、局所的な炎症を利用して、腫瘍に届く栄養と酸素の供給を増やそうとする。免疫による攻撃を避けようとするのではなく、免疫細胞を引き寄せるタンパク質分子を分泌し、あえて免疫細胞に囲まれることによって得られる恩恵を利用して生存する腫瘍細胞もあるらいだ。[*7]そのような腫瘍は、免疫反応の性質を変化させるホルモンを分泌して免疫細胞の攻撃を和らげつつ、しかし局所炎症は維持させることで腫瘍の増殖を促進している。[*8]このような腫瘍では、けっして治癒することのない傷のようにいつまでも炎症が続くことになる。

そしてもう一つ、事態をさらに複雑にしているのが、「ストレス誘導性タンパク質」を提示するがん細胞の存在である。ストレス誘導性タンパク質は、通常は病気の徴候としてＮＫ細胞によって検出されるのだが、ときにがん細胞はこれを逆手に取る。可溶型のストレス誘導性タンパク質を周囲に分泌し、デコイ（囮《おとり》）として用いるのだ。腫瘍から分泌されたデコイタンパク質が免疫細胞の表面にある受容体タンパク質にくっつくことで、本物のがん細胞の検出を妨げることができる。[*9]

だがこれもまた、まったく逆に働く場合もある。腫瘍から分泌された可溶型ストレス誘導性タンパク質がＮＫ細胞を刺激したせいで、警戒態勢が強化され、腫瘍攻撃力が高まる結果となった実験もある。[*10]つまり、腫瘍細胞からの分泌物は「ある状況では免疫攻撃のスイッチを切るが、別の状況では攻撃を強化させる」というのが現在の最先端の知識であり、これがわれわれの理解をかき乱している。いつ、どの種類のがんに対して、ストレス誘導性タンパク質を増加させるべきなのか減少させるべきなのか、加熱は有効なのか有害なのか、といった判断がこんなにも難しい理由もそこにある。

免疫反応と発熱の関係

特殊ながんの症例を除けば、すべての温血動物に、感染時に深部体温を上昇させる（これを「発熱」と呼ぶ）能力が備わっている。この事実は、発熱の能力が私たちの生存にとってきわめて有利に働くことを示していると考えられる。発熱には大量のエネルギーが必要であることを思えば、なおさらである。体温を一度上げるには、体の代謝を約一〇～一二パーセント増加させる必要がある。[*11]

さらに不思議なことに、爬虫類、魚類、昆虫類などのいわゆる冷血動物も、感染時には体温を上昇させる。内部から体温を変化させることはできないので、より温かな環境に移動することによって体温を上昇させている。驚くべきことに、感染したイグアナやカツオが熱を求めて移動する行動は、アスピリン(体温を下げる作用のある薬物)を投与するとあまり見られなくなる。[*12]これはつまり、感染した爬虫類や魚類が温かな生息環境を求めるときに体内で生じる化学的・生物学的過程の少なくとも一部は、感染時に人間の体内で起こる過程と似ているということだ。実は植物にも、発熱に似た能力が備わっている可能性がある。マメ科の植物の葉も、真菌感染時に温度を上昇させることができるのだ。[*13]

ヒトの歴史の大部分を通じ、発熱は悪しきもの、超自然的な現象、治療すべき問題だと考えられてきた。一八世紀から一九世紀にかけては、黄熱、猩紅熱《しょうこうねつ》、デング熱、腸チフス熱など、「熱病で亡くなった」と言われることも多かった。[*14]医者は、発汗や嘔吐、瀉血《しゃけつ》などの恐ろしい手段を用いて熱を下げようとした。現在では、発熱自体は病気ではなく、病気に対する体の反応の一部であることがわかっている。発熱は、私たちの生活のすべてを中断させる。そして私たちの気分や感覚の大半は、人体の基礎をなす生理反応に左右されるということを一時的に思い出させる。

体温の上昇は、体の感染との闘いをあらゆる方法で支援する。病原体に直接働きかけることもあれば、免疫システムの活性を高めることもある。私たちを悩ます病原体のほとんどは、平熱で繁栄するように進化してきた。そのため温度が四〇～四一度まで上昇すると、たとえばウイルスの複製率は二〇〇分の一にまで低下する。[*15]一方の免疫システムは、発熱によって活動が盛んになる。骨髄から血液中へと新たに送り出される免疫細胞の数が増え、かつ免疫細胞による受容体タンパク質の産生が促進されるため、より多くの免疫細胞が炎症部位へと向かうことになり、結果的に必要な場所に送り込まれる免疫細胞の数が増える。[*16] さらに、どの種類の免疫細胞も正しい場所に送り込まれさえすれば、現場での働きも発熱によって強化される。マクロファージはより貪欲に細菌を貪食し、B細胞はより多くの抗体を産生し、樹状細胞はより効率よくT細胞のスイッチを入れる、といった具合だ。しかし、免疫システム全般に言えることだが、ここでも行きすぎることがある。本当に危険な状況に陥ることはまれだが、発熱はときに発作を引き起こす。そこまでいかなくても、自分の心と体が自分のものではなくなったような感覚は、きわめて頻繁に起こる。[*17]

免疫系と神経系の相互作用

発熱に伴う感覚的な痛みは、免疫システムと感覚のあいだにつながりがあることを示している。感覚というのは言葉では表現しがたいものだ。それは英国の小説家ヴァージニア・ウルフの表現力をもってしても同じである。「ハムレットの思索やリア王の悲劇は言葉で表現できても、発熱時の震えや頭痛を表現しようとすると言葉が見つからない。平凡な女子学生でも、恋に落ちたときの心情はシェークスピア、ジョン・ダン、キーツに語らせることができる。しかし、頭がどう痛むのかを医者に説明しようとすると、なかなか思うようにいかず、言葉が出てこなくなる」[*18]。

人間でも、おそらくどの動物でも、免疫システムのパターン認識受容体が病原体の徴候を検出すると、それを合図に体温が上昇する。第1章で紹介したとおり、パターン認識受容体はその存在をジェンウェーによって予測され、その後、ハエで実際に発見され、次いでヒトでも発見された受容体である。この受容体が細菌の細胞壁やウイルスの外殻と結合すると、免疫反応が開始され、反応の一環としてサイトカインが分泌される。第3章で紹介したとおり、サイトカインはさまざまな種類の免疫細胞に働きかけて活動を促すが、それだけではない。サイトカインは、体内の他の多くの種類の細胞の働きにも影響する。神経細胞もその一つだ。実は、サイトカイン阻害薬が一部の関節リウマチ患者の治療にあんなにも有効なのは、炎症が抑制されて患者の関節の可動性が高まるからだけでなく、炎症による神経系への影響が制限され、患者の「感覚」が急速に改善されることが多いからでもある。[*19]

また、サイトカインとパターン認識受容体による病原体の検出は、ホルモンの一種であるプロスタグランジンE2の産生のきっかけにもなる。プロスタグランジンE2は体内のほぼすべての種類の細胞で産生可能だが、免疫反応中は主に免疫細胞と、免疫細胞によって産生されたサイトカインに応答する他の細胞によっても産生される。[*20] サイトカインとプロスタグランジンE2の産生は、本来、免疫システムが脳に危険を知らせ、発熱を引き起こさせるための手段である。[*21] 解熱鎮痛剤のアスピリンは、プロスタグランジンE2の生成を抑制することによって発熱を抑える。[*22]

このようなサイトカインとホルモンは、視床下部と呼ばれる脳領域にも作用する。これに応答して、視床下部は体に向けてシグナルを発し、別のホルモンを産生させる。たとえば、ノルアドレナリンというホルモンは手足の血管を収縮させ、褐色脂肪細胞にエネルギーの燃焼を促して熱を産生させる（褐色脂肪細胞は熱産生を専門とする細胞である）。アセチルコリンというホルモンは筋肉に作用して震えを起こさせる。いずれも体温の上昇に役立つ。

また、視床下部は空腹、喉の渇き、眠気などの感覚のほか、他人との親密さを求める感情や性的欲求のような複雑な感情もコントロールしている。そのため、免疫細胞からの分泌物はさまざまな種類の行動や感情に影響することになる。まだ詳細は解明されていないものの、免疫システムが私たちの気分、感情、感覚を形作っていると言ってもよいだろう。ホルモンとサイトカインのあいだに生じた相互作用による偶然の結果にすぎない部分もあるかもしれないが、何か理由があってそのように進化した部分もあるに違いない。たとえば、病気になったときに自分の世話をしてくれそうな他人と共にいることに心地良さを覚える感情や、そのような安らぎを求める行動には利点がある。愛情に火をつけるのは音楽だけではないらしい。病原体を検出した免疫細胞が引き起こす化学反応が愛情を燃え上がらせることもあるのだ。

大まかに言えば、免疫系と神経系のシステムは絶えず対話し、体内を流動するサイトカインとホルモンを介して、互いに影響し合っている。エストロゲンやテストステロンなどの性ホルモンをはじめとする多くのホルモンが、免疫システムに影響する。しかし最大の影響力をもつのは、いわゆる〝ストレスホルモン〟だ。ストレスがどういうものかは誰もが知っている。しかし、定義するのは難しい。発熱のように全身を包むこともあれば、緊張したときに胃のなかで羽ばたく蝶のように、すぐに消えてなくなることもある。確かなのは、ストレスは私たちの健康に大きく影響するということと、その原因はストレスと免疫システムの結びつきにあるということだ。たとえば、ストレスが軽減されれば、免疫力が高まる可能性がある。ストレスとホルモンと免疫システムのつながりに関するわれわれの知識は、人類史上最大とも言える医学的勝利をもたらした。さあ、次はその話を紹介しよう。

ストレスホルモンの発見——コルチゾン薬の誕生

一九二九年四月一日、アメリカ人医師のフィリップ・ヘンチは、米国ミネソタ州ロチェスターのメイヨー・クリニックでいつもどおり予約診療の患者を診察していた。すると六五歳の患者がふと、黄疸《おうだん》（主に肝臓の病気が原因で皮膚が黄色くなる症状）を発症していたあいだは関節リウマチの痛みが軽かったと口にした。その患者が言うには、黄疸の出た翌日は痛みを感じることなく一マイル（約一・六キロメートル）ほど歩くことができたが、そんなことは今までなかったそうだ。名探偵シャーロック・ホームズのファンでもあったヘンチは[*23]、この患者が発したヒントを聞き逃さなかった。そして黄疸を発症したときに体内で誘導される何かが、関節リウマチの痛みを軽減させたのではないかと考えをめぐらせた。ヘンチはその「何か」を「物質X」と呼ぶことにした。

その後の数年間にヘンチは他にも似た経験をした患者に遭遇し、黄疸を発症しているあいだは関節リウマチだけでなく花粉症や重度の喘息など、さまざまな症状の軽減がよくみられることに気がついた[*24]。また、彼は関節リウマチの妊娠女性の体験談も記録しはじめた。妊娠中にもリウマチの痛みが軽減されると言うのだ。そしてヘンチは、試行錯誤ながらも物質Xの正体の探究に着手した。リウマチ患者を助けたい一心で、肝臓の抽出物、希釈した胆汁、血液などを注射したり経口投与したりしてみたのだ。しかし、すべて失敗に終わった。

そのころ、メイヨー・クリニックの他の場所では、生化学者のエドワード・ケンダルが別のミッションに取り組んでいた。腎臓の上に位置する副腎で産生されるホルモンを単離しようとしていたのだ。当時「ホルモン」という用語は比較的新しく、一九〇五年、ロンドンを拠点にしていた生理学者アーネスト・スターリングが「血流に乗って細胞から細胞へ高速で移動する化学的なメッセンジャーが、体内のさまざまな部分の活性と成長を調和させている可能性がある」と記述したなかで用いたのが最初だった。[*25]

同じころ、スイスのバーゼル大学でも、ポーランド出身の化学者タデウシュ・ライヒスタインが、ケンダルと同じ目標を掲げて研究していた。[*26]この研究はとにかく労力を要した。食肉処理場から送られてくる一トンものウシの副腎組織から抽出できた活性ホルモンの収量がわずか約二五グラムなのだから、どれほど大変だったかは容易に想像がつく。[*27]

ケンダルは、副腎で産生されるホルモンをすでに何種類か単離しており、単純にそれぞれをA～Fで識別していた。そのなかに、動物実験でとくに強い活性を示すものがあった。そのホルモンをケンダルは「化合物E」と呼び、一方のライヒスタインは「物質Fａ」と呼んでいた。このようにそれぞれ別の場所で進んでいた研究だったが、一九四一年一月にヘンチとケンダルが互いの研究について議論を交わしたことで、事態は急展開をみせる。[*28]

ヘンチは化合物Eについて何も知らなかったし、ケンダルは関節リウマチについて何も知らなかったが、同じメイヨー・クリニックで働く者同士、コーヒーを飲みながらおしゃべりし、それぞれの実験について情報を交換していたときに、あるアイデアが生まれた。[*29] 副腎の化合物Eこそが物質Xの正体なのではないかと思いついたのだ。二人はこれを、検証するに値するアイデアだと判断し、たとえ違っても結果は興味深いものになると考えた。そしてヘンチは、すぐに実験計画をノートに書き記したが、このアイデアを検証するために必要な量の化合物Eが手に入ったのは、その八年後のことだった。[*30] 最終的にはケンダルが製薬会社メルクから化合物Eを入手し、一九四八年九月二一日にようやく、関節リウマチで衰弱した米国インディアナ州出身の二九歳の女性に化合物Eが投与された。するとなんと、二日後にはその女性は再び歩けるようになり、喜び浮かれて病院を抜け出し、三時間のショッピング三昧を楽しんだ。[*31]

この快挙はいくつもの幸運に支えられていた。ヘンチが推測で決定した投与量は、たいていの医師が試しても大丈夫だと考える量よりも高用量だったが、偶然にも、ちょうどこのホルモンがうまく効く用量だった。使用したホルモンの結晶サイズも、あとから考えると、体内で適切な速度で溶解するサイズだった。[*32] 科学的な側面以外でも幸運が働いた。化合物Eの貴重なサンプルが最初に病院に到着したとき、ガラス容器ごと大理石の床に落としてしまったのだが、粉々にならずに済んだのは幸いだった。[*33]

ケンダルは、招かれて患者と面会することになった。彼が部屋を訪れると、彼女はベッドから起き上がり、「握手させてください」と言った。[*34] 化学者が患者に直接会うことはめったにないため、この瞬間は彼にとって非常に意義深く、一八年に及ぶ研究の集大成だった。ヘンチもこの成功の重大さを理解していた。だからこそ、この化合物の名前を化合物Hに改名しようと主張し、この発見のことが外部に漏れないように、電話では一切議論しないことにした。[*35]

それから数ヵ月のあいだに、ヘンチは他の患者も治療した。患者の多くはそれまで車椅子生活だったが、間もなく自分の足で歩けるようになった。ヘンチはこの結果を、一九四九年四月二〇日、主にメイヨー・クリニックの同僚スタッフに向けたミーティングで初めて発表した。[*36] 何か大きな発表があるらしいという噂はすでに広まっていて、会議室は満員だった。当時はまだフィルムも写真もほとんどが白黒で、テレビも目新しい時代だったが、おそらく発話障害のせいもあったのだろう、ヘンチは早くから講演にスライドや視覚資料を取り入れており、[*37] このときも治療前と治療後の患者のカラーフィルムを投映機で映して見せた。患者の変化は顕著だったが、会場の反応にはそれ以上の感情がこもっていた。聴講者の多くはその患者を個人的に知っていたからだ。フィルムが終わる前から、会場は割れんばかりの拍手に包まれた。フィルムが終わり、演台に戻ったヘンチは、スタンディングオベーションを受けた。[*38] 次に、ケンダルが講演に立ち、新薬の根底には基礎化学があることを強調した。[*39] それから間もなく、一九五〇年、ヘンチ、ケンダル、ライヒスタインはノーベル賞を受賞した。あとにも先にも、こんなにすぐにノーベル賞が授与されたことはない。[*40]

現在ではわれわれも、ストレスに応答して副腎で産生されるホルモンのうち、免疫システムにとってとくに重要なのがコルチゾールであることを知っている。[*41] コルチゾールはストレスの多い環境に人間の体を備えさせる働きをもち、たとえば体の「闘争・逃走」反応を促す。血糖値を上げ、筋肉の血管を拡張させ、体を瞬時に動かせるように準備するのだ。重要なのは、このときコルチゾールは免疫システムにも作用し、免疫反応を弱めるということだ。おそらく、体がストレス下にあるときに炎症反応のスイッチが入ったり過剰反応したりするのを防ぐためだろう。関節リウマチの痛みが軽減された理由もこれで説明がつく。また、とっさに闘争か逃走かを判断するような状況では、免疫反応の緊急重要度はそれほど高くないため、エネルギーが他に回されるのだ。総じてコルチゾールは人体に計り知れない影響力をもち、二万三〇〇〇個あるヒト遺伝子のうちの約五分の一がその影響を受ける[*42]。

ヘンチがリウマチ患者に投与した物質X、化合物E、物質Fa、化合物H――いや、もっと厳密に言えば、メルク社が苦労して合成した化合物は、「コルチゾン」と命名された（コルチゾンは化学的にコルチゾールときわめて近い関係にあり、体内の酵素の働きでコルチゾンからコルチゾールが生成されたり、逆にコルチゾールからコルチゾンへ変換されたりしている[*43]）。そしてあっという間に史上最も需要の高い薬となり、コルチゾン不足が続いた三年のあいだ、企業は大量生産の方法を懸命に探すことになった[*44]。

それでも、コルチゾンが薬として働く仕組みは詳細には理解されていなかった。この時期、無作為化を行う臨床試験〔無作為化することでバイアスの影響を避け、より信頼性の高い評価が行える〕はまだ用いられるようになったばかりだったし[*45]、免疫システムの構成要素についてわかっていることもわずかだったため、コルチゾンに対する需要も、用量や適応などの具体的な使用法も、観察結果や風説や体験談に基づくその場しのぎのものだった。だが、そんなふうに始まったのはかえって幸運だったかもしれない。今の時代に、全ヒト遺伝子の五分の一の遺伝子に作用する化合物を薬として使用できる可能性があると提唱する人がいても、相手にされなかったことだろう。薬として用いるにはあまりにも複雑すぎるように思えるからだ。[*46]

コルチゾンは関節リウマチを完治させる魔法の薬ではない。そのことをヘンチは知っていたが、報道機関のなかには誤解したままそのように報じるところもあった。実際には、ほんのつかの間、症状を緩和させるにすぎなかった。「コルチゾンは火を消す消防士であって、損害を受けた家を建て直す大工ではない」とヘンチは言っている。[*47] それから間もなく、関節リウマチに効果がみられるほどの高用量のコルチゾンを繰り返し投与すると、筋力低下、疲労、体重増加などの重大な副作用がみられることが明らかになった。[*48]

だが実は、コルチゾンが薬として真の頭角を現し、重要な薬として長く使用されるようになったのは、関節リウマチ薬として使用した場合の副作用が明らかになってからのことだった。喘息（と他のいくつかの疾患）の治療に用いる場合は、関節リウマチの治療に必要な量より遥かに低用量で効果が現れるとわかったのだ。それ以来、コルチゾンとその誘導体（基本構造がほぼ同じで、周辺部の構造を少し変えるだけで変換できる化合物）であるステロイドは、毎年、世界中で最も広く処方された薬の上位を占めている。「ステロイド」というのは本来、コルチゾンを含め、それと似た化学構造をもつ化合物グループの名なのだが、この化合物グループの個々の薬を単にステロイドと呼ぶことも多い。

コルチゾンだけでなくコルチゾールも薬として使用されており、その場合は「ヒドロコルチゾン」と呼ばれることが多い。たとえば、腫れを軽減したり軽い炎症を抑えたりするために皮膚に塗布するクリームに配合される。また、コルチゾールに非常によく似た合成化合薬品「デキサメタゾン」は免疫反応を抑える力が約四〇倍であり、リウマチ性炎症、皮膚疾患、重度のアレルギーの治療など、実にさまざまな用途で使用されているし、喘息を予防するための吸入薬にもコルチゾールによく似た薬が使用されている。

医学の進歩を扱った科学書では、読者の感情に訴えるような患者のエピソードを綴るのが一般的である。そこで私も一二歳になる喘息もちの息子に、吸入薬についてどう思うかと尋ねてみた。するとかれは、きょとんとした顔で私を見たあと、そのまま部屋を出ていってしまった。そう、軽度の喘息患者にとって吸入薬は生活の一部であり、もはや自分が患者だという意識すらほとんどないのだ。これこそが、科学史上最高の「推理」から生み出された成果である。

その後の人生

もしかすると驚かれるかもしれないが、ヘンチとケンダルの科学者としての人生は、栄光のうちには終わらなかった。ヘンチは、正式に診断されたわけではなかったが、彼の息子ジョンを含む多くの人からうつ病だと思われていたし、実際のところノーベル賞を受賞したあとの彼の様子は、以前とはすっかり変わってしまっていた。科学者や臨床医が副作用を理由にコルチゾンを批判したとき、ヘンチはそれを自分に対する批判のように感じてしまったのだ。「仕事とそれ以外の生活を切り離して考えられない人々と同じです。父は、自分の研究や業績に対する批判を、自分に対する裏切りのように思い込んでいました」と彼の息子は振り返る。[*49]

一方で、ヘンチは前々から黄熱の歴史に関する本を書く計画を立てていた。難解なテーマのように聞こえるかもしれないが、そこまで難しい題材でもない。あるキューバ人科学者が提唱した「黄熱は蚊によって媒介される」というアイデアを米国陸軍の軍医らが証明したことで、医療と倫理の世界に新たなパラダイムがもたらされた。ヘンチは持ち前の厳格さを発揮してこの物語を掘り下げていった。二〇年もの歳月を費やして膨大な量の文書、写真などを収集し、関係する多くの医師と科学者にインタビューを重ね、それらの資料は一五三箱にも及んだ。[*50] 彼が偉大な生物学者になれたのも、そのような厳格な性格だったからだろう。しかし彼は六九歳で帰らぬ人となり、本は書かれないままとなった。

ケンダルの人生も、過去の成功が未来を保証してくれるわけではないことを示している。それを裏づけるように、一九七一年に出版された彼の自伝は一九五〇年のノーベル賞の受賞で終わっている。[*51] 受賞後すぐに、彼はメイヨー・クリニックを追い出された。六五歳で引退しなければならないという厳しい方針のせいだった。その後は米国ニュージャージー州のプリンストンに移り、そこで別の副腎ホルモンの探索に集中した。ビタミンCに似た物質を想定し、その研究に二〇年を費やしたが、結局そのようなホルモンは存在しなかった。成功というのは――超一流の成功であっても、世界で最も重要と言われる薬を発見してノーベル賞を受賞しても――元来、はかないものなのだ。

ストレスは免疫反応を弱める

コルチゾールの発見は、世界で最も重要な薬の一つをもたらしただけでなく、私たちの心と体をつなぐ分子レベルの機構の解明にも道を開いた。精神と物体を完全に分けて考えたデカルトの「二元論」から三五〇年の時を経て、コルチゾールがその二つを再び引き合わせた。精神的な経験であるストレスが生理的作用を引き起こすことを明らかにしたのだ。精神状態と免疫システムの結びつきがもつ意味を完全に解き明かすことができたなら、どれほど素晴らしいことか。この研究テーマは今も論争を呼びながら進行中であるが、その内容を少しだけ覗いてみよう。

ストレスについて現在のように理解されはじめたのは一九三六年のことだ。ハンガリー系カナダ人生理学者のハンス・セリエは、外科手術、薬物、低温など、有害な状況にラットを置くと、どの状況でも同様の生理反応がみられることを発見した。[*52] セリエは一九〇七年にウィーンで生まれたが、この発見をしたときは、カナダのモントリオールにあるマギル大学で研究していた。当初、彼の研究はほとんど注目されなかったが、間もなく彼は名声を得て、ノーベル賞の候補にも名を連ねるようになった。[*53] 一九八二年に七五歳で亡くなるまでに、ストレスに関する論文を一六〇〇本発表し、書籍を三三冊出版している。[*54]

セリエはストレスのことを、「あらゆる損傷に対して示される体の反応」と捉えていた。[*55] 彼のベストセラー本には次のように書かれている。「戦闘で傷の絶えない兵士も、兵士となった息子の身を案ずる母親も、勝敗の行方を見守るギャンブラーも、大金を賭けられた馬も騎手も、みなストレス下に置かれている」[*56]。現代人の生活はストレスが多すぎると思うかと質問されたときには、こう答えた。「その質問はよく尋ねられるし、現代の生活と石器時代の生活が比べられることもあるが……その質問をする人々は、大事なことを忘れている。昔の人は眠っているあいだに熊に食べられるのではないか、空腹で餓死するのではないかと、今ではほとんど心配する必要のないことを心配しながら生きていた。……現代人のほうがストレスに苦しんでいるなどということはない。人々がただそう考えているだけだ」[*57]。また、セリエはストレスについて、必ずしも悪いものではないと繰り返し強調している。ストレスは人生のスパイスでもあるのだ[*58]。

すでに見てきたように、試験前にせよ、人間関係の問題にせよ、激しい運動にせよ、何らかのストレスがかかると、副腎からコルチゾールなどのホルモンが放出される[*59]。だが、コルチゾールのそもそもの機能は活動の変化に体を備えさせることだ。血中のコルチゾール値を変化させるのはストレスだけではない。一日の時間帯によっても変動する。コルチゾール値は早朝に上昇しはじめ、朝七～八時に最高値に達し、夜間に最低となる。これは、朝の目覚めに伴う活動の変化に体を備えさせるためだと考えられる[*60]。しかし、ストレスによるコルチゾール値の変化はこれより遥かに劇的であり、免疫システムの働きまで抑え込めるほどだ。免疫細胞による病原体の貪食、サイトカインの産生、罹患細胞の死滅など、個々の免疫反応の効率を落とすことで実現している。短時間であれば問題ないが、ストレスが持続すると、免疫システムが弱まった状態が続くことになりかねない。

長期にわたってストレスを受けている人々の苦しみは、ウイルスに感染した人が味わう苦しみよりも大きいことがエビデンスによって示されている。ストレスがあると、損傷の治癒に時間がかかり、ワクチンに対する反応が鈍くなることを示すエビデンスもある。[*61] 仕事による極度の疲労にせよ、失業にせよ、あらゆる種類のストレスが免疫反応の低下と関連づけられている。ハリケーンのような自然災害も、人々の免疫システムの状態を変化させることがある。[*62] ストレスが健康不良の一因になっている可能性を報告している臨床試験は優に一〇〇件を超えていることから、多くの研究者が、体に大きな負担となる生活習慣は、自己免疫疾患やがんなど、あらゆる病気のリスクを上昇させる可能性があると考えている。[*63] とはいえ、これについてはまだ議論の余地がある。病気への抵抗力に影響する要素はあまりに多く、そのうちのどれか一つの影響を評価するのは難しいからだ。

ストレスと健康の関係を調べるにあたっては、ヒトの場合は他に運動不足、睡眠不足、飲酒、喫煙などの要因が絡んで複雑になるので、変数をよりコントロールしやすいマウスを用いる研究者も少なくない。[*64] マウスは、前後には自由に走れるが方向転換できないようなトンネルのなかに入れられると、ストレスを感じる。このような「拘束」によってストレスを与える実験をマウスが最も活動的になる夜間に行うと、免疫システムは劇的に変化する。たとえばストレス下のマウスにインフルエンザウイルスを接種すると、免疫反応は通常より遅れて現れる。感染した肺に移動する免疫細胞の数が減っており、サイトカイン値も低下している。[*65] ところが同じ条件下でも、コルチゾールの作用を阻害する薬物をあらかじめ投与しておくと、免疫システムは正常に反応した。これは、ストレスと免疫がコルチゾールを介して直接関連することを示す強力なエビデンスである。同様に、捕食動物の匂いや冷水浴によるストレスをラットに与えた場合も、カンジダ菌の感染をコントロールする能力が弱まる。[*66]

ヒトの場合も、認知症の配偶者の世話でストレスを感じている高齢者は、インフルエンザワクチン接種に対する反応が低下する。[*67] また、HIVに対する体の反応にストレスが影響することを示すエビデンスもある。HIVに感染しても、しばらくは免疫システムの力でウイルスを抑え込めるため、すぐにAIDSを発症するわけではない。しかし、抑え込める期間は人によって異なる。五年半にわたる研究では、HIV感染男性がAIDSを発症する割合は、その患者のストレス負荷が平均以上である場合、あるいは社会的支援が少ない場合に、二〜三倍に増加した。[*68] 男性同性愛者を対象とした別の研究では、理由は確立されていないものの、自分の性的指向を秘密にしている男性のほうがAIDSの進行が速いという結論に達した。[*69] 他の多くの研究でも、ストレスのある個人はヘルペスウイルスが再活性化しやすい傾向にあることが示された。[*70] 総じてストレスが健康に及ぼす悪影響は、生活習慣と免疫システムのあいだにみられる関連のなかで最もはっきりと証明されている。

エビデンスとしての強度は低いものの、ストレス以外の精神状態も、人間の免疫システムに影響する可能性がある。[*71] たとえばラグビー選手は、試合前に怒りの感情や攻撃的感情を抱いているとき、血中のサイトカイン値が上昇する。[*72] 攻撃性が高まったあとには暴力がつきものなので、免疫システムの活性を高めておくと傷から侵入する病原体に対処するのに役立つからだろう。一方で、笑いも免疫システムを強化する可能性がある。病院のスタッフと一緒に喜劇映画を見た糖尿病患者では、免疫システムの遺伝子活性が高まっていた。[*73] これは、笑いそのものが原因かもしれないし、笑いから生まれた連帯感が原因とも考えられるが、[*74] 笑いが体に及ぼす全体的な影響については、まだほとんど解明されていない。

太極拳とマインドフルネスで免疫機能を強化できるか

多くの感情が免疫システムに影響すると考えられるが、広く受け入れられているのは、ストレスによる影響のみである。となると次に浮かぶのは、大人の塗り絵や精神分析療法など、ストレスを軽減するような習慣によって免疫防御能を直接的に強化できるのかという疑問である。リラックスする方法はいくらでもあるが、免疫システムへの影響が研究されているものとしては、太極拳とマインドフルネスの二つがあげられる。

中国で武道として発達した太極拳や太極拳と関連のある気功の実践者は、ゆったりとした連続する動きを、瞑想するような心持ちで行う。太極拳については、高齢のリウマチ患者の痛みを改善し、身体の可動性を高めるのに有用であることをはっきりと示したエビデンスがある。[*75] しかし、太極拳が免疫システムに影響するかどうかは意見の分かれるところだ。ある研究では、一時間の太極拳クラスを週三回受けることで、高齢者のインフルエンザウイルスワクチンに対する反応が良好になった。[*76] これは興味深い結果だが、この手の研究は最初に受ける印象ほどには信頼できないことが多い。
一つ目の問題点として、このような研究は往々にして対象者が少ない。先ほどの注目すべき研究の場合も参加者は五〇人のみで、太極拳クラスを受ける二七人と、受けない二三人が比較された。太極拳の実践と健康の関係を検証した他の研究も、やはり対象人数が少ない。[*77] これでは、新しく開発された医薬品の第一相臨床試験に組み込まれる人数とたいして変わらない。第一相試験は、主に新薬の安全性を検証する試験であって、有効性をみる試験ではない。新薬として承認されるためには、数千人規模で他の治療法と比較検証されるのが一般的である。
二つ目の問題点は、参加者の偏りである。免疫防御に対する太極拳の効果を検証した試験の約半数で、太極拳クラスを受ける参加者と受けない参加者を無作為に割りつけたかどうかが明らかにされていない。[*78] 太極拳クラスを受けた参加者が、実は試験開始以前から太極拳を実践していた人々の集まりだったとして、それをそのまま太極拳を実践する群に割りつけたのだとしたら、試験で観察された効果が太極拳クラスを受講したことによるものなのか、太極拳を自分から始めるような人々に共通する他の特徴によるものなのかを知ることができない。さらに細かいことを言えば、対照群（太極拳クラスを受けない群）の参加者にも何か別の活動を行わせるべきだ。太極拳そのものではなく、太極拳クラスを受けることで得られる可能性のある利益、たとえば参加者同士の交流などを対照群でも再現して、両群の条件を揃えておく必要がある。[*79]
三つ目の問題点——おそらく最も克服しにくい問題だろう——は、結果の測定方法である。前述の、高齢者に対する太極拳の影響を検証した研究の場合、実際に測定されたのは、インフルエンザワクチン接種後に参加者の血液中に存在した抗体の量だった。抗体量を測定すれば、太極拳が免疫システムに影響したことを示せるかもしれないが、たとえば、どの程度まで抗体が増加していれば、インフルエンザに感染したときの健康や幸福に有意な影響を与えたと言えるのかは、わからない。この問題の克服が難しい理由は、実際の病気に対する私たちの反応を検証するには計画的に病気になる必要があり、試験をデザインする段階で倫理的な問題にぶつかるからだ。

　全体として、一六件の臨床試験を対象としたレビュー研究では次のように結論づけている。「既存の研究は方法論に欠陥があるため、より積極的なデザインで、大規模な無作為化プラセボ対照比較試験を実施する必要がある」[*80]。別の研究でも、太極拳、気功、瞑想、ヨガの効果に着目した三四件の試験を解析した結果として、同様の結論が導き出された。つまりこのようなリラックス法を実践すると、免疫システムのマーカーのなかにはプラスの効果がみられるものもあるが、実際の感染に対する免疫が改善されたかどうかを判断するには情報が不十分であるということだ[*81]。米国の国立衛生研究所（ＮＩＨ）と英国の国民保健サービス（ＮＨＳ）も、太極拳は健康にさまざまな利益をもたらす可能性があると助言するにとどめている[*82]。

　そうなのだ。多くのことについて、私たちが本当に知っていることといったら、役立つ可能性があるということだけなのだ。以前、うちの子供たちは、妻と私に家庭用トランポリンを買わせようとして、トランポリンの上で飛び跳ねるのが健康にとても良いことを示すエビデンスを大量に集めてきた――そして、そのうちの一つがＮＡＳＡによって証明された試験であることを強調した。ＮＡＳＡと聞いて興味を引かれた私は、そのエビデンスに目を通した。するとその研究は、月面に人間を着陸させるために組まれたプログラムのような厳密なものではないことがわかった。わずか八人の学生を対象とした試験だったのだ。[*83] 被験者が少なすぎただけではない。女性が一人も含まれておらず、しかも全員が支給された同じナイキの靴を履いていた。他の靴を履いていたら、あるいは裸足だったら、結果は違っていたかもしれない。絶対的に信頼の置ける決定的な研究など存在しないが、研究結果を信頼するには、その実験の特殊事情が結果に影響した可能性を排除するために、他の科学者による再試験を繰り返し、結果の再現性をみることが重要である。妻と私は、家庭用トランポリンには安全面でリスクもあるため、何か利益があるとしても、利益とリスクをてんびんにかけるべきだと子供たちに指摘した。[*84]

最終的にトランポリンを買うかどうかは、あなた（またはご両親）が決めることだ。このトランポリンのように、実際はどうであれ健康増進を目的とした商品の場合、決定権があなたに残されているのは、むしろ正しいことのように思える。だが、これが医薬品となると、自分たちで判断しなければならないなんて御免だ。厳密な臨床試験を行い、その薬が効くのかどうか、どのようなときに効くのかといった情報を積極的に提供してもらいたい。太極拳の実践については、まあ、その中間といったところだろう。

太極拳の場合は、トランポリンのようにはいかない。何が違うのかと言えば、太極拳が提供しているのは単なる運動の手段ではなく、健康にまつわる物語である点だ。太極拳の動作には物語が存在する。太極拳の実践者たちは、気のバランスを整えるためにエネルギーを全身にめぐらせるのだと語る。物語がもつ力は治療の一部であることも多い。症状に病名をつけることが重視される理由もそこにある。患者のベッドサイドに立った医者が病気についてどう説明し、その病気への対処の仕方をどう伝えるかが、その後の患者の経過に大きく影響する理由も同じである。太極拳の影響力――物語の影響力――を定量化するのは難しい。

もう一つ例をあげよう。最近では、非宗教的な瞑想法である「マインドフルネス」を利用した健康改善への関心が非常に高まっている。マインドフルネスは、免疫学者の息子として生まれたジョン・カバット゠ジンによって、一九七九年、マサチューセッツ大学医学大学院で開発された。[*85] マインドフルネスでは、刻一刻、その瞬間に意識を向ける方法が用いられる。マインドフルネス認知療法士であり、メンタルヘルス関連の著書もあるコメディアンのルビー・ワックスは、次のように書いている。「マインドフルネスは、注意深くいられる能力を鍛えるエクササイズです。何かに注意を向ければ、批判的な思考は静まります[*86]」。

計三五一五人を対象とした四七件の試験のレビューで、マインドフルネスは、ストレス、不安、うつ、痛みによるネガティブな作用を回避するのに実際に役立つと結論づけられた。その効果は小さいが、抗うつ薬で得られる効果とたいして違わない。[*87] マインドフルネスと抗うつ薬を直接比較した臨床試験では、どちらも反復性うつ病患者の幸福度を同じぐらい改善させた。[*88]

マインドフルネスは、うつや不安に対処する助けになるだけでなく、日々のストレスに対処する方法としても広く実践されている。熱心な実践者にとっては、現代病ともいうべき問題――情報過多による注意散漫――に対する理想的な解毒剤になっている。[*89] 太極拳と同様、マインドフルネスを実践してストレスを軽減させれば、血中のコルチゾール値が低下し、免疫システムを強化できるものと推測されている。二〇一六年には、この推測について検証するために、計一六〇二人を対象とした二〇件の試験の解析が行われた[*90]。

マインドフルネスは実際に、ＨＩＶの診断を受けた患者でいくつかの炎症マーカーを低下させ、特定のＴ細胞の数を増加させることが示されているが、血中のサイトカイン濃度や抗体濃度などの他の測定値は、試験によって影響を受けたり受けなかったりしており、レビュー論文の著者らは次のように結論づけている。「マインドフルネスの瞑想法が免疫システムの働きにプラスの効果を及ぼすと強調するのは、さらなる研究で再現性が確認されるまで厳に慎むべきである」[*91]。実のところ、マインドフルネスが血中コルチゾール値に影響するかどうかはまったく不明である。試験ごとに結論が異なるのだ[*92]。残念ながらわかっているのは、マインドフルネスは助けになる可能性があるということだけだ。

太極拳やマインドフルネスで免疫システムを強化できるかどうかを確信をもって知ることができない理由の一つは、それを解明するためにかかる費用がとんでもなく高額だからだ。一般的に、米国食品医薬品局（ＦＤＡ）の承認に必要となる大規模な臨床試験の費用は、約四〇〇〇万ドルである。製薬会社が自社の新規化合物を検証するためにそのような大金を支払うのは、のちのちの収益を見越してのことだ。しかし、太極拳の実践のように特許化できないものを検証するための費用は誰も支払わないし、支払う義務もないし、そもそも支払えない。

コルチゾールとその誘導体（コルチゾンなどのステロイド）が医学にとって重要なのは明らかだが、私たちの体、脳、行動が互いにどう影響しているのかについては、まだまだ解明すべきことがたくさんある。それでも免疫システムが、人体と他の生命体（病原体など）の相互作用だけでなく、人間の体と心の相互作用、身体的健康と精神的健康の相互作用にも関わっているのは確かだ。しかも実は、それだけではない。次章では、免疫システムが私たちと太陽系を結びつけているという話を紹介しよう。

第6章

免疫システムと時間の流れ

体内時計と加齢の影響

昼の光と夜の闇が、私たちの暮らしと時間を結びつけている。地球の自転に合わせて、赤く燃える太陽と漆黒の宇宙が交互に頭上に現れるがゆえに、地上のほぼすべてのことが二四時間サイクルで動き、私たちは予測可能な環境変動のなかで暮らしている。いや私たちだけでなく、地球上の生きとし生けるもの——動物、植物、細菌、菌類——が、私たちと同じリズムで生きている。このリズムが地球の生命体に刻み込まれたのは、おそらく約二五億年前のことだ。[*1]

体内の概日リズム

とはいえ私たちの遺伝子、タンパク質、細胞、組織の活性は、昼に上昇して夜に低下する（あるいはその逆）というような単純なものではなく、それぞれに独自のサイクルをもつ。ヒトの体内では、いくつもの波がそれぞれのリズムでピークを迎えては静まっていく。午前二時ごろに眠りが最も深くなり、午前四時半ごろに体温が最も低くなり、午前八時半ごろに男性ホルモンであるテストステロンの分泌量が最大になり、午後三時半ごろに体の動きが最も機敏になり、午後六時半ごろに血圧が最も高くなる。[*2] どうやら、セックスに最も適した時間は午後一〇時ごろのようだ。[*3]

このような体の「概日《がいじつ》リズム」は、さまざまな形で私たちの健康と幸福に影響する。職場の事故は夜間に起きやすい。[*4] 自動車の衝突事故の件数がピークに達するのは午前三時ごろだ。[*5] チェルノブイリの原発事故やエクソンバルディーズ号の原油流出事故のような恐ろしい大惨事が起きやすいのも夜間だ。おそらくこれは、夜になると人間の注意力が急激に落ちるからだろう。[*6] 外科手術後の経過も、手術を受けた時間帯によって変わる。午後に開始された（すなわち麻酔を打たれた）手術のほうが、患者に問題が発生する割合は高くなる——といっても重篤なものではなく、術後の嘔吐や疼痛《とうつう》がわずかに増加する程度だが。[*7] とはいえ、このような傾向がみられる根本原因を明らかにするのは難しい。たとえば外科手術の成否は、執刀医のストレスや疲労、同日に予定されている困難な手術とのスケジュール調整、患者本人の治癒力の変化、概日リズムによって否応なく引き起こされる執刀医の注意力の波、といったものにも左右されるからだ。

一日の時間帯が免疫システムに直接影響するかどうか、どのように影響するのかを検証するには、このような多くの変数を除外する必要がある。そのため、多くの科学者が動物を用いた研究に頼っている。感染の発生時間帯によってマウスの免疫反応が異なることは、エビデンスによってはっきりと示されている。マウスは夜行性だ。休眠時間の初期にあたる午前一〇時にサルモネラ菌を接種されたマウスでは、比較的強い免疫反応が引き起こされ、これから活動的になる午後一〇時に感染させると、比較的弱い免疫反応が引き起こされる。[*8] 別の実験でも、肺炎の原因となる細菌を午前中に接種されたマウスは、午後に接種されたマウスよりも強い反応を示した。[*9] マウスの免疫システム（あるいは、少なくとも実験で試された種類の細菌に反応する能力）は、通常の休眠時間帯に相当する昼間に強化される。そして大まかに言えば、私たち人間でも同じである。ヒトの免疫システムは、私たちにとって自然な睡眠時間帯である夜間により強い反応を示す。

　その理由の一つは、すでに前章で見たとおり、免疫抑制ホルモンであるコルチゾールの血中量が夜間は低く抑えられているからだ。もう一つの理由は、血液中を流れる多くの種類の免疫細胞の数が夜間に増加するからだ。しかし、少数ながらもいくつかの種類の免疫細胞では、完全に逆のことが起きている。たとえば、いくつかの種類のT細胞は昼間に増える。[*10] そのため、免疫システムについて単純に昼と夜のどちらが良いとか悪いとかいう論じ方をするのは、あまりに乱暴である。キャッチフレーズとしては使いにくいかもしれないが、より正確に言うなら、私たちの免疫システムは昼と夜とでは異なる状態にあるのだ。

　人間の免疫システムがこのように進化したのは、さまざまな時間帯に攻撃を仕掛けてくる病原体に対処するためだったと考えられる。たとえば多くの病気の原因になる蚊は、夜間により活動的になる。ということは、夜間の免疫システムを、マラリア寄生虫などの蚊に媒介される病原体に対処しやすいように変化させれば、私たちにとって有利になる。ただこのアイデアの複雑なところは、蚊のなかには昼間に活動的になるものもいる点である。たとえばデングウイルスやジカウイルスを感染させる蚊や、アジアでマラリアを媒介する蚊は、昼間や夕暮れ時にヒトを刺す。

昼と夜とで異なる種類の病原体と闘うために、免疫システムはその状態を変化させている――しかし、このアイデアを直接検証するのは難しい。[*11] それどころか、体内時計は私たちを助けるためではなく、私たちの利益に反するように働くことすらある。たとえば、人間を刺す昆虫に媒介されて感染する寄生虫は、ヒトの体内で夜間に起きる変化を合図に皮膚の近くに集合し、昆虫の到着を待ち構える。[*12] シチメンチョウで発見された寄生虫も、昆虫に吸われて運ばれやすいように宿主の体内で居場所を変えていた。[*13]

免疫システムが昼と夜とで働き方を変える理由として、もう一つ考えられる答えがある。ある科学者が言ったとおり、「他に選択の余地がないから」だ。[*14] 『なぜ生物時計は、あなたの生き方まで操っているのか?』(インターシフト)の著者である研究者のティル・レネベルクは、「睡眠の役割は、目を覚ましていられるように私たちの状態を整えることだ」と言っている。[*15] 睡眠の理由がそうであるならば、免疫システムの反応の仕方が昼と夜とで異なる理由も、そのほうが有利だからではなく、そうせざるをえなかったからではないか。つまり、二四時間サイクルのなかで体内のエネルギー消費を最適化するために進化を重ねていったら、結果的にそうなったのだろう。ヒトの全遺伝子の一〇~一五パーセントは昼と夜とで活性の度合が異なる。その理由はもっぱら体の代謝を制御するためであり、その余波として、免疫システムを含めた体内の全プロセスが影響を受けているというのが、現在の大方の一致した見解である。

このような変化が免疫システムそのものを利するように進化してきたにせよ、そうでないにせよ、その影響は広範囲にわたる。たとえば、気道の炎症によって引き起こされる喘息症状は夜間に発生しやすく、喘息による突然死も午前四時ごろが多い。[*16] 関節部に蓄積した尿酸の結晶が析出し、望ましくない免疫反応が引き起こされて関節炎を起こす痛風も、夜間に症状が悪化する。[*17] 一方、関節リウマチ患者では、明け方に関節のこわばりなどの症状が悪化する傾向にある。これは、免疫を刺激するサイトカインが夜間に蓄積されて大量に存在し、しかも免疫抑制ホルモンであるコルチゾールはこの時間帯だとまだ増えはじめていないからだ。[*18] 免疫システムとあまり関連のない疾患も、やはり影響を受ける。理由ははっきりしないが、片頭痛の痛みも特定の時間帯にピークに達することが多く、午前中に痛む人が多いようだが、歯痛のピークは午後九時ごろである。[*19] 心臓突然死の発生頻度が高いのは午前九〜一一時ごろ、側頭葉てんかんによる発作が起こりやすいのは午後三〜七時ごろだ。[*20] このように、多くの疾患が昼と夜とで表情を変えるが、変化の仕方に単純なルールは見当たらず、それぞれに異なる影響を受けている。

体内時計とマスター時計

人体の二四時間サイクルは、このような個々の生理過程の積み重ねで形成され、全体として大きな影響力をもっている。そのため、このサイクルが乱れると健康を害することもある。誰もが知っているとおり、時差ボケは単なる疲労ではない。新たな明暗のサイクル、活動と休息のサイクルに体を順応させなければならないせいで引き起こされる。マウスの実験で、一日おきに「日照」時間を人為的に八時間早める時差ボケのシミュレーションを一〇日間繰り返した結果、マウスは健康を害した。時差ボケを経験したマウスは、腫瘍の増殖速度が高まり、生存期間は短くなった。[*21] 人間の場合も、長期にわたる夜間勤務が乳がんリスクの上昇に関連することが示されている。[*22] ただし、この関連についてはまだ議論の余地があるため、具体的な規制やガイドラインには反映されていない。乳がんリスクの上昇は夜間勤務を三〇年以上続けている人々だけにみられる傾向であり、運動不足などの他の要因がリスク上昇の原因になっている可能性もあるからだ。[*23]

夜間勤務が人々に与える影響を管理の行き届いた状況でシミュレーションするために、ボランティア参加者を募り、実験室内で六日間、通常よりも一〇時間遅れで就寝する生活を送ってもらう研究が行われた。[*24] その結果、参加者の免疫システムにはいくつか変化がみられたが、他に変化はみられなかった。たとえば、免疫細胞によるサイトカイン分泌量のピークの時刻は変化したが、血液中にみられる特定の種類の免疫細胞の数は依然として夜間のほうが多かった。このような複雑な結果が出た理由の一つは、人体に備わっている時間調節機構は一つだけではないからだ。体のなかでは複数の時計が同時に動いている。おおむね同調しているが、それぞれに独立した機構をもち、独自のリズムを刻むことができる。

そのなかで、オーケストラの指揮者のような役割を果たすのが「マスター時計」だ。マスター時計は脳の基底部にある視床下部内の約二万個の神経細胞で構成されており、目から直接届く合図を順次受け取っている。目の奥には、桿体《かんたい》細胞と錐体《すいたい》細胞と呼ばれる膨大な数の光感受性細胞が存在し、外の世界の光景をモザイク画像として捉えることで、私たちに視覚を与えてくれている。しかし、視床下部のマスター体内時計は、この合図を別のことに使っている。一九九一年、ある実験によって、目が脳に中継しているのは、世界がどのように見えるかという情報だけではないことが示唆された。桿体細胞と錐体細胞が正常に機能しない盲目のマウスでも、明暗サイクルに従って体内時計を制御できることが発見されたのだ。[*25] この事実の発見者で、当時インペリアル・カレッジ・ロンドンにいた神経科学者のラッセル・フォスターは、桿体細胞とも錐体細胞とも異なる別の種類の細胞が存在するに違いないと提唱した。つまり外界の像を形成するためではなく、体内時計を調節するために、単なる「明るさ」の検出に特化した光受容体をもつ細胞があるはずだと主張したのだ。

フォスターのこのアイデアに対する科学界の権威たちの反応は、「おいおい、俺たちは一五〇年も前から目の研究をしているんだぞ。俺たちがそんな大きな見落としをしているなんて、本気で言っているのか?」というような感じだった。[*26] そして、このアイデアを検証しようとしたフォスターの研究助成金の申請は却下された。フォスターの講演会場で聴衆の一人が「ふざけんな!」と叫んで立ち去るようなこともあった。しかしフォスターは、トマス・ヘンリー・ハクスリーの例を思って自分を落ち着かせていた。一九世紀半ばに活躍したハクスリーは、友であるチャールズ・ダーウィンのアイデアを擁護するために権威者たちに挑み続け、思いを成し遂げた人物だ。一度は異端として扱われたフォスターのアイデアも、裏づけとなるエビデンスが蓄積されると、最終的には誰もが受け入れるようになった。目の奥には、外界の像を形成するためではなく、周囲の明るさに反応するための細胞が数少ないながらも存在しており、脳はその情報を二四時間周期のメトロノームとして使用していたのだ。[*27]

ちなみに、私がフォスターに最初に会ったのは一九九九年、彼のアイデアの正しさが証明されたすぐあとのことだった。当時の私は、インペリアル・カレッジ・ロンドンの彼の研究室の二つ上の階に研究室をもつことになり、準備に追われていた。そのときに彼からもらったアドバイスは、できる限り多くの研究基金に申請を出すことだった。すでに締め切り間際のものがいくつかあり、急ぐ必要があった。彼から繰り返し聞かされたのは、どの申請が通るかはまったくわからないのだから、「鼻持ちならない連中が君をなかに入れてくれるまで、血塗られた扉を蹴り続けなければならない」ということだった。最終的に自分のアイデアの正しさが証明されたことで、彼はその思いを強めたそうだ。[*28]

フォスターが発見したとおり、視床下部の体内時計は目の奥にある特殊な細胞から合図を受け取っていたが、この時計だけで体のリズムのすべてを動かしているわけではない。視床下部の時計はあくまで指揮者として全体を調和させているだけで、演奏者である体中の他のすべての細胞・組織は、それぞれに遺伝子とタンパク質を増減させながら、独自の時間を保持できる。細胞核や遺伝子をもたない赤血球でさえ、外部からの合図を一切受け取らなくても、何日間もその活性を規則正しく増減させることができる。[*29]

夜間勤務の問題は、食べ物の消化や睡眠などの活動のタイミングが変わることで、さまざまな組織・器官で動いている時計に影響が出る一方で、脳内のマスター時計は昼と夜の明暗サイクルに従い続ける点にある。つまり、指揮者だけが楽団と同調できずにずれていくのだ。時差ボケの場合は、体内のすべての時計が新たな二四時間サイクルに順応すれば、解消される。しかし夜間勤務の場合は、その不調和に体を慣らす簡単な方法が存在しない。二四時間サイクル自体は変わらないままなので、一部の組織・器官で動いている時計と視床下部の時計がいつまでも同調できない状態になるからだ。

体内時計が乱れると……

宇宙の極限状態に置かれると、体内時計の乱れによる影響は増幅され、ますます顕著に現れる。国際宇宙ステーションは一時間に約一万七〇〇〇マイル（約二万七六〇〇キロメートル）の速度で地球を周回しているため、宇宙飛行士は太陽の光を四五分間浴びたあと、四五分間を暗闇のなかで過ごすことになる。地上で一日が過ぎるあいだに、一六日ずつ過ぎ去っていく計算になる。スペースシャトルのミッションに参加した六四名と、国際宇宙ステーションで過ごした二一名の宇宙飛行士を対象とした調査によれば、大半の宇宙飛行士が睡眠薬を服用している。[*30] 六ヵ月の調査期間中に宇宙ステーションの宇宙飛行士から数回採取された血液の検査では、すべての測定値から、免疫システムの混乱が見て取れた。[*31] 多くの種類の免疫細胞で体内分布が通常と異なり、活性化の閾値《いきち》が変化し、T細胞の反応性が低下していた。[*32]

私たちの知る限りでは、宇宙でがんや自己免疫疾患を発症した人はいない。[*33] NASAは独自の規定を設けており、宇宙飛行士の職務によって生涯のがんリスクの上昇が三パーセントを超えることがあってはならないとしている。[*34] しかし世間の通説に反して、宇宙飛行士は実際には宇宙で健康面に問題を抱えるものだ。[*35] といっても、直近の感染が原因であることはほとんどない。ミッションのごく初期のころから予防策が取られているからだ。たとえば一九七〇年四月一一日に打ち上げられたアポロ一三号では、打ち上げの三日前に、司令船操縦士ケン・マッティングリーが控えの操縦士ジョン・スワイガートと交代になった。アポロの予備搭乗員チャールズ・デュークが風疹に感染していることがわかり、風疹に免疫のないマッティングリーにも感染の可能性があったからだ。結果的にマッティングリーは運が良かった。この交代のおかげで彼は、酸素タンクの爆発による月面着陸の失敗とその後の生還劇に巻き込まれずに済んだうえに、その後、アポロ一六号でしっかり月面着陸を果たしたのだから。

そんなわけで宇宙飛行士が宇宙で経験する体の不調は、もともと体内に潜伏しながら再活性化のときを待っていたウイルスが原因であることが多い。ちょうど、幼児期に感染した水痘ウイルスが、人生の後半に再活性化して帯状疱疹を引き起こすのと同じである。おそらくこれは、宇宙飛行士の免疫システムが潜伏ウイルスをコントロールできなくなるからだろう。短期のミッションでも長期のミッションでも、宇宙飛行士はあらゆる種類のウイルス（サイトメガロウイルス、エプスタイン・バーウイルス、ヘルペスウイルス）の再活性化を経験している。[*36] 私たちの知る限りでは、それが原因で宇宙滞在中に臨床的問題にまで発展した宇宙飛行士はいない――つまり、ウイルスが活性化して増殖しても、病気といえるほどの症状はみられなかった――ことになっているが、もしかしたら、そのような問題が起きていても、医療プライバシーや宇宙飛行に関する他の規定に従い、公表されないことになっている可能性もある。

宇宙ステーションの滞在クルーのなかには、潜伏ウイルスの再活性化の他に、皮膚に発疹を発症した人もいる。そうした症例で血液を分析したところ、T細胞の機能低下や血中サイトカイン濃度の変化など、免疫システムの変化との関連が示された。[*37] この宇宙飛行士の場合、発疹と同時に、目のかゆみ、涙目、くしゃみの症状がみられたことから、アレルギー反応であることが示唆された。宇宙飛行によって生じた免疫システムの乱れが原因で発症したのはほぼ間違いない。この宇宙飛行士は地上でこのような症状に悩まされたことはなかったし、地上に戻ると数日のうちに症状は解消された。症状のピークは、ミッション期間のなかでも船外活動の直後など、ストレスの多いイベントの時期に重なっており、ストレスはアレルギー反応を悪化させる傾向があるという考え方と一致する。[*38]

宇宙でのアレルギー反応は、珍しいことではない。アレルギー作用を抑えるために使用される抗ヒスタミン薬は、睡眠薬の次に宇宙でよく服用される薬だ。[*39] 準備されていた抗ヒスタミン薬が使い果たされ、次の補給量を予定より増やす事態になったことが、少なくとも一度はあった。そのため、長期の宇宙ミッションの場合、アレルギー症状、潜伏ウイルスの再活性化、そしておそらく自己免疫疾患やがんを発症する可能性が、重大な懸念事項となる。

宇宙での免疫学を研究するのが夢だったという、NASAの免疫学研究の第一人者ブライアン・クルーシャンは、こうした懸念は火星旅行でも問題になるだろうと考えている。しかしこの問題が、宇宙飛行が人体に及ぼす他の多くの影響よりも重大かどうかは明言しがたいとも言う。免疫システムの変化の他にも、骨量の減少、筋肉の減少、心血管系の問題、視覚障害、心理的ストレスなど、懸念される問題はたくさんあるからだ。[*40] 要するに私たちの体は、宇宙で生活するようにはできていないのだ。人体は置かれた環境に合わせて進化してきた。つまり地上で感じられる重力、二四時間サイクル、社会との関わり方などに適応してきた。太陽系のどこか別の場所へ人類を移住させる計画が進められているとしたら、免疫システムや他の体内器官が地球にいるときと同じ感覚で働けるように工夫する必要がある。

それでも、クルーシャンが自分の研究について語るとき、彼の声は興奮で高ぶる。長期にわたる宇宙飛行に大きな困難が伴うとしても、その過程で私たちはヒトの健康について多くを学ぶことになるからだ。[*41] 実際に宇宙で研究するにせよ、南極のコンコルディア基地（一年のうち四ヵ月は完全な暗闇に包まれ、最寄りの人里から六〇〇キロメートル離れている）のような場所で研究するにせよ、ストレス、孤立、拘束状態、栄養・運動・睡眠の変化、異常な明暗サイクルによって健康にどのような問題が生じるのかを調べれば、人類にとって有益な医学的知見がもたらされるだろう。新たな治療法は、研究機関、製薬会社、医学大学院で生まれることも多いが、本流から離れた場所で生まれることもある。そう、ＮＡＳＡの宇宙探査のようなプロジェクトから生まれることもあるのだ。

投薬のタイミングを合わせる

体の概日リズムについて理解が進んだことで、薬物治療のタイミングの問題など、新しい可能性の扉が次々に開かれている。病気の症状も免疫システムの働き方も、昼と夜とでは異なる。ということは、投薬にも最適な時間帯があるということだ。喘息患者の場合、吸入ステロイド薬は一日一回、午後三〜五時半に投与されると、午後八時に投与されるよりも効果が高く、一日四回投与されるのと同程度の効果であることが示されている。[*42] スタチン系薬は、コレステロール値を下げることによって心疾患を予防するので、コレステロールの大半が産生される夜間に服用されることが多い（実際には、夜間服用の重要性はどのスタチン系薬を処方されたかによっても異なる）。[*43] 薬を飲むタイミングについては処方時に薬ごとに指示されているが、米国の売り上げ上位一〇〇位までの薬のうち、上位七位までを含む五六種類の薬が、一日の時間帯によって活性が変化する遺伝子の産物（つまりタンパク質）を標的にしていることを考えれば、服用のタイミングは現在の診療で指示されているよりも広い範囲で重要となる可能性がある。[*44] ベストセラー薬の約半数は、服用後の短時間しか効果が持続しない。そのため、その薬が最も有効に働く時間帯に合わせて服用することで、効き目が大きく改善される可能性がある。

薬の服用時間を細かく指定することには、一つ問題が伴う。長期治療中の患者の約半数は処方どおりには薬を服用していないのだ。[*45] 服用のタイミングが複雑な場合は、遵守されない可能性が高い。解決策の一つは、投薬を自動化することだ。近い将来、軟らかなゲル状の膏薬《こうやく》にマイクロチップと投薬チャネルを埋め込んだものを皮膚に貼れば、プログラム可能な方法で薬を経皮投与できるようになる可能性もあるだろうし、皮膚温など、体から読み取った測定値に応じて投与することもできるようになるかもしれない。[*46]

今のところ、タイミングを合わせた投薬を容易に実践できる領域といえば、ワクチン接種である。[*47]ある研究では、A型肝炎またはインフルエンザに対するワクチン接種について、午前中に接種した場合のほうが午後に接種した場合よりも強い反応がみられた。[*48]だが、この小規模試験では、ワクチン接種のタイミングを無作為化して比較したわけではなかったため、他の要素が働いた可能性もある。たとえば、午前中にワクチン接種を受けたがる人々には何か共通する特徴があり、その特徴がワクチン接種に対する免疫反応に影響した可能性が考えられる。奇妙なことに、午前中のワクチン接種のほうが有益だったのは男性だけだった。女性は午前でも午後でもワクチンに対する反応は同様であった。つまり、人体のリズムが免疫システムに及ぼす影響は男性と女性で異なっている可能性があるのだが、これについて直接研究された例はない。[*49]いずれにしても、特定の時間帯にワクチンを接種することの有用性は、まだ広くは受け入れられていない。たとえば別の小規模試験では、午前中に接種しても午後に接種してもB型肝炎ワクチンの有効性は同等であった。[*50]総じて小規模試験というのは、新たに生まれたアイデアを単なる夢物語のようにみせることもあれば、前途有望であるようにみせることもある。アイデアに従って現場医療を変更した場合に実質的な利益が得られるかどうかを間違いなく検証するには、大規模試験が必要である。

接種する時間帯を変えることで既存のワクチンの効果に変化がみられるかどうかを検証する科

学者がいる一方で、体の概日サイクルをうまく利用したワクチンを新たにデザインしようと奮闘する科学者もいる。すでに第2章で紹介したとおり、特定の免疫細胞受容体、たとえば樹状細胞上のトル様受容体（TLR）などを標的とするアジュバントを使用すれば、免疫反応をより効率よく引き起こすことができ、ワクチンの有効性を改善できる可能性がある。そのようなワクチンも、トル様受容体の反応性がとくに高まる時間帯に接種すれば、より一層有効に働く可能性があり、マウスではすでに実証されている。[*51] 特定のトル様受容体に作用するアジュバントをワクチンに添加し、異なる時間帯にマウスに接種したところ、そのトル様受容体の反応性が最高潮に達する真夜中に接種された場合に、最も良い反応がみられたのだ。しかも、数週間が経っても免疫の改善は持続していた。これと同じことをヒトでも実現できる可能性がある。わずかな改善であっても、接種の時間帯を変更するだけで、ほとんど費用をかけずに大勢の人をより健康で長生きさせられる可能性があるのだ。

加齢と老化はどのような現象か

私たち人類は、前世紀に「長寿化」という史上最大級の科学的勝利を収めた。おかげで私たちと時間の関係は変化しつつある。近年とくに目覚ましい変化をとげた東アジアでは、一九五〇年生まれの人々の平均寿命は四五歳であったが、今では七四歳を超えている。[*52] このような長寿化には、小児死亡率の低下も関係しているが、私たち一人一人の寿命も平均すれば飛躍的に延びている。英国と米国でも、九〇歳を超える高齢者の数はこの三〇年で三倍に増えた。[*53] その結果、新たな問題が浮上している。単に長生きするのではなく、少しでも長く健康的かつ活動的でいられるように、老年期の人生を改善する必要が出てきたのだ。

米国では、六五歳を超える高齢者が人口に占める割合は一二パーセントだが、薬の処方件数に占める割合は三四パーセント、入院者数に占める割合は五〇パーセントである。[*54] その原因の一部は、年齢とともに感染に対する抵抗力が衰えることにある。たとえば、インフルエンザウイルスによる死亡者の八〇〜九〇パーセントは六五歳以上の高齢者である。[*55] この状況にワクチンで対応しようとしても、高齢者はワクチンに対する反応も不十分であるため、助けにならない。[*56]

だが、免疫システムの反応性は年齢とともに単純に低下するわけではない。というのも、高齢になると逆に過剰な免疫反応によって引き起こされる自己免疫疾患に苦しむ人の割合が大幅に増えるからだ。私たちの免疫システムは年齢とともに反応性が低下するというより、調子が狂うようだ。現在六〇歳の人は、どこの国の人も平均するとあと二〇年は生きると言われている。となると、加齢に伴って免疫システムに何が起きるのかを理解することは、科学の最前線としてきわめて重要である。だが、そもそも加齢とは、老化とは、どういう現象なのだろうか？

私たちがどんなに激しく死に抵抗しても、加齢は避けられない。加齢は私たちを構成する細胞のレベルで進んでいくからだ。研究室の培養皿のなかでは、成人の皮膚細胞は約五〇回で分裂が止まり、新生児から採取した皮膚細胞は八〇〜九〇回で止まる。これが高齢者から採取した細胞だと、約二〇回で止まってしまう。

加齢は、遺伝子レベルでも顕著にみられる。遺伝物質であるDNAは、時間の経過とともに化学修飾を受ける――つまり化合物が付着して結合し、それに伴ってDNA鎖の折り畳み構造が変化する。折り畳まれ方が変われば、各遺伝子の読み取りやすさや損傷の受けやすさも変化する。この反応過程は、遺伝子にコードされた形質を環境に応じて制御し改変（修飾）させる「エピジェネティクス」と呼ばれる機構の一つの基礎となっている。

また、染色体の末端部でも別の種類の変化が起きている。染色体の末端には「テロメア」と呼ばれるDNAの反復配列がみられる。それはちょうど、靴紐の編み込みがほどけないように末端に取りつけられるプラスチックのチューブのように、DNAのらせん構造がほつれたり絡まったりするのを防ぐ働きをしている。そのテロメアが、細胞分裂のたびに短くなっていくのだ。[57] 短くなったテロメアは、白髪のように加齢の目印にすぎないのか、それとも細胞の老化過程（加齢に伴う生理機能の低下）の一環なのかはわからない。もしかしたら細胞は、テロメアを使って分裂回数をカウントし、分裂を止めるべき時を決めているのかもしれない。

だがややこしいことに、一部の細胞は、テロメラーゼと呼ばれる酵素を使ってテロメアの長さを伸長できる。現に免疫細胞は、増殖する際にこの酵素を使ってテロメアの短縮を停止させているし、実はがん細胞も同じことをしている――がん細胞が不死身のようにみえる一因はこれだろう。[58] テロメラーゼの働きを止める薬は、がん治療薬として有望である（といっても、がん細胞は薬に抵抗する方法を編み出すだろうが）。また、ストレスがテロメラーゼの活性に影響しうることを示すエビデンスも存在する。[59] まあ、ストレスが人体に与える影響が多岐にわたることを思えば、驚くことでもないだろう。少なくとも一件の研究では、乳がん患者において、マインドフルネスの実践とテロメア維持の改善に関連が認められており、ストレスを軽減させれば健康が改善される可能性があることを裏づけている。[*60]

ここであげた例はほんの一部だが、加齢が細胞と遺伝子にこれほど重大な影響を及ぼしていることを思うと、大きな疑問が浮かぶ。なぜ、このようなことが起きるのか？　なぜ、私たちは老化するのか？　かつてはこう考えられていた。老化、すなわち死に近づくことは、種が確実に進化し続けるために発達した機構なのだと。種が進化するためには――種の特性を時間とともに変化させていくためには――個体のターンオーバー（入れ替え）が必要であると。しかし、この考え方には一つ問題がある。地上の生き物の大半は、そもそも高齢に達しない。ほとんどの動物は捕食者、疾患、気候、飢餓によって早くに死を迎える。そのため、動物の寿命に上限を設けたところで、進化にとってそれほど効果があるとは思えない。

老化についてはもう一つ、別の考え方もある。代謝過程や紫外線への曝露で発生する活性酸素分子や、他の諸々によって引き起こされる損傷が、時間の経過のなかで遺伝物質に蓄積することによって派生的に起こるというものだ。しかし、年齢とともに遺伝子の損傷の度合が高まっていくことは明らかにされているものの、それが老化を進ませる直接の原因であることは証明されていない。一方で、時間とともに遺伝子の損傷が増えていくという事実からは、別の可能性もみえてくる。老化は、がんに対する防御として進化してきたのではないか。つまり細胞は、遺伝子に蓄積された損傷のせいで最終的にがん化した場合に備えて、体内に長居しすぎないための仕組みを進化させてきたのかもしれない。

がんは細胞が過剰に増殖したときに発生するが、老化は細胞にその逆の行動を取らせる。つまり、細胞を自然死へと導くために「アポトーシス」と呼ばれるプログラムを発動させるか[61]、あるいは、生きているがもはや増殖しない「セネッセンス」と呼ばれる状態へと細胞を変化させる。セネッセンスの状態になった「老化細胞」は、生涯にわたって体内――とくに皮膚、肝臓、肺、脾臓――に蓄積され、有益な作用と有害な作用の両方をもたらす[62]。損傷組織の修復を助ける因子を分泌する点は有益だが、長期的には、老化細胞はしだいに数を増していくため、器官や組織の正常な構造を崩しかねない。加齢に伴う多くの問題の根底では、そのような老化細胞が原因になっていることもありうる。老化細胞を除去したマウスでは、老化の徴候の出現が大幅に遅れた[63]。すでに老化の徴候がみられたマウスでも、老化細胞を除去すると、筋肉の構造や体形を改善することができた。

最後にもう一つ、可能性の話としてここで言及しておくべきことがある。実は私たちを老化させる遺伝子は、世代から世代へ脈々と受け継がれる可能性がある。なぜならそのような遺伝子は若いうちは私たちに有利に働き、負の副作用が現れるころには子孫に受け継がれたあとであるため、淘汰の力が強くは働かないからだ[64]。総じて私たちは、老化が進むと何がどうなるのか、身体的なことから遺伝子・細胞・器官レベルのことまでいくらでも説明できるが、なぜ老化するのかという根本的な疑問については、まだ結論が出ていない。正解が一つではないのは、ほぼ間違いないだろう（この大きな疑問にすでに答えが出ているという人がいたら、その人の話には耳を貸さないほうがいい)。

免疫細胞の老化と免疫システムの老化

話を免疫システムに戻そう。老年期に私たちが直面する問題の一つとして、体内で産生される免疫細胞数の減少もあげられる。安定的に産生され続ける免疫細胞とそうでない免疫細胞の種類については、研究ごとにわずかに結果が異なるが、全体としてみれば減少しているのは確かだ。その理由の一つは、免疫細胞を生み出す骨髄幹細胞のDNAに損傷が蓄積し、再生能が失われるからだと考えられる。これを裏づけるように、がん患者に移植される骨髄の提供者の年齢が高いほど、その骨髄で産生される新しい免疫細胞の定着率は低くなる。[*65] この事実は、骨髄提供者を募る慈善団体がとくに若い人々に署名させたがる理由にもなっている。[*66] さらに高齢者の免疫細胞は、病気の徴候を検出する能力と、傷口や感染現場に向かうための合図になるタンパク質分子に対する反応性が低下している。そのため、若者から単離された細胞と同程度の速度で動くことはできるのだが、必要とされている場所に駆けつける精確さで劣ることになる。[*67]

これは、高齢になるほど免疫システムは弱くなる、という単純な見方と一致するが、それがすべてではない。高齢者では、はっきりとした感染の徴候が認められない場合でも、免疫反応が活発であることを示すサイトカイン、血液凝固因子、その他の炎症性分子の血中濃度が高い傾向にあり、[*68] この現象の呼び名として「炎症老化」という造語も生まれている。高齢者でこのような軽度の炎症が常態化する理由は、損傷細胞や老化細胞の蓄積など、たくさん考えられる。その影響で、病原体と健康な細胞・組織を識別する能力が低下し、なかでも、これまで遭遇したことのない病原体を検出する能力がとくに衰える。大まかに言えば、高齢になると免疫反応が引き起こされやすくなる一方で、適切に反応するための精密さが失われていくのだ。

私たちの健康に起きる変化の一部は、免疫細胞の老化による必然の結果だと考えられる。免疫細胞も、他のすべての細胞と同じように老化する。しかし、それだけでは免疫システム全体に起きる複雑な変化のすべてを説明しきれない。高齢になると免疫システムに起きる複雑な現象を理解しようと思ったら、システムの各構成要素について理解するのも役には立つが、やはりそれだけでは全体像は見えてこない。多様な構成要素同士の相互作用の仕方まで理解する必要がある。健康への影響は、免疫細胞の老化だけでなく、免疫システム全体としての老化も原因となって生じる。何十年間も病原体と闘い続けてきたのだから、システムも老化して当然である。

すでに見てきたとおり、感染と闘うたびに、私たちの体はその感染に対処するのに最適な受容体をもつ免疫細胞を増殖させ、保持し、同じ病原体との再遭遇に備える。この長期にわたって保持される「免疫記憶細胞」のおかげで、二度目の感染時には一度目よりも迅速に闘うことができる。ワクチンが有効なのも、インフルエンザなどのウイルスへの感染時に前回とまったく同じ型のウイルスであればうまく対処できるのも、このおかげである（ただし、次の流行シーズンになるとウイルスの遺伝子構成が変化しているので、うまく対処できるとは限らない）。ここで重要なのは、高齢な人ほど、過去に遭遇した病原体との闘いに備えて保持されている免疫細胞の数が多く、新たな感染との闘いに参加できる免疫細胞はあまり多くは残されていないということだ。

問題はそれだけではない。新たに作られる免疫細胞の多くを成熟させる器官である胸腺が、高齢になると十分に機能しなくなるのだ。胸腺は両肺のあいだに位置し、T細胞はこの胸腺で発達してから、病気の徴候を探しに体内に巡回に出る。ここで思い出してほしい。T細胞には、先端部がランダムな形をしている受容体が備わっており、そのおかげであらゆる種類の他分子に対して結合・反応することができる。たまたま体内の健康な細胞に結合するような受容体をもつT細胞があれば、そのT細胞は胸腺で死滅させられる。そのため、体内の細胞・組織には反応しないT細胞のみが体内を巡回し、病原体の構成要素など、体にとって異物となる分子の検出にあたっている。

ところが、たいていの器官とは異なり、胸腺のサイズは小児期に最大となり、その後、縮小していく。免疫システムは若いうちに劇的に発達するからだ。私たちはみな、母親から一時的な防御能を借り受けて生まれてくる。生後しばらくすると、この防御能は自分自身の免疫システムに置き換えられるが、思春期を過ぎると、新たに作られたT細胞を入念に精査する胸腺の能力は衰えはじめ、胸腺自体のサイズも縮む。かつては、胸腺がこんなにも縮むのはもはや新たなT細胞を発達させられない年齢に達したからだと考えられていたが、今ではそうではないことがわかっている。胸腺は細々と活動し続けているのだ。[*69] それでも高齢者の胸腺の活性は、小児期の一〜五パーセントほどである。[*70] 思春期を過ぎた段階で、残りの人生で必要となるT細胞の大半はすでに準備できたと体が判断するかのようだ。

T細胞が真新しい受容体をめったに産生しなくなると、体がもつT細胞のセットは、その人物がそれまでの人生で遭遇してきた一連の病原体に特別に対応したものになる。そのため、特定の病原体と闘える能力を備えたT細胞の占める割合が増えていく。また、年齢を重ねるなかで、日ごろの運動レベルやストレスレベルといった他の要素によっても、それ相応の免疫システムが形作られていくことだろう。つまり、免疫システムは遺伝子の継承によって生まれながらに固定されているのではなく、年齢を重ねながら適応していくのだ。

このことは、遺伝学的に同一である（一卵性の）双子であっても免疫システムははっきりと異なり、しかも高齢になるほど大きく異なっていくという事実によって強力に裏づけられている。スタンフォード大学のマーク・デイヴィス[*71]（私の親戚ではない）が率いる国際的な研究者チームは、一〇五組の健康な双子の免疫システムを調べるために、血液中の各種免疫細胞の数や免疫細胞のサイトカイン分泌能など二〇〇を超える項目について、インフルエンザワクチン接種前と接種後の測定値を分析した。[*72] 免疫システムが人によって異なることは昔から知られていて、たとえば各種免疫細胞の数は大きく異なる。デイヴィスらは、そのばらつき具合がどれぐらい遺伝し、どれぐらい遺伝しないのかを確定するところから着手した。そして免疫システムの大部分は、遺伝子の継承ではなく、非遺伝性の因子に大きく左右されることを示した。私たちの健康には「生まれ」と「育ち」の両方が寄与しているということは、ずいぶん前からはっきりしていたが、「育ち」が体の防衛能の構成にこれほど大きく関与していたとは驚きである。

サイトメガロウイルスのようなウイルス——ごくありふれたウイルスで、感染しても症状が現れないことも多いが、子宮内の胎児に感染すると問題を引き起こすことがある――も、「育ち」の一環として思いのほか長期にわたる影響力をもつ。[*73] たとえば若年成人では、体内にサイトメガロウイルスが潜伏しているかどうかで、インフルエンザワクチンに対する免疫反応の強さに違いがみられた。[*74] デイヴィスによる双子の解析でも、幼い双子のほうが免疫システムの類似性が遥かに高く、年長になるほど大きく異なっていた。この結果は「免疫システムは年齢とともに個別化されていく」ということを示唆している。つまり私たちは、時間とともに自分らしさを失っていくのではなく、増していくのである。

高齢者向けのオーダーメイド医療

誰もが自分だけの歴史をもつ――この複雑さが、高齢者の免疫システムに働きかける薬をデザインするのがひときわ難しい理由の一つになっている。だが、不可能だと言っているわけではない。考えられる方法として、高齢者に特化した「ワクチンのオーダーメイド」という道もある。思い出してほしい。自然免疫システムでは、細胞表面にあるトル様受容体が、細菌の細胞壁に含まれるLPS分子など、病原体の存在を知らせる物質を検出して結合し、免疫反応の発動を促している。これまでも、そうした仕組みに関するわれわれの知識が、そのような分子の特徴を再現したアジュバントの開発に生かされてきた。高齢者に特化したワクチンのオーダーメイドを目指すアプローチとしても、高齢者の免疫システムが十分に反応を示すようなアジュバントを選択するという手が考えられる。たとえば、細菌の髭《ひげ》のような突起部（鞭毛《べんもう》）から単離されたフラジェリンと呼ばれる分子は、どの年齢層の免疫システムでも容易に検出しうる数少ない病原体分子の一つである。インフルエンザウイルスに対するワクチンにこの細菌分子を添加した「ワクチン製剤」は、高齢マウスでも[*75]ヒト高齢者でも[*76]、標準ワクチンより遥かに有効性が高かった。

また、高齢者に対して特定の時間帯にワクチンを接種することで、その有効性が高まる可能性がある。高齢者を対象として午前中または午後にワクチンを接種することで有効性が高まるかどうかを重点的に検証した試験では、午前中（午前九〜一一時）にワクチンを接種された高齢者のほうが良好な反応を示し、接種から一ヵ月後の血液中の抗体値もより高かった[*77]（これ以前に行われた前述の試験では、タイミングを合わせたワクチン接種に対する反応には男女差があることが示唆されていたが、この大規模試験ではそのような男女差は認められなかった）。ただし、午前中のワクチン接種の有利性は、使用されたワクチンの型によっても異なった。午後ではなく午前中に接種することで有効性が顕著に高まる型もあれば、そのような差がわずかしか認められない型や、ほとんど認められない型もあった。

ここで忘れてはならないのは、試験で有効性に差が検出されたとしても――すなわち、血液中の抗体が増加していても――実際のインフルエンザ感染に対する抵抗力が高まったかどうかはわからないということだ。太極拳が免疫に及ぼす影響を考察した際にすでに言及したとおり、被験者集団を意図的に病気に罹らせるのは、いくら科学的価値があるとはいえ倫理に反するので、直接検証するのは難しいからだ。

この研究を行ったバーミンガム大学の炎症・老化研究所の所長ジャネット・ロードは、タイミングを合わせた接種による利益が最も見込まれるインフルエンザワクチン――ワクチンによる予防がとくに難しい型のインフルエンザに対するワクチン――の場合、午前中に接種することで、高齢者の半数以上を保護できるものと考えている。現実のインフルエンザ流行期に人々を守る手段として午前中のワクチン接種が最適かどうかを検証するには、大勢のボランティアを対象とした試験を実施する必要があるものの、彼女の口調は静かな自信に満ちていた。とくに高齢者に接種する場合、少なくとも一部のワクチンについては特定の時間帯に接種すべきであることが、間もなく明らかになるはずだと言う。[*78] ロンドンにあるフランシス・クリック研究所のアキレシュ・レディも、彼女と同意見だ。レディは、ウイルス感染細胞に対する自然免疫反応の強度を午前と午後で比較し、午前のほうが一〇倍強く反応することを見出した。[*79] そして、この事実は午前中のほうがワクチンの効果が高い理由と関連しているのではないかと考えている。

ロードとレディの考えが正しいとしても、加齢に伴う問題の多くは解決されないままだ。できることならこの章の最後を、老化していく免疫システムの時計を巻き戻すような薬の発見の話で華々しく飾りたかったが、残念ながらそうはできない。そのかわりと言ってはなんだが、老化についてさらに深く理解するための武器となる「心構え」の話で締めくくろうと思う。

さらなる挑戦のために必要なこと

本書では、自由に思いをめぐらせ、自分の直感に従って研究資金を注ぎ込んできた科学界の英雄たちへの称賛に紙面の大半を割いている。第1章で扱った自然免疫システムの発見のように、既存の理解の枠に収まらない体の仕組みが新たに明らかにされたときにこそ、私たちはその恩恵を受けるのだから、リスクのあるプロジェクト、大胆なアイデア、個人のひらめきへの資金提供をやめてはならない。一方で、戦略的思考が必要な場面もある。科学研究の一部は、社会にとってとくに重要なテーマに向けられるべきだ。一例をあげるなら、ロードが免疫システムの老化について理解を深めるという難しい課題に取り組んだのは、単純に、英国政府の生物学研究機関がこのテーマを重要課題に定めたからだ。[*80] そのような理由でこのテーマに取り組んだ科学者は彼女だけではない。[*81]

すでに見てきたとおり、免疫システムの老化も一般的な意味での老化も、きわめて複雑である。今この最前線の課題に取り組むには、免疫学者、医学者、数学者、コンピューターサイエンティスト、化学者、物理学者、神経科学者など、あらゆる分野の科学者はもちろん、そのような肩書きをもたない異分野の人々の協力も必要である。当然ながら、私たちはこれまでにも複雑な問題に取り組み、成果をあげてきた。一九六二年九月一二日、米国大統領ジョン・F・ケネディは、テキサス州ヒューストンで「われわれは月へ行くことを選択する」という有名なスピーチを行ったとき、一〇年のうちに人間を月に着陸させるという、誰もが不可能だと考える挑戦に狙いを定めた。NASAはすでに大統領に対して、そのような計画の実現には少なくとも一五年はかかると伝えていたし、当時はまだ、地球周回軌道外まで人間を送り出せるようなロケットは存在すらしていなかった。[*82]ケネディは、明確なビジョンをもって課題を示したそのスピーチの最後を次のように締めくくった。「エベレスト登山で命を落とした英国の偉大な探検家ジョージ・マロリーは、何年か前に、なぜ登るのかと問われ、『そこに山があるから』と答えた。そう、そこに宇宙があるから、われわれは挑戦する。そこに月があり、惑星があり、知識と平和をもたらす新たな希望がある。だからこそ、船出に際してわれわれは願う。人類史上最も危険で壮大な冒険の旅に、神のご加護があらんことを」。

そしてまた、私たちの体のなかにも宇宙が広がっている。だからこそ、われわれ科学者は旅に出るのだ。宇宙船ではなく顕微鏡を用いて、人体のシステムとサブシステムを探索するのだ。やがて私たちは、人体が月や惑星よりも複雑であることに気づき、そこに「知識と平和をもたらす新たな希望」を見出すことになる。人間の特性を理解し、そこにみられる相違点と共通点を理解する。治療したい病気について理解し、その病気の治療法につながる新たな分子を創り出す。だが、科学者がそのような旅に出ずにはいられないのは、「そこにあるから」ではない。生きる苦しみをより受け入れやすいものにし、人生をより充実させていけるように「努力しなければならない」と思うからだ。とくに今、年齢を重ねるにつれ、これまで以上に私は強くそう思っている。

第7章

免疫システムの番人

制御性T細胞の発見

科学全般について、一つだけ覚えておいてもらいたいことがあるとすれば、単純なものなど何もないということだ。何もかもが奥深い。免疫システムは有害な侵入者を攻撃することで私たちを防御している――と言うと単純そうに聞こえるが、実際は違う。複雑な要素が無数に存在する。免疫システムは人体を攻撃してはならないが、人体は時間とともに変化するし、細菌のなかには無害で、反応する必要のないものもある。他方、反応すべき危険な病原体は、検出されないように努力している。反応すべき相手とすべきでない相手を区別し、正しく反応するという、一見単純そうに思えるこの使命を果たすために、人体は細胞、タンパク質、その他の構成要素の総力をあげて、この宇宙のなかで私たちが知る他のどんなものよりも複雑に入り組んだシステムを作り上げてきた。だが、そのシステムもときには故障する。

免疫システムが自己を攻撃するとき

すでに見てきたとおり、免疫システムが健康な細胞や組織を攻撃することがないように、免疫細胞は幹細胞から新たに生み出されたときにチェックされ、健康な細胞を攻撃するものがあれば死滅させられる。健康な細胞を攻撃しない免疫細胞のみが体内に放たれ、病気の徴候を探し回ることを許されるのだ。しかしその過程も完璧ではないため、エラーが発生し、健康な細胞や組織が不当に破壊される事態も起こりうる。

自己免疫疾患には、関節リウマチ、糖尿病、多発性硬化症など、五〇を超えるさまざまな種類が存在する。有病率は約五パーセントで、患者の三分の二は女性である[*1]。自己免疫疾患を治療する際の大きな問題は、症状が現れるまでに時間がかかるため、医師のもとを訪れるころには、何年も前とは言わないまでも、何ヵ月も前から健康な細胞が攻撃されていたというケースが多いことだ。そのせいで、免疫システムが健康な細胞を攻撃した最初のきっかけが何だったのかを正確に把握するのは難しくなる。ウイルスや細菌など、本物の脅威に遭遇して病原体タンパク質分子に反応した免疫細胞が、その後、その病原体タンパク質にたまたまよく似ていた健康な細胞のタンパク質に誤って反応するようになるケースもある。しかし、そのようなケースばかりではないだろう。免疫システムが働く仕組みを理解することは、自己免疫疾患の新薬開発のためにも重要なのだが、その理解にはまだまだ空白が残されている。

自己免疫の理解がこんなにも難しい理由の一つは、自己免疫に関する何もかもが直感に反するからだ。長い歴史のなかで、つい最近まで、人体が自分自身を攻撃するなんてことは思いも寄らないことだった。病気について現在のように考えられるようになったのは、ルイ・パスツールが微生物を発見したあと、一八七六年に微生物が病気の原因になりうることをロベルト・コッホが発見したのが始まりだった。これにより、病気についての古い考え方、たとえば、体内の四つの「フモール（体液）」——黒胆汁、黄胆汁、粘液、血液——のバランスの乱れが病気を引き起こす、というような考え方は取って代わられた。この思考の転換は、医学に多大な利益をもたらしたが、恩恵はそれだけではなかった。病原体が病気を引き起こすという発見は、免疫システムについて理解していく最初の一歩にもなった。

その後、一九四九年には、オーストラリア人科学者マクファーレン・バーネットが、免疫システムは体の一部である「自己」と体外から来た異物である「非自己」を識別して体を防御するための手段であるという概念を明確に打ち出し、詳述した。[*2] その数年後の一九五七年には、「自己免疫」という新たな用語が考案され、病気は病原体とはまったく異なる原因——体が自分自身を攻撃する現象——によって引き起こされることもあるという考え方の説明に使用された。[*3] 一九六四年にはニューヨークで国際ワークショップが開催され、その成果をまとめた二巻にわたる計九八〇ページの要綱を通じて、「自己免疫は多くのヒト疾患の根本原因になっている可能性がある」という考え方が広く受け入れられるようになった。こうして自己免疫は、二〇世紀の医学において最も重要な驚くべき発見の一つになったのだ。[*4]

自己免疫はなぜ起きるのか

体がなぜ、どのように自分を攻撃するのかを理解する手がかりになったのは、同じ人物が複数の自己免疫疾患の症状を呈することがあるという事実だった。一型糖尿病は比較的多くみられる自己免疫疾患で、免疫細胞が膵臓のインスリン産生細胞を攻撃することによって引き起こされ、血糖値を調節するインスリンの量が不足する。ところが、一型糖尿病患者のなかには、インスリンの産生不足とは関連のなさそうな問題を抱える患者もいる。免疫細胞による甲状腺への攻撃が原因で、体の代謝を調節する甲状腺ホルモンの産生量が不足したり、グルテンに対する免疫反応が原因で、慢性的な胃痛や下痢などのセリアック病の症状を呈したりするのだ。すべての一型糖尿病患者がこうした他の症状に悩まされるわけではないが、偶然よりも高い割合でみられる。同様の現象は、自己免疫疾患の動物でも起きる。糖尿病に罹りやすいように遺伝子操作されたマウスでも、他の自己免疫疾患の症状がよくみられる。[*5] そこからうかがい知れるのは、「自己免疫疾患の根本原因は、どこか一つの器官ではなく、免疫システム全般で生じており、健康な細胞と有害な病原体を識別する機能が低下している可能性がある」ということだ。

日本人科学者の坂口志文《さかぐちしもん》は、この可能性について深く考察した。そして、体が偶発的に自分自身を攻撃するような状況を作った犯人の正体がわかれば、免疫システムの仕組みについてより深く理解できるようになると気づいた。この気づきが、坂口を自己免疫の研究に駆り立てた。彼は自己免疫疾患を治療するためではなく、あくまで免疫システムを理解するために自己免疫の研究に邁進したのだ。[*6]いずれにしても、まずはこの手ごわそうな問題に切り込んでいく方法を見つけなければならない。科学研究の旅を始めるときは、先人が残した足跡をたどり、途中から横道に逸れていくのが一般的である。坂口の研究の旅も、西塚泰章《にしづかやすあき》、坂倉照好《さかくらてるよ》という二人の日本人科学者が最初に歩いた道をたどるところから始まった。

名古屋で働いていた西塚と坂倉は一九六九年、マウスに自己免疫を引き起こさせる方法を偶然に見つけた。当時彼らは、免疫システムの研究をしていたわけではなかった。免疫学者ではなく、ホルモンと分泌腺を研究する内分泌学者として、ホルモンががんの発生に影響するかどうかを検証しようとしていた。胸腺で産生されるホルモンを失ったマウスががんを発症したら、何が起きるのか。これを調べるために、生後三日のマウスの胸腺を外科的に除去した。すると、ホルモンにもがんにもほとんど関係のない現象が起きた――卵巣が破壊されたのだ。[*7]ホルモンの研究に集中していた二人は当初、マウスの卵巣の成長に不可欠なホルモンが胸腺から分泌されているものと考えた。しかし、二人が受けてきた教育から真っ当に導き出されたこの直感は、間違っていた。その後の実験により、マウスの卵巣は免疫システムによって攻撃されていたこと、さらに、卵巣以外の器官も攻撃されていたことがわかったのだ。[*8]今の私たちは、なぜこうなるのかを知っている。健康な細胞・組織を攻撃してしまう免疫細胞（具体的にはT細胞）は、本来なら胸腺で死滅させられる。しかし幼いうちに胸腺を除去されたマウスでは、自己反応性のT細胞が破壊されずに残り、そのせいで自己免疫疾患が引き起こされたのだ。

この発見がなされた西塚の研究室に、坂口は二六歳のときに加わった。博士号を取得するための研究として、坂口は、西塚と坂倉の実験の忠実な再現を試み、マウスの胸腺を除去した。そしてそこから横道に入り、独自の道を歩んで素晴らしい発見をすることになる。

その発見のことを坂口に尋ねると、「記憶が曖昧で、その瞬間に気持ちが高ぶったかどうかも覚えていません」という答えが返ってきた。[*9] なぜなら彼はその実験に、一九七九年から一九八二年まで、三年も費やしていたからだ。彼はまず特殊なタイプのT細胞を可視化するために、そのT細胞にくっつく抗体に標識物質を結合させるなど、必要な試薬を何種類も調製するところから始めなければならず、それだけで一年が過ぎた。その後も、一回の実験に数週間はかかった。処置を行ったマウスに何が起こるかを観察するには、待つ時間が必要だったからだ。そんな数年越しの努力のすえに、彼は劇的な成果を目の当たりにする。

坂口はまず前例に倣い、自己免疫疾患を発症させるためにマウスの胸腺を除去した。そしてそのあと、彼独自の試みとして、胸腺を除去したマウスに健康なマウス（同じ近交系マウス〔実験用に個体差をなくすために近親交配を繰り返して遺伝的バックグラウンドを揃えた系統[*10]〕）由来の免疫細胞を注入した。すると驚いたことに、自己免疫疾患を止めることができたのだ。免疫細胞を注入するのは胸腺の除去前でも除去後でもよく、いずれの場合も自己免疫疾患は阻止された。つまり坂口は、何もしなければ間違いなく発症していた自己免疫疾患の治療法を発見したことになる。

これは重大な発見だった。とくに博士論文の題材としては十分すぎる成果だった。なぜなら博士論文は通常、目覚ましい成果の報告というより、研究者としての資格試験のような位置づけだからだ。しかし、ただちに医療現場に情報が伝えられるほどの大発見ではないことは、坂口自身もわかっていた。というのも、免疫細胞はヒトからヒトへは簡単には移入できないし（近交系マウスでは簡単に行えるが、ヒトでは遺伝的な違いがあるため難しい）、そもそも実験に用いられた自己免疫疾患マウスは、自然ではない方法——外科的介入による胸腺の除去——によって病気を発症したからだ。坂口の実験は、医学的大発見というよりも、科学的に重要だった。健康なマウスの免疫細胞のなかに、免疫反応を停止させ、自己免疫疾患を阻止できる何かが存在することを示したのだ。

免疫反応を止める細胞があるはずだ

歴史的瞬間の裏には必ず、そこに至るまでの物語がある。「免疫反応を開始させるのではなく、停止させる免疫細胞も存在するのではないか」というアイデアが登場したのは、実はもっと前のことだった。一九六〇年代から一九七〇年代前半にかけて、免疫細胞を種類ごとに単離できる手法が開発されたおかげで、免疫システムの研究は勢いを増していた。その手法は今の基準で考えれば荒削りだったが、当時としては十分で、免疫細胞を単離したあと混合し、どの組み合わせが病原体や病原体由来分子にどう反応するのかを検証することができた。そのおかげで第2章で紹介したとおり、免疫細胞同士が助け合う様子が発見され、反応開始の立役者となる樹状細胞も発見された。一九七〇年代前半には、世界中でいくつかの研究グループが、ある種類の免疫細胞を添加すると、反応が強化されるのではなく、抑制されることを見出している。[*11] イエール大学のリチャード・ガーションと助手のカズナリ・コンドウもそのような現象を観察し、「型破りなデータの掲載も検討してくれる」学術誌だという同僚からの助言を受けて、英国の専門誌「イミュノロジー」で自分たちの観察結果を発表した。[*12]

免疫反応を止められる細胞が存在するというアイデアは、最初から議論を呼んだ。なかでも問題とされたのは、ガーションがそのような細胞の正体として提示したのがT細胞だったことである。T細胞はすでに、免疫反応を強化できる免疫細胞としての地位が確立されていたからだ。しかしガーションは、通常のT細胞とは異なる役割を果たすT細胞が存在するはずだと提唱し、免疫反応を促すのではなく阻止できるT細胞を「サプレッサーT細胞」と名づけた。[*13]

そしてその一〇年後、坂口の実験がガーションのアイデアを立証することになる。しかもそこからさらに踏み込んで、抑制性の免疫細胞が自己免疫疾患の予防にことさら重要である可能性まで示した。ただこのとき坂口は、ガーションの「サプレッサーT細胞」という呼称は使用せず、「自己免疫を予防する細胞」という表現を用いた。自分が実験に使用した細胞がガーションのものと同じかどうか確信がもてなかったからだ。[*14] 二人で直接会って議論できればよかったのだが、残念ながらそれは叶わなかった。坂口の実験結果が発表されたあと、ガーションは科学者人生のピークにあったが、間もなくその人生は肺がんによって断ち切られた。彼は五〇歳、娘のアレクサンドラはまだ一歳だった。[*15] ニューヨーク・タイムズ紙に掲載されたガーションの追悼記事は、免疫システムのもう一つの側面を発見した彼の業績を、月の裏側の観察になぞらえて称賛した。[*16]

免疫システムにはシステムの働きを止める存在が必要だというアイデアは、きわめて理に適っていたため、ガーション、坂口をはじめとする科学者らへの称賛はしばらく続いた。[*17] しかし、彼らの研究が決定的な証拠として受けとめられたわけではなかった。彼らの観察結果については、別の解釈も可能だったからだ。たとえば坂口の実験については、胸腺の外科的除去によって免疫システムに変化が生じたことで、何らかのウイルスが繁殖したという解釈もできる。[*18] マウスに現れた症状が胸腺の外科的除去によるものではなく、ウイルスによるものだったとしたら、健康なマウス由来のT細胞のおかげでウイルスの問題が解消されるのは当然のように思われる。坂口はそんなことは起きていないと自信をもっていたが、その可能性をきっちり排除できていたわけではなかった。[*19]

そのような問題がうやむやにされるのを防ぐにあたって一番の障壁となったのは、サプレッサーT細胞と通常のT細胞を誰も分離できないという無力さだった。当時、利用できる手法はあまりにお粗末だった。思えば樹状細胞の発見の際も、その発見が広く受け入れられるようになったのは、樹状細胞が単離され、他の種類の免疫細胞では説明できない特性をもつことを示せるようになってからのことだ。サプレッサーT細胞を単離できる方法が見つかるまでは、その存在を証明するのも、その働く仕組みを理解するのも難しい状況だった。しかし、難しいからといって科学者があれこれ推察するのをやめるはずがなかった。

サプレッサーT細胞が働く仕組みについては、ありとあらゆるアイデアが提唱された。種類の異なるT細胞が互いに相互作用するというものもあれば、抗体同士が互いに接着するというものもあった。あとから考えれば、この一九七〇年代半ばから一九八〇年代半ばまでの時期は免疫システム研究の暗黒時代であった。免疫システムの仕組みについて複雑なアイデアが豊富に生まれる一方で、それらのアイデアを検証しようにも、関連のある遺伝子やタンパク質を見つけ出して操作するためのツールが存在しなかったのだ。トランプのカードで作る家のように、吹けば飛ぶような理論が構築されていた。「イディオタイプ」「エピタイプ」「パラトープ」などの新たな用語も考案されたが、現在では誰も使用していない。この暗黒時代に書かれた論文は多すぎて読みきれないが、英国の作家L・P・ハートリーの有名な言葉のとおりである。「過去は異国である。そこでは人々が今とはまったく異なる生き方をしている」[20]。

やがて新たな手法が登場し、より厳密な検証が行えるようになると、暗黒時代に生まれたアイデアに次々と審判が下された。なかでも大きな衝撃が走ったのは一九八三年、サプレッサーT細胞の機能をコントロールしていると考えられていたゲノム領域に、そのような遺伝子がまったく存在しないとわかったときである[21]。サプレッサーT細胞の信用は崩壊し、この細胞の研究にどっぷりと浸かっていた研究室では、研究資金の確保が難しくなった[22]。サプレッサーや抑制という用語は「エセ科学」や「不十分なデータの過剰解釈」を連想させるとして忌み嫌われるようになった[23]。「免疫学の領域のなかで、サプレッサーT細胞ほど信用の失墜した領域は他にない」と、一九九二年に科学者らは書いている[24]。

ついに認められたサプレッサーT細胞

このような出来事があったからこそ、それでもこの分野の研究を続けた数少ない研究者集団のその後の功績は、なおさら重要だと言わざるをえない。私は以前、坂口に尋ねたことがある。あなたはなぜ研究を続けられたのか、あなたの内なる自信はどこからくるのか、と。すると彼は、事もなげに淡々と答えた。自分が研究している細胞が、他の人々のいうサプレッサーT細胞と同じだという確信がもてなかったからだ、と。サプレッサーT細胞の特徴として語られることの大半は、彼のチームが研究していた細胞には当てはまらないように思えた。つまり一九八三年に、存在すると思われていた遺伝子が実は存在しなかったという衝撃の事実が発覚したときも、彼は自分の研究には関係のない話として捉えていたのだ。坂口の自信は、傲慢さでも慢心でもなく、心を鎮めてくれる指導者のおかげでもなく、彼のチームが集めた研究データに裏打ちされたものだった。

よくあることだが、事態が再び前進しはじめたのも、やはり新たなテクノロジーのおかげだった。これまでより遥かに高い精度でT細胞を種類ごとに区別して標識できるツールが開発された。細胞表面の分子の違いを識別してタグ付けできるようになったのだ。新たなテクノロジーによって扉が開かれると、複数の研究室が同時に同じ発見をするということがよく起きる。この時もそうだった。一九九三年、互いに独立して研究していた二つのチームがほぼ同時に、ある重要な実験を行っていた。

医学研究こそが自分の使命だ――フィオナ・パウリは心の底からそう思った。世界中を飛び回って活躍する会計士になるという夢を追いかけていた彼女がそのように心変わりしたのは、ループスという自己免疫疾患で母親を亡くしたからだった。[*25] オックスフォード大学に入学し直した彼女は、博士号を取得するために英国人免疫学者ドン・メイソンのもとで研究し、一部のT細胞を除去したラットが自己免疫疾患になることを発見した。[*26] 博士号を取得後、米国カリフォルニア州パロアルトに移り、米国の製薬会社シェリング・プラウが所有する研究所で働いたが、そこで自分に割り振られたプロジェクトは味気なく、自分の博士論文のテーマをさらに追究したいという思いに駆られた。そこで自分で立てた独自の研究計画に従い、マウスでも一部のT細胞を除去すると自己免疫疾患を発症するのかどうかを検証することにした。[*27] このとき実は、イミュネクス社という別の会社でも同じ発想で研究が進められていたのだが、彼女はそのことをまったく知らなかった。

どちらのチームの実験でも、重要な進展がみられた。彼らはマウスのT細胞を二つのグループに分離した。一つ目のグループの細胞（正式名称「ナイーブT細胞」）は、骨髄と胸腺での成熟過程を終えており、受容体で新たな脅威の存在を検出しさえすればすぐにでも防御に参戦できる状態にあるが、まだそのような病原体に遭遇したことがないため実戦経験はない。二つ目のグループは、すでに受容体で病原体を検出してスイッチが入った状態にあるT細胞の集合だった。こちらのグループの細胞の働きはさまざまで、かつて罹患したのと同じ病原体からの再攻撃に備えて免疫強化のために残されているT細胞のほか、体内の構成要素によって活性化されるサプレッサーT細胞も含まれていた。研究者らは、この二つのグループの免疫細胞を別々のマウスに移入した。いずれのマウスもT細胞を作れないように遺伝子組み換えされていたため、マウス体内に存在するT細胞は移入されたT細胞のみということになる。

実験の結果、一つ目のグループ、すなわちまだスイッチの入っていないナイーブT細胞をマウスに移入すると、サプレッサーT細胞の存在しない体内でスイッチの入った状態になり、マウスの健康な組織を攻撃しはじめ、腸内で自己免疫疾患が発症した。人為的に作られた状況ではあるにせよ、正常なT細胞であっても、健康な組織を攻撃して自己免疫疾患を引き起こすことがあるのだと確認されたわけだ。このあと同じマウスに二つ目のグループのT細胞を移入すると、自己免疫疾患は治まった。[*28] この結果は、「病原体との闘いの任を負うT細胞には体を攻撃する能力もあり、自己免疫疾患の原因になりうるが、サプレッサーT細胞はそれを抑制できる」という考えと精確に一致した。この発見は、米国の二つの研究チームが数ヵ月以内に相次いで同様の実験結果を発表したことで、しっかりと立証された。[*29]

そのころ日本では坂口が、サプレッサーT細胞の同定法として、T細胞をスイッチのオン・オフに基づいて分離する手法よりも精密な方法を発見していた。一九九五年に、サプレッサーT細胞の表面には特定のサイトカイン受容体タンパク質がとくに多く存在するという特徴を見出したのだ。[*30] そこで、マウスの免疫システムからサプレッサーT細胞だけをごそっと除去するために、この特徴を活用した。[*31] 一匹目のマウスからT細胞を採取したあと、その特定の受容体タンパク質をもつT細胞を死滅させ、残されたT細胞を二匹目のマウスに移入した。もちろんこの二匹目のマウスは、T細胞を作れないように遺伝子組み換えされており、体内に存在するT細胞は移入されたT細胞のみとなる。すると自己免疫疾患が発症した。これはつまり、マウスの免疫システムからサプレッサーT細胞を除去することが、病気を発症させるための十分条件であることを示していた。この結果は、かつて坂口自身が提唱した大胆なアイデア、すなわち多種多様な自己免疫疾患の根底にはサプレッサーT細胞の異常があるのではないか、という発想を直接的に裏づけるものだった。

米国立衛生研究所（NIH）のイーサン・シェヴァックは、この坂口の実験に関する論文を読み、どう解釈すべきか判断に迷った。彼はサプレッサーT細胞というアイデア自体に真っ向から反対してきたが、一見したところ、この実験は無視しがたい画期的なものだった。そこで彼の研究室に新たに着任したばかりのアンジェラ・ソーントンに、坂口の実験の再実験を命じた。シェヴァックの研究室が賛成か反対のどちらを表明するかは、免疫学界の主流における坂口論文への態度――称賛するのか非難するのか――を決める重要なメッセージとなる。

ソーントンによる再実験は、坂口の報告がすべて真実であることを示していた。これを受けてシェヴァックは、サプレッサーT細胞の存在とその重要性について自身の考えを改めた。[*32] サプレッサーT細胞がきわめて重要な存在であることに納得したシェヴァックは、大所帯である彼の研究室の総力をあげて、この細胞の研究に乗り出した。[*33] シェヴァックは尊敬を集めている人物で、当時、免疫学の分野で世界的に有名な学術誌「ジャーナル・オブ・イミュノロジー」の編集長も務めていた。[*34] 同時に彼は、サプレッサーT細胞という概念の反対者としても広く知られていた。

だからこそ、その彼が考えを改めたことで、学界全体の流れが変わった。坂口も当時を振り返り、シェヴァックの支持表明のあと、彼の研究はとくに米国において、より多くの人に高い関心をもたれるようになったと述べている。[*35]

その後、一九九八年には、シェヴァックと坂口の両者によって、サプレッサーT細胞が研究室の培養皿のなかでも免疫反応を抑制することが示された。[*36] この実験は、動物の生体内で行われる実験よりも解釈が単純かつ容易であり、サプレッサーT細胞の存在に、それまで以上の説得力をもたせた。しかし、まだ問題も残っていた。これまでの実験はすべて、動物または動物の細胞で行われており、ヒトにも当てはまることを示した研究はなかった。だがそれは、サプレッサーT細胞の存在に懐疑的な意見が長らく主流だったせいで、実際に試す人がいなかっただけのようだ。[*37] 二〇〇一年、サプレッサーT細胞という概念が最初に提唱されてから三〇年の歳月を経てようやく、六つの異なる研究チームが一斉に、ヒトのサプレッサーT細胞の存在を突きとめた。[*38]

あとから考えれば、サプレッサーT細胞がこんなにも長く置き去りにされていたのは奇妙な話である。サプレッサーT細胞に関する予測の一部が誤りだとわかったときに、科学界は細事に囚われ、大事なものまで打ち捨ててしまったようだ。[*39] 誤りを生んだ一番の原因は、詳細を研究しようにもサプレッサーT細胞を単離できる手法がなかったことにある。しかし、私が思うに他にも原因はあった。それは当時の科学者たちが判断を急ぎすぎたことだ。今なら誰もが知っているとおり、免疫システムは複雑であるがゆえに、どんな実験のどんな解釈も正しいとは言い切れないのだ。ＮＩＨのシェヴァックの同僚であるロナルド・ジャーメインの言うとおり、われわれは

「すべての報告で、書かれている内容のすべてが正しくなければならないという姿勢に対して限界を感じ」はじめている。[*40] 科学的知見が成熟するにつれ、それを受けとめる科学界も精神的に成熟していくのだ。

ヒトのサプレッサーT細胞の存在が広く受け入れられたときには、「サプレッサーT細胞」という呼称は「エセ科学」の同義語としてすでに一〇年以上使用されて定着していた。そこで新しい名称に変えてスタートを切り直すために、この細胞は「制御性T細胞」または「Ｔｒｅｇ（ティー・レグ）」と呼ばれるようになった。[*41] その存在を示す影が観察されてから数十年越しで、ようやく制御性T細胞はスポットライトを浴び、免疫システムにおいて重要な役割を果たす一員として受け入れられた。この細胞は、「免疫」という名の宇宙の番人なのだ。[*42]

マスターコントロール遺伝子の発見

制御性T細胞と自己免疫疾患に関するわれわれの理解を次に大きく飛躍させたきっかけは、まったく思いがけない場所にあった。そのルーツをたどれば、マンハッタン計画に行き着く。世界初の核兵器の製造というマンハッタン計画の成功を受けて、一九四七年、放射線の危険性を解明するために、オークリッジ国立研究所（ＯＲＮＬ）内に哺乳動物遺伝学研究所が設立された。以来、ほぼ六〇年にわたって、この研究所は膨大な研究努力を重ねた。その頂点に立つのが、「マウス・ハウス」として知られる「ビルディング９２１０」であった。六六部屋に三万六〇〇〇ケージが保持され、一つのケージで一〜六匹の同性の成体マウスが飼育されていた。[*43] 研究所長のビル・ラッセルは、あるときフォードの中古車にマウスのケージを山積みにし、ネバダ州の核実験場へと運び込んだ。そして、核実験が行われているあいだ、そのマウスを砂漠の曝露室に置き去りにし、その後、被曝マウスをオークリッジに連れ帰り、遺伝子変異の影響を解析した。[*44] このときの被曝マウスの子孫と、他の種類の放射線や変異誘発物質に曝露させたマウスを用いて、たくさんの研究室で数えきれないほどの実験が行われた。この行為を非人道的だと思うか、必要、あるいは必要悪だと思うかは、人によって考え方もさまざまだろう。しかしこれは実際に起きたことであり、それによって放射線のリスクに関する情報が得られただけでなく、ヒト遺伝子異常のモデルとして研究対象になりうるマウスの供給源となった。

オークリッジで管理されているマウスのコロニーのなかでも、とくに有名なのが一九四九年に生まれたコロニーである。このコロニーのマウスは、放射線照射も変異誘発処理も受けておらず、ただ偶然、この施設内での繁殖によって生まれたのだが、明らかに何かが異常だった。免疫細胞の集まる器官が肥大していて、マウスは成熟する前に死亡した。

一九九一年に、このマウスたちの異常の正体が明らかになった。激しい自己免疫疾患に苛まれていたのだ。[*45] 当時はまだ遺伝子解析が容易ではなかったため、遺伝子変異の大まかな発生領域を特定するだけでも六年の歳月を要した。特定された領域には二〇種類の遺伝子が存在し、一つずつ検証した結果、最後に検証された単一遺伝子の変異がマウスの自己免疫疾患の原因になっていたことがわかった。[*46] この遺伝子はフォークヘッド・ボックスＰ３と名づけられ、Ｆｏｘｐ３（フォックス・ピー・スリー）とも呼ばれている（このややこしい名前は、ショウジョウバエを用いて最初に研究された関連遺伝子に由来する。その関連遺伝子が変異すると、ショウジョウバエの頭部先端の形状がフォーク形になった）。この遺伝子にDNAの小断片がたまたま挿入されたせいで、その遺伝子が適切に機能しなくなり、自己免疫疾患が引き起こされていたのだ[*47]。

動物でこのような劇的な影響がみられたということは、ヒトの同じ遺伝子に変異が起きた場合も疾患を引き起こす可能性があることを意味する。この推測の正しさはすぐに証明された。IPEX（X連鎖免疫調節異常・多発性内分泌障害腸症候群の英名の頭文字）と呼ばれるまれな症候群の患者で、ヒトFoxp3遺伝子に変異が確認されたのだ[*48]。この症候群は、有病率もわからないほどまれな症候群で、複数の器官に対する圧倒的な自己免疫攻撃を特徴とする。

ここで重要なのは、なぜこのようなことが起きるのか、である。Foxp3遺伝子はいったいどんな役割を果たしているのか。失われると自己免疫疾患が引き起こされるような機能とは、いったいどんな機能なのか。実はIPEX症候群の症状は、制御性T細胞を除去されたマウスで発症する自己免疫疾患の症状に似ていた。この事実が手がかりになり[*49]、Foxp3遺伝子と制御性T細胞には何らかの関連があるのではないかという発想につながった。

二〇〇三年、日本の坂口が率いる研究チームと、アレクサンダー・ルデンスキーとフレッド・ラムズデルが率いる二つの米国チームによって[*50]、Foxp3遺伝子の活性が単に制御性T細胞に関連するだけでなく、制御性T細胞の発達と機能に不可欠であることが発見された[*51]。この遺伝子には、通常のT細胞を制御性T細胞に変化させる力があったのだ。つまり一つの遺伝子の働きで、ある細胞の機能が、免疫反応の強化から抑制へ切り替わるということだ。これだけでも目覚ましい発見である。単一遺伝子のスイッチを入れたり切ったりするだけで、細胞の中核をなす性質をがらりと変えられるのだから。Ｆｏｘｐ３というたった一つの遺伝子がこれほどの影響力をもつ理由は、この遺伝子にコードされているタンパク質が、約七〇〇もの他の遺伝子の活性を直接調節しているからだ。[*52] Ｆｏｘｐ３遺伝子は、ネットワークのハブになる「マスターコントロール遺伝子」だったのだ。

腸内での制御性T細胞の働き

この発見によって、制御性T細胞の研究は爆発的に増えた。Ｆｏｘｐ３遺伝子が発現しているかどうかを調べれば、その細胞が制御性T細胞かどうかを確認できることから、Ｆｏｘｐ３は制御性T細胞のマーカーとしても、これまで使用されてきたどのマーカーよりも遥かに信頼できた。おかげで制御性T細胞の追跡、単離、体系的研究が可能になった。その後の研究で制御性T細胞は、さまざまな形で望ましくない免疫反応に対する安全装置として働いていることが明らかになった。免疫反応を抑制するサイトカインを局所的に分泌し、ほんの一瞬の接触で他の免疫細胞の活性のスイッチを切ることができる。また全身のなかでも、とくに制御性T細胞が豊富に存在する場所があることがわかった。それは腸内である。免疫システムは腸内ではとくに、何が有害で何が無害なのかに精通していなければならない。フィオナ・パウリの言うとおり、「サーモン

（salmon）とサルモネラ菌（salmonella）」を区別しなければならないからだ。[*53]

腸内の制御性T細胞は、免疫システムのなかでも最も過酷な仕事を請け負っている。免疫システムは通常、体内で細菌を見つけたら反応することになっているが、腸内には私たちにとって利益となる腸内細菌が生息しているため、制御性T細胞は、腸内細菌に害が及ばないように保護しなければならない。私たちの腸は腸内細菌がいなければ植物性分子を消化できない。腸内に棲まわせるかわりに、植物性分子の消化、栄養の抽出、ビタミン類の合成を助けてもらっているのだ。このような共生関係は免疫システムにとって、攻撃するのではなく保護すべき対象である。

実際には、免疫システムはただ保護しているのではなく、この共生関係を形作っている。腸内はきわめて複雑で、全身の細胞の数にも匹敵する何兆もの細菌が「腸内フローラ」と呼ばれる生態系を形成し、そこで生存しては死滅し、競合しながら協働している。そこに無数のウイルスと菌類も加わるが、私たちが知っているのはそのうちのほんの一部だ。まさに内なる宇宙である。[*54]

その様相は人によってさまざまに異なり、同じ人でも思春期や妊娠中、生理学的状態や病理学的状態によっても変化する。[*55] 腸内微生物は、私たちが何かを食べて排泄するだけでも変化することがあり、免疫システムはそのような変動に寛容でなければならず、それでいて必要なときに堅牢な防御力を発揮できなければならない。免疫システムが脅威を見逃せば、食べ物や飲み物に含まれる病原体が引き起こす数々の疾患に対して無防備な状態に置かれる。だからといって免疫システムが常在の腸内細菌に過剰反応すれば、それはそれで同じぐらい危険だ。炎症が引き起こされ、軽い不快感から慢性の腸疾患までさまざまな症状に苦しむことになる。

免疫システムはその働きを絶妙に調節し、腸内の多種多様な細菌たちを必要に応じて維持するために、腸内細菌とコミュニケーションを取っている。具体的には、腸内細菌の複製や成長の副産物として生成される「代謝産物」と呼ばれる低分子（数個から数百個の原子からなる小さめの分子）に応答して、免疫のスイッチの切り替えを行っている。[*56] 有益な細菌に由来する代謝産物は免疫細胞の感度を抑制し、細菌が存在するとスイッチが入りがちな免疫細胞の性質を抑え込む。[*57] 逆に有益な細菌に由来する代謝産物の濃度が低下すると、免疫システムはそれを、有害な細菌が健康な腸内フローラに取ってかわったことを知らせる合図として受けとめ、私たちの体と常在する腸内細菌を防御するために活動を開始する。このように免疫システムは、私たちを疾患から守るだけでなく、人間と人体内に棲む細菌との重要な共生関係を直接的に維持しているのだ。

また腸内の免疫システムは、もっと直接的な方法でもトラブルを警戒している。通常は細胞内で働いているはずの分子が腸内に存在すると、それを検知し、警報として捉えるのだ。なぜならそのような分子が腸内を漂っているということは、どこかで細胞が破裂し、内容物が流出したということだからだ。そのような事態は、たとえば感染細胞内で増殖したウイルスが次の細胞へと移動するときに起きる。こうした分子は細胞内にあるときはＤＮＡの複製や細胞の遊走など、免疫システムと何の関わりもない役割を担っているが、[*58] 細胞外に流出した場合にはトラブルの発生を知らせる警報として機能することから、アラーム因子という意味で「アラーミン」と呼ばれている。

免疫システムは損傷を検知する

こうした発見は、Ｆｏｘｐ３と制御性Ｔ細胞の関連が確認されるよりも約一〇年早くに提唱された、ある大胆なアイデアと一致する。それは、ＮＩＨで「Ｔ細胞による免疫寛容と免疫記憶の仕組み」部門のチーフをしていたポリー・マッツィンガーによるものだった。彼女は一九八九年のジェンウェーによる提言——免疫システムは体内で異物を検出しただけでは始動せず、病原体に特有の特徴を検出して初めて始動するという考え方——について深く考察し、それが必要条件ではないことに気がついた。ウイルスや病原体の存在を検出したからといって免疫反応を始動させる必要はない。損傷を引き起こす病原体だけに反応すればよいではないか。彼女は、免疫システムが有効に働くためには病原体でなくても危険なものに対して防御するだけでいいのだと結論づけ、[*59]「免疫システムは体の損傷を検知して作動する」という包括的な原理を提唱した。[*60]

彼女のこのアイデアは、一九九四年に論文として発表され、学界を騒然とさせた。[*61] 一六世紀に地動説を唱えて天動説を否定したコペルニクスの革命に匹敵すると言って持ち上げる人々がいる一方で、「このような推論と結論がどうして査読を通過できたのか実に不透明だ」と異を唱える人々もいた。[*62] 反対派のなかには、マッツィンガーの経歴の珍しさを理由に反対する者もいた。彼女は科学者になる前に、コロラド州デンバーでジャズ演奏家やクラブのバニーガールとして働いた経験があった。[*63] また、彼女はいたずら好きとしても知られていた。たとえば世界的に有名な科学誌の一つに掲載された彼女の論文には、共著者として飼い犬の名前が並んでいた[*64]。その結果、彼女はその後の一五年間、その科学誌への論文掲載を禁じられたのだが、編集者が亡くなるまでの辛抱だ、と言わんばかりであった。この件についてＮＩＨは、彼女を専任教員として迎え入れるにあたり、飼い犬の共著者問題は不正ではないと結論づけた。なぜなら彼女の飼い犬は研究室に連れて来られ、他の論文で共著者として名を連ねている人々の一部と同程度の貢献をしていたからだ。

現在、マッツィンガーのアイデアが議論の的になることはほとんどなくなった。腸内でも他の場所でも、免疫反応が組織の損傷によって引き起こされ方向づけられることを示すエビデンスが豊富に存在するからだ。だからといって彼女のアイデアがそのまま、免疫システムの仕組みに関する他のアイデアに取ってかわるわけではないと、私自身は考えている。むしろ免疫システムのすべてが何か一つの包括的な原理で説明されるなんてことは、期待すべきでない。免疫システムは自己と非自己を識別し、病原体を検出し、危険に応答する。そのすべてを同時に、かつ乱雑に行っている。つまり、免疫システムはいくつもの機構の寄せ集めであり、一つの原理で完全に要約できるようなものではない[*65]。

どれほど複雑であるか、例をあげて示そう。たとえば、腸の内壁が損傷を受けたときに放出されるアラーミンの一種は、通常のＴ細胞ではなく制御性Ｔ細胞のスイッチを入れる[*66]。損傷は、何か問題が発生していることを示し、免疫反応を起こすべき感染の可能性も十分にあることを示唆するが、一方で免疫システムが暴走して損傷規模を拡大するようなことがないように、免疫システムをほどほどのところで抑制する必要もある。このアラーミンの濃度がどの程度であれば免疫反応を抑制できるのかは、侵入した病原体の数を表すサイトカインの存在量など、他の分子の濃度によっても変化する。[*67]多種多様な腸内細菌、侵入した病原体、損傷細胞の存在を反映した低分子、代謝産物、アラーミン、サイトカインで構成される内なる宇宙のすべてが、免疫システムの活性の強度を調節している。

マイクロバイオームと免疫システムの相互作用

免疫システムの始動と抑制の複雑なバランスは、食べ物によっても調節される。腸内細菌の役割として最もよく知られているのが、果物、野菜、穀物に含まれる食物繊維の消化を助ける働きである。腸内細菌の助けがなければ、私たちは食物繊維の消化に苦戦する。食物繊維を豊富に含む食事は、血圧の低下から大腸がんリスクの削減まで、体全体に幅広く影響し、[*68]もちろん免疫システムにもしっかりと影響する。腸内細菌が可溶性の食物繊維を分解したときに生成される分子の多くは、制御性T細胞の産生を促す。[*69]少なくともマウスでは、食物繊維の豊富な食餌によって、制御性T細胞の数が増え、自己免疫疾患を防ぐ助けとなる。[*70]

腸内の「マイクロバイオーム（微生物叢《そう》）」と免疫システムの関係を検証するために、抗菌薬を大量に投与して腸内微生物の数が極端に少ないマウスを作製し、そのマウス同士を無菌室内で交配させることによって腸内微生物を有しないマウスを作製する手法が開発された。後者のマウスは「無菌マウス」と名づけられた――科学用語としては珍しく、読んでそのまま意味のわかる呼び名である。無菌マウスは、透明プラスチック製の密封容器のなかで生まれ、飼育され、放射線照射によって滅菌された餌を開閉口から与えられる。おそらく地球上で唯一、体内に何も棲まわせていない生き物だ。腸内微生物が極端に少ないマウスでも無菌マウスでも、免疫システムは劇的に変化し、制御性T細胞は極端に減少する。[*71] それでもこれらのマウスは無菌室内で長生きできるので、微生物は絶対的に必要な存在ではないようだ。

しかし、これは実験マウスの場合だ。ヒトや他の動物は、微生物で溢れた世界で生きるように進化してきた。こうした前提は、二四時間サイクルという前提と同じように私たちの一部として組み込まれており、この前提が変化すれば、人体、なかでも免疫システムは混乱をきたすことになる。

現代衛生学の到来により、今、私たちが曝される病原体の数は、数世紀前の人類に比べると圧倒的に少ない。そのため平均的な人間のマイクロバイオームは変化している可能性がある。たとえば腸内微生物の多様性はかつてより低下しているだろうし、制御性T細胞の数も減少している可能性がある。制御性T細胞の数が少なければ、免疫システムに対する抑制は弱まるため、自己免疫疾患だけでなく、食物アレルギーなど、あらゆる種類のアレルギーの増加についても説明がつく。

この事実は、ロンドンのセントジョージ病院のデイヴィッド・ストラカンによって最初に提唱された「衛生仮説」と一致する。ストラカンは、一九五八年三月生まれの小児一万七〇〇〇人を対象とした調査について研究し、一九八九年に集計を行い、「最終的に花粉症を発症したかどうかは、その小児が生まれ育った家族の規模、とくに年上のきょうだいの人数と強い相関がみられる」と結論づけた。[*72] また平均すると、家族の規模が小さいほど感染症に罹る回数が少ない傾向にあることにも気づいた。これを受けて彼は、「小児期の早い段階で感染症に罹患することによって花粉症を予防できる可能性がある」と提唱した。同時に、衛生状態が改善されたことで、アレルギー疾患の発症がますます増える可能性があることも提唱した。それ以来、彼のこのアイデアは私たちのアレルギーに対する考え方の指針になっている。

当然ながら、この衛生仮説は、現代の衛生水準が健康に悪いと言っているわけではない。衛生状態が改善されたおかげで感染症は大幅に減少した。これまでに抑え込み、撲滅させてきた感染症や寄生虫を復活させようなどと考える専門家はほとんどいない。また衛生仮説は、洗浄の回数を減らすべきだと言っているわけでもない。シャワーや入浴の回数が多いとアレルギーや自己免疫のリスクが高まることを示すエビデンスは存在しない。しかし、小規模農場で育った小児はアレルギーを発症しにくいことを示すエビデンスなら存在する。つまり、いわゆる「汚い」環境にまつわる「何か」が役立っている可能性があるのだ。では、その「何か」とは厳密には何なのか、それが重要である。

その問いに答えるために、科学者は比較的孤立した米国の二つの農業コミュニティ――アーミッシュとフッター派――を調査した。アーミッシュとフッター派のコミュニティはよく似た祖先をもつが、喘息の罹りやすさが異なる。アーミッシュの小児は喘息の有病率が約五パーセントと比較的低く、フッター派の小児のほうが有病率は約四倍高い。いずれのコミュニティも大家族で生活し、食生活も似ており、共に小児期にワクチン接種を受けているが、一つ異なるのは、アーミッシュは家族単位の酪農業を伝統的農法で営んでいるのに対し、フッター派は大規模で機械化された共同農業を許容している。いずれのコミュニティも生活環境は似ているが、アーミッシュの小児のほうが動物や動物小屋と距離の近い暮らしをしている。[*73] ここでも、アーミッシュのほうが喘息に罹りにくいという事実は、衛生仮説と合致する。つまり小規模農場にみられる微生物が免疫システムを刺激し、喘息から保護している可能性がある。

アーミッシュとフッター派の小児の免疫システムの状態に差異がみられるかどうかを検証するために、主にシカゴ大学とアリゾナ大学の研究者からなるチームは、学童六〇人から採取した血液サンプルを用いて、免疫細胞の種類別の数と、どの遺伝子が活性状態にあるかを分析した。[*74] そしてアーミッシュの小児の自然免疫細胞（病原体の存在の徴候を認識する細胞）が、軽度の刺激を持続的に受けていることを見出した。つまり免疫システムは、細菌の存在によって延々とくすぐられ続けているのだ。

アーミッシュの農場に由来する微生物が喘息に影響するかどうかを、より直接的に検証するために、喘息症状のあるマウスに、アーミッシュとフッター派の家で採取された微生物を含む埃を投与した。すると驚いたことに、研究チームメンバーの言葉を借りるなら「まるで奇跡」のように、アーミッシュの埃を投与されたマウスの喘息症状は抑制されたが、フッター派の埃では抑制されなかった。[*75] これまた衛生仮説に合致するように、アーミッシュの農場に由来する微生物は喘息改善の助けになった。

しかし残念ながら、この目を見張るような結果は即効性のある治療法にはつながっていない。「私たちに言えるのは、家のなかで牛を飼えば喘息にならなくて済むということだけだ。もちろん、それは簡単にできることではない」と、研究チームの一人は半分冗談でワシントン・ポスト紙に語っている。[*76] だがさらに理解を深めれば、免疫システムを利用して喘息を治す新たな方法を発見できるかもしれない。もしかしたらそれは、アーミッシュの農場由来の埃に存在する細菌を不活化させて、使用する方法かもしれない。

抗菌薬の使用も、アレルギーのリスク上昇と関連づけられている。もちろん抗菌薬は、細菌感染症に対抗するために非常に重要であるが、まったく効果のないウイルス感染症の患者にまで投与されるなど、過剰に使用されている。また、抗菌薬を使用した覚えのない人であっても、知らないうちに摂取しているかもしれない。農業や畜産業で使用された抗菌薬が溶け出して食物や飲料に入り込んでいる可能性があるのだ。[*77] その影響としてよく知られているのが薬物耐性菌の増加であり、その対策として世界中の保健機関が抗菌薬の使用頻度を減らす努力をしている。しかし、抗菌薬が常在の腸内微生物に損傷を与え、マイクロバイオームを変化させる可能性については、ほとんど議論されていない。[*78] 小児や妊娠中の母親による抗菌薬の使用は小児喘息と関連づけられているが、関連があるからといって、抗菌薬の使用が喘息リスクを上昇させる原因とは限らない。この相関はむしろ、抗菌薬が必要になるような感染症と喘息の両方に罹りやすくなるような遺伝的因子や環境因子のせいで生じていると考えるほうが妥当だろう。[*79] いずれにしても、抗菌薬によってマイクロバイオームが変化した場合にどのような影響が生じるのかは、まだ明らかにされていない。

腸内微生物への影響が知られている因子は抗菌薬だけではない。住んでいる場所も影響する。ある研究で、フィンランド、エストニア、ロシアの小児のマイクロバイオームが比較された。小児期の自己免疫疾患は、フィンランドとエストニアでは比較的多くみられたが、ロシアでは遥かに少なかった。各国から七四人ずつ、計二二二人の乳幼児を対象に、三年間にわたって毎月、便を採取して分析し、マイクロバイオームを構成する細菌のプロファイリングを行った。同時に、母乳栄養、食事、アレルギー、感染症、家族歴、薬物使用に関する質問票への回答を親に依頼した。[*80]

この大がかりな調査によって、地理的条件が乳幼児のマイクロバイオームに大きく影響することが明らかになった。食事、抗菌薬の使用、その他のあらゆる交絡《こうらく》因子（ある因子に応じてもう一つの因子が変化するとき、その両方に相関する第三の因子）から独立した因子として、特定の種類の細菌の割合が、フィンランドとエストニアの小児でとくに高いことがわかった。それ以外の細菌はロシアで、とくに生まれて一年目と二年目により広くみられた。

さらに、フィンランドとエストニアの小児のマイクロバイオームで支配的だった細菌に特徴的な分子は、免疫細胞のスイッチを切ることが知られているが、ロシアの小児に多くみられた細菌を構成する分子は、わずかながらも逆に作用する傾向、つまり免疫反応のスイッチを入れる傾向にあった。これは、小児の腸内細菌の構成が免疫システムの発達に影響しうるという考え方に適合する。また人生の初期に免疫反応のスイッチが入るということは、それだけ早くから、適切に反応できるようにシステムを訓練することになるので、ロシアの小児に多くみられた細菌は、自己免疫反応から体を保護する助けになる可能性がある。[*81]

だが、この科学的に重要な進展もまた、アレルギーや自己免疫疾患の医学的な解決策に簡単にはつながらない。どのような副作用があるかもわからず、アレルギーや自己免疫疾患の発症リスクも不明なままで、健康な小児に病原体や病原体由来の分子を混入させた食物を意図的に食べさせるわけにはいかないからだ。かわりに一つ許容可能な介入があるとすれば、私たちの食事を管理したり補充したりすることくらいだ。

野菜の食物繊維や、腸内細菌の増殖を促すサプリメント（いわゆる「プレバイオティクス」）は、私たちの利益になるように免疫システムの状態を整えてくれる。しかし、どれか一種類の細菌を育成しつつ、その近縁種だが有害な細菌を繁殖させないようにするのは難しい。[*82]ヨーグルトや他の食品に含まれる生きた細菌を摂取する、いわゆる「プロバイオティクス」という考え方もある。腸内微生物の構成を都合のよい方向に変化させることによって、免疫システムの状態に影響を及ぼそうという発想である。しかしプレバイオティクスもプロバイオティクスも、有用であることを示す明らかなエビデンスは存在しない。こうした栄養補助食品のデザインは、現在のところ医薬品と同じ方法での評価は行われていないものの、今後われわれの理解が深まるにつれて洗練され、より精確で医学的になっていくことは間違いないだろう。[*83]

プロバイオティクスをより洗練させるには、遺伝子組み換えを行って性能を高めた細菌を生きたまま用いるという手がある。これは技術的には簡単だ。どこの生物学研究室でも実施できるようなレシピに従って、細菌に新たな遺伝子を混合し、化学薬品を添加し、電気パルスによる刺激を与えればできあがる。ヒト遺伝子だって簡単に挿入できる。インスリンを産生するためにこの手法で細菌の遺伝子組み換えが行われたのは、もうずいぶん前、一九七八年のことだ。このときは、精製インスリンを薬物として使用するのが目的だったので、遺伝子組み換え細菌はインスリンの製造工程の一環として用いられたにすぎなかったが、食品に直接添加する目的で遺伝子組み換え生菌を作製する場合も、必要とされる技術は本質的には同じである。マウスでは実際に、通常は制御性T細胞で作られるサイトカインを産生できるように遺伝子操作された細菌を投与することで、自己免疫疾患の症状を止めることができた[*84]。そのようなことはヒト臨床試験ではまだ達成されていないが、制御性T細胞に関する理解が深まるにつれ、このような新薬や、私たちがまだ思いついてもいない何かが登場するようになるだろう。しかも、われわれの理解はまだ氷山の一角にすぎないのだ。

見えてきた勝利

自分の体が自分を攻撃するようになる原因を解明できれば免疫システムの仕組みに関する理解が深まるはずだ、という坂口の考えは、まったくもって正しかった。彼が登場するまでは、体の構成要素を攻撃しうる免疫細胞は取り除かれるというのが揺るぎない定説であり、そのような細胞は胸腺で死滅させられるので血液中には放出されないと考えられてきた。しかし坂口と彼の同時代の科学者たちは、より複雑な実態を明らかにした。体の構成要素を検出できる特別なT細胞が存在し、免疫反応に対する安全装置として働いていたのだ。今では私たちも、この他にも多くの種類のT細胞が存在することを知っている。その多様性は、「通常」のT細胞か「制御性」のT細胞かという大まかな分類ではカバーできないほどだ。

実のところ、これまで免疫細胞の分類は大雑把すぎた。数少ない特徴——たいていは一つか二つの特徴的なタンパク質分子の存在——で識別され、機能ごとに大まかに分類されているだけだ。ナチュラルキラー（NK）細胞と呼ばれる白血球は、がん細胞を死滅させるのが得意な細胞、マクロファージは細菌を貪食するのが得意な細胞、という具合である。しかし今では、NK細胞もマクロファージも多種多様であることがわかっている。これまでに考案されたどの細胞カテゴリーにも、たくさんのサブカテゴリーが存在する。現に、ある研究ではNK細胞は数千種類に分類されている。[*85] すでに見てきたとおり、同じカテゴリーの免疫細胞であっても免疫応答のスイッチを入れるものもあれば、スイッチを切るものもある。さらに、同じ特性をもつ免疫細胞であっても、その細胞が体内のどこに存在するかで働きはさまざまに変わる。腸内の免疫細胞は、肺にいるときよりも細菌に対して寛容になる。はっきり言って、免疫システムが実際に行っていることのすべてがどのように達成されているのかを理解するのは困難だ。

しかし一方で、それは当然のことのように思える。グーグル検索エンジンのように一見シンプルにみえることでも、その仕組みを理解するのは、不可能ではないとしても困難なのだから。検索という、ほんの数単語を探してインターネット上を走査させる行為は、今や生活の一部になっているが、その背後にはきわめて複雑なアルゴリズムがいくつも存在し、その一つ一つを専門家チームが設計しており、しかも専門家たちでさえ、全体のうちの一部に精通しているにすぎない。

それでも、私たちは勝利を収めつつある――健康革命の夜明けを迎えているという表現はけっして誇張ではない。そう言えるのには理由がある。免疫システムのハブとなるものの存在が新たにいくつか確認されているからだ。そのような細胞や分子を薬の標的とし、それらの活性を強化したり停止させたりすれば、抗サイトカイン薬のところ（第4章）ですでに見たとおり、免疫システム全体の働きを劇的に変化させることができる。腫瘍壊死因子（ＴＮＦ）という、たった一つのサイトカインを阻害するだけで、その影響を受ける一連の反応をすべて停止させ、関節リウマチの炎症を軽減できた。この場合は、免疫細胞同士が互いを活性化させ続ける永続的なフィードバックループによって自己免疫による攻撃が引き起こされていたため、そのフィードバックループを断ち切ったことで炎症が和らいだのだ。制御性T細胞も免疫システムのハブであることは疑いようがない。制御性T細胞の働きや数に影響を及ぼすような薬、食物、プレバイオティクス、プロバイオティクスが開発されれば、アレルギーや自己免疫疾患に対する新たな治療法も生まれることだろう。

そうこうする間にも、革命は次の段階へと進んでいる。次のターゲットはがん治療だ。免疫システムを制御する、まったく別の方法が最近発見されたことで、がんの薬物治療への理解が深まり、新しい道が開かれた。

第8章 未来の薬

がん免疫療法の開発

「ジムったら、患者さんに会うたびに毎回、声をあげて泣くんですよ」。

二〇一六年、パドマニがニューヨーク・タイムズ紙にそう語ると、[*1]「毎回じゃないよ」とジムが横から口を挟んだ。テキサス州ヒューストンのMDアンダーソンがんセンターで共に働くジェームズ（ジム）・アリソンとパドマニ・シャルマは、二〇〇五年に出会い、二〇一四年に結婚した。二人が出会う一〇年前に、アリソンが率いる研究チームは独創性に富んだ素晴らしい発見をしてがんの薬物治療に革命をもたらした。がん専門医のあいだでも、アリソンのアイデアはがん治療を根本から一変させたと認められており、今や特定の種類のがんの治療法としては外科手術、放射線治療、化学療法と並ぶ主要な治療選択肢になっている。[*2]

実際にその新薬で救われた患者の例を紹介しよう。二〇〇四年、二二歳だったシャロン・ベルヴィンは、ステージⅣのメラノーマ（黒色腫）と診断された。彼女の皮膚がんはすでに肺まで広がっていて、半年後の生存確率は五分五分だと告げられた。化学療法を試したものの効果はみられず、彼女の未来は真っ暗だった。「あんなに辛い思いをしたことは、それまで一度もありませんでした」と、のちに彼女は振り返っている。「……もう道がない。つまり、打つ手がない。まったくどうすることもできない状況でした」[*3]。他の選択肢をすべて試したあとで彼女は、アリソンのアイデアをもとに開発された新薬を試す実験的な臨床試験の同意書に署名した。そして三ヵ月かけて四回の注射を受けた。すると、なんと彼女の左肺の腫瘍は六〇パーセント以上も小さくなった。その後も数ヵ月間、腫瘍は縮小し続けた。そして死の恐怖と共に生きた二年半を経て、ついに彼女は医師から寛解を告げられた。がんはもはや検出されなかった。この治療法は誰にでも効くわけではないが、それでも、「ある特定の種類のがんには効きます。狙い撃ちができるのです」とアリソンは言う[*4]。

回復後、シャロン・ベルヴィンはアリソンと面会した。アリソンが患者と面会するのはそれが初めてだった[*5]。彼女の両親と夫も立ち会い、その場にいる全員で泣いた。ベルヴィンはアリソンをきつく抱きしめた。「なんと言えばいいのか、言葉がありません」と彼女は言った。「あなたのおかげで、人生を取り戻すことができました」[*6]。この面会の約二年後、アリソンのもとにはベルヴィンが授かった最初の子供の写真が届き、その二年後には二人目の子供の写真も届いた。ユダヤ教の教典「タルムード」にもイスラム教の聖典「コーラン」にも、「一つの命を救う者は、全世界を救ったも同然である」と書かれているが、まさにそのとおりだ。

治療の成功例は彼女だけではなかった。この素晴らしい新薬は、これまでに数千人の命を救い、生き長らえさせてきた。だがこうした成果は、特定のがんを治療しようとか、何らかの病気を治療しようとか、そういう目標を掲げた研究から生まれたわけではなかった。この新薬が今あるのは、好奇心に駆られた研究のおかげ——ただただ免疫システムの仕組みを探るためだけに細胞や分子と向き合った研究者たちのおかげである。そのような基礎研究が今後どれほどの恩恵をもたらすのか、私たちはようやく理解しはじめたところだ。

免疫システムはがんと闘える

がんはかつて、体の防御システムにとって「見えない」存在だと思われていた。病原体によって引き起こされるがんはまれであり、たいていのがんは、体自身の細胞が異常増殖したものなので、がん化した細胞を選別しようにも、ウイルス、細菌、菌類由来の分子のようにはっきりとした目印は見当たらない。そのため、免疫システムに異物として認識されるようなものをがんは何も提示していない、という考えが長らく主流となっていた。

実は一九四三年にはすでに、免疫システムががん（ウイルスが原因ではない種類のがん）に反応することを示唆した最初のエビデンスが発表されていたのだが、[*7] このアイデアはすぐには受け入れられず、その後三〇年にわたって議論されてきた。[*8] というのも、その実験で観察された免疫反応は、実験動物の腫瘍によってではなく、腫瘍を誘発するために使用された化学薬品によって引き起こされた可能性があったからだ。しかし最終的には、免疫システムはがんを攻撃できるし、実際にがんと闘っているという証拠が示された。免疫細胞が腫瘍に浸潤している様子が観察され、研究室で単離された免疫細胞が腫瘍細胞を死滅させうることも確認された。さらにマウスの実験でも、免疫システムが適切に働くのに必要な遺伝子を失わせると、がんに罹りやすくなることが示された。[*9]

　細胞をがん化させるような遺伝子変異やエピジェネティック変異（遺伝子配列に変化はないが、エピジェネティクス（ＤＮＡなどに対する後天的な化学修飾）による制御のされ方に変化が生じること）が、免疫システムによるがんの検出の十分条件であることも確認された。その決め手となったのは、ベルギー人科学者のティエリー・ボーンによる研究だった。[*10]ボーンは、細胞内で変異を起こした遺伝子から作られる不完全な形のタンパク質断片が、「以前は体内になかった存在」としてＴ細胞に検出されることを確認した。この発見から、免疫システムが体内の細胞の一貫性の維持にも一役買っていることがわかった。免疫システムは、侵入した病原体を探索するだけでなく、体内の細胞が分裂するたびに発生しうる有害な遺伝子変異のスクリーニングも行っていたのだ。

　免疫反応はつねに多重的に働いており、がんに対する体の防御も例外ではない。これまで白血球と言えばＴ細胞の話が多かったが、すでに紹介したとおり、同じく白血球の一種であるナチュラルキラー（ＮＫ）細胞も、がんと闘うことができる。ＮＫ細胞もＴ細胞と同様、毒性タンパク質の入った小胞をがん細胞内に送り込んで闘うが、がん化した細胞の検出にはさまざまに異なる戦略を用いる。そのような戦略の一つには、健康な細胞には通常みられないが、がん細胞表面に時おり提示されるタンパク質分子（第５章で登場した「ストレス誘導性タンパク質」）の認識が関連している（とはいえ、免疫システムによるがんの認識はインフルエンザウイルスの認識よりも難しいようだ。それすらも簡単には証明できないが）。

免疫療法の鍵はプレシジョン

免疫システムはがんと闘える――この発見から、免疫反応を利用したり強化したりすることで、より効果的にがんに対処できるようになる可能性が出てきた。いや実際には、そのような治療法は以前から存在し、免疫療法と呼ばれ、長い歴史をもつ。T細胞やNK細胞が知られるようになるより遥か昔の一八九〇年代に、ウィリアム・コーリーという人物が行った一連の実験の詳細が記録されていて、それが免疫療法の始まりとも言われている。ニューヨーク州のメモリアル病院の外科医だったコーリーはあるとき、頸部がん患者の病状が、重度の皮膚感染症に罹ったあとに改善しはじめたことに気づいた。そこで医学文献を調べ回ったところ、四七例のよく似た症例が見つかった。これに背中を押されたコーリーは、熱殺菌した細菌の混合物（「コーリーの毒」として知られている）を意図的に接種することでがん患者を助けられるかどうかを、体系的に検討した。二九歳の外科医がほとんど勘だけを頼りにヒト臨床試験をあっさり実行できたのは、制度化された審査委員会が登場する前の時代だったからだ。これから見ていくとおり、その一世紀後にアリソンがヒト臨床試験を行うころには、いくつもの手続きを踏まなければ実施できなくなっていた。

コーリーの毒は、一部の患者では効果を発揮したが、全体としては効果に一貫性がなかった。とくに他の医師が再現を試みた場合には、混合物の調合のばらつきのせいで、効果にもばらつきがみられた。[*11] 医学の権威たちはコーリーの取り組みを受け入れず、彼の治療の効果についても、そもそも最初の診断が間違っていたのだと理由づけた。[*12] コーリーが実際に何を用いたのか正確にはわからないが、がん研究を専門とする英国のチャリティ研究機関キャンサー・リサーチUKは、コーリーの毒によってがんを治療または予防できたことを裏づける科学的エビデンスは存在しないと結論づけている。[*13]

ある意味、コーリーがやろうとした挑戦は現在も続いている。第3章で登場したスティーヴン・ローゼンバーグは、サイトカインが免疫反応を強化してがんとの闘いの助けになりうることを明らかにしたが、その効果に一貫性はなかった。闇雲に多くの反応過程のスイッチを入れてしまうせいで「サイトカインストーム」と呼ばれる免疫活性の暴走を引き起こす可能性があり、有害どころか死に至ることさえある。

がんとの闘いに免疫システムを利用するうえで最も重要なことは何だろうか？　誰に聞いても同じ答えが返ってくるはずだ——一言で表すなら、「プレシジョン（精確さ）」である。つまり、治療を行う際にその治療法で効果の出やすい患者のみを精確に選択するということ、そしてがんを標的にする免疫細胞セットのみを精確に強化するということだ（詳細は後述する）。とくに後者は、アリソンの成功を理解するうえできわめて重要となる。

最適な免疫細胞のスイッチを入れることが重要だという意見には、科学者の誰もが同意するはずだ。しかしその実現方法を見つけるとなると、容易なことではない。免疫反応を精確に操作する方法の一つとして、抗体を使用する方法がある。抗体は、われわれが知るなかで最も精確に働く生物学的試薬である。そもそも抗体は、免疫システムの一部であり、血流に乗って体内を循環し、病原体や感染細胞に結合して動きを封じたり、免疫細胞に分解してもらうための目印になったりする役目を担う。ほぼすべてのものに対して、それを標的とする抗体を作ることができるため、第4章で見たとおり、サイトカインに結合してその働きを阻害する抗体を作製し、それを用いて一部の関節リウマチ患者を治療することも可能だ。

アリソンの画期的なアイデアも抗体を用いるものだったが、従来とはまったく異なる用いられ方だった。彼がまず目を向けたのは、免疫反応の終了プロセスだった。免疫反応は、T細胞が感染細胞やがん細胞を検出し、増殖するところから始まる。問題の疾患細胞を認識するのに最適な受容体をもつT細胞が、わずか数百個からほんの数日のうちに何百万個、何千万個にまで増えて勢力を一気に拡大する。しかし、このような勢力拡大が永遠に続くはずはなく、しばらくして脅威が排除されると、T細胞や他の免疫細胞のスイッチが切れて免疫反応は自然と沈静化し、免疫システムは通常の静止状態を取り戻す。そこでアリソンはひらめいた。この「スイッチ・オフ」のシグナルを阻止すれば、免疫細胞はもっと長く攻撃し続けられるようになり、もっと効率よくがん細胞と闘えるようになるのではないか、と。そして、免疫細胞の活性にブレーキをかけている受容体タンパク質を見つけ出し、抗体を用いた手法でそのタンパク質の活性を阻害する方法を探ろうと考えた。

これはちょっとしたパラダイムシフトだった。それ以前のアイデアは、がんに対して免疫反応を「オン」にするものばかりだったが、アリソンは発想を逆転させ、ブレーキのスイッチを「オフ」にしようと考えたのだ。腫瘍に対抗しようとする免疫反応（抗腫瘍反応）に対して「手綱をつけて操作するのではなく、手綱を外してやるのです」と彼は言っている。[*14] この手法には「精確さ」という大きな利点がある。ブレーキとなる受容体が細胞表面に姿を現しているのは、腫瘍を攻撃するスイッチがオンになっている細胞のみであるため、この介入によって活性が持続されるのは、体中のすべての免疫細胞ではなく、腫瘍を攻撃中の免疫細胞のみとなる。この手法は現在では「免疫チェックポイント療法」として知られている。

大勢の努力とたった一人のひらめき

もともとアリソンは、がんの研究からスタートしたわけではなく、本人も「まったくそんなつもりはなかった」と言っている。ただただT細胞の仕組みを理解したくて研究に着手したのだ。[*15] とはいえ、母親と二人のおじ、次いで兄弟をがんで亡くしていたので、がんのことは頭の片隅にはあったし、放射線治療や化学療法の副作用がどれほど痛ましいものかも間近で見て知っていた。学校を飛び級で卒業し、一六歳でカレッジに通いはじめたときには、将来は科学者になると心に決めていたと言う。当時、T細胞は特殊な白血球として発見されたばかりだった。[*16] アリソンも他の科学者も、こぞってT細胞の表面に存在する多種多様な受容体タンパク質の役割を調べた。そうこうするうちに、アリソンはT細胞のブレーキシステムになる受容体を思いがけず発見したのだった。

千里の道も一歩から、とはよく言われることだが、[*17] 科学の世界で何らかのアイデアを構築しようとする場合はとくに、その旅の最初の一歩をどこに定めるかが重要となる。新しいアイデアはすべて、先人のアイデアの上に築き上げられていくからだ。アリソンの発見も例外ではない。

ここで、先人のアイデアを振り返ってみよう。第1章で紹介したとおり、チャールズ・ジェンウェーは、過去に体内に存在したことのない何かが存在するというだけでは免疫反応を引き起こせないことに気がついた。つまり、二つ目のシグナルが必要だと気づいたのだ。ジェンウェー本人は、病原体の検出こそが二つ目のシグナルであることを明らかにしたが、その後、前章に登場したポリー・マッツィンガーによって、病原体でなくても何か危険なものが検出されればそれが二つ目のシグナルになることが示された。

第2章では、ラルフ・スタインマンが、病原体の検出にとくに力を発揮する免疫細胞として「樹状細胞」を発見するまでの物語を紹介した。樹状細胞は病原体を検出すると、細胞表面にいわゆる「共刺激タンパク質」を提示することによって、病原体の存在を知らせるシグナルをT細胞に届ける。これが、免疫反応の開始に必要な二つ目のシグナルとなる。樹状細胞表面に提示されたタンパク質は、T細胞表面にある受容体タンパク質とちょうど鍵と鍵穴のように合致し、ある意味その鍵を解錠して、T細胞のスイッチをオンにする。[*18]

そして実は、ここがアリソンの旅の起点となった。T細胞表面でもう一つ、共刺激タンパク質によって「解錠」される受容体と不思議なほどよく似た第二の受容体タンパク質の存在が確認されたのが、事の始まりだった。この第二の受容体タンパク質のアミノ酸配列は、一つ目の受容体タンパク質と約三〇パーセントはまったく同じという高い一致率を示したが、免疫システムにおいてどのような役割を担うのかは謎のままだった。

この謎の受容体は、「細胞傷害性Tリンパ球関連分子4（CTLA‐4）」と名づけられた。長くて堅苦しい名称だが、要するにT細胞表面で存在が確認された一連の分子のうちの四番目、ということだ（同時にこれは、アリソンのポルシェのプレートナンバーでもある。[19] まあ確かに、彼のファーストネームであるJimに比べれば、CTLA4のほうがナンバープレートとしての需要は遥かに少なかったことだろう）。

しかし実は、CTLA‐4を最初に発見したのはアリソンではなかった。一九八七年、マルセイユのピエール・ゴルシュタインの研究室にて、他の白血球では不活性だがT細胞でのみ活性化している遺伝子を見つけようとするなかで発見された。[20] ところがゴルシュタインは、CTLA‐4を発見したものの、それ以上は深追いせず、その役割を解明することもなかった。CTLA‐4については、スイッチが入った状態で免疫反応に参加しているT細胞の表面には存在するが、静止状態で問題発生のサインを待っているT細胞の表面には存在しないという事実だけが明らかにされた。この事実は、この分子が何か重要な働きをするのは免疫反応が進行しているときだけであることを示唆していた。ゴルシュタインにとっては、興味はそそられるものの、是が非でも追究したくなるほどではなかったのだろう。

その後、CTLA‐4の謎が解明されるまでに誰が何をしたかを整理して書き記すのは、容易なことではない。[*21] 二〇一五年、アリソンの研究が権威ある医学賞を受賞したときにニューヨーク・タイムズ紙が掲載したコメントにも、次のように書かれていた。「アリソンの論文に引用されている先行研究を詳細に見ていけば、彼の発見が五七〇〇の研究機関で働く七〇〇〇人の科学者の業績のうえに築かれたものであることは一目瞭然である。たった一人の人物を表彰するのは、新薬誕生の経緯について、誤ったイメージを人々に抱かせることになりかねない」[*22]。それに、そもそもこの発見に貢献したのは科学者だけではない。アリソンのアイデアを臨床に適用するためには、医師と患者の協力が欠かせなかった。研究室レベルの分子を承認薬へと生まれ変わらせた製薬業界の人々の存在も忘れてはならない。だが一方で、ある著名な免疫学者は次のように書いている。「これほどの大変革の場合、貢献者として誰か一人の名前をあげることなど到底できるものではないが、チェックポイント療法に関しては、ジェームズ・アリソンの功績がなければ誕生していなかったと言えよう」[*23]。私には、どちらの意見も正しいように思える。新薬の誕生には、大勢の努力とたった一人のひらめきの両方が必要なのだ。

免疫反応の停止シグナルを遮断する

CTLA‐4の働きを解明するために行われた実験の結果は、当初、T細胞を刺激するに違いないという予測に沿って解釈されたせいで、一つ目の刺激性受容体とたいして変わらない受容体であると結論づけられていた。実際のところ、そのような冗長性は免疫システムには付き物なのだ。多種多様な分子や細胞が重複して同じ役割を担っているおかげで、システムの堅牢性が保たれる。そのような冗長性のおかげで、どれか一つが病原体に侵されても機能を果たすことができるというわけだ。ところが一九九四年、シカゴ大学のジェフリー・ブルーストーンの研究チームは、研究室に流れるブルース・スプリングスティーンのロック音楽に駆り立てられるように実験を重ねるうちに、[*24] 実はCTLA‐4は、大方の予想とは逆の働きをするらしいという事実を見出した。

当時、ブルーストーンのチームは、CTLA‐4受容体を阻害する抗体の作製にすでに成功していた（第4章に登場したヤン・ヴィルチェクがTNFサイトカインに対する抗体を作製したのと同じ方法が用いられた）。つまり、CTLA‐4の働きを封じたときにT細胞に何が起きるのかをすぐに検証できる状況だった。またブルーストーンの研究室では、臓器移植や自己免疫疾患の問題に対処するために、免疫反応を停止させる方法を探し出すことをテーマとして掲げていた。ブルーストーンがCTLA‐4受容体の阻害実験を指示したのは、他の人々と同じく彼も、CTLA‐4はT細胞のスイッチを入れる刺激性受容体であると推測していたからだ。そのためCTLA‐4を抗体で阻害すれば、T細胞は刺激を受け取れなくなり、免疫システムの効率を低下させることができるものと予想していた。

その日のことはけっして忘れない、とブルーストーンは言う。学生のテレサ・ワルナスが実験結果を持って彼のオフィスに駆け込んできたのだ。抗体でCTLA‐4を阻害したところ、T細胞の反応性は低下するどころか高まっていた。[*25] ＣＴＬＡ‐４を阻害することによって反応性が高まるということは、正常な状態のＣＴＬＡ‐４は、刺激性シグナルではなく、スイッチをオフにするシグナルを発することになる。大方の予想に真っ向から反する結果だったため、この発見の瞬間は、歓喜に満ちたものではなかったそうだ。「なんてことだ。どうやらスイッチをオフにする分子のようだが、はてさて、これを他の人々に証明してみせるのは難しいぞ」というのが、ブルーストーンの実際の反応だった。[*26]

この少し前に、ブルーストーンの友人二人が[*27]「イミュニティ」という新しい科学誌を創刊していたので、彼はこの発見をその科学誌で発表することにした。この新しい科学誌がうまく軌道に乗らなかった場合、論文が掲載されても他の科学者の目に留まりにくいのではないか。そんな心配も頭をよぎったそうだが、心配は不要だった。間もなくこのイミュニティ誌は、免疫システムに関する研究分野で世界トップクラスの科学誌になった。[*28]

一方、ブルーストーンのライバルであるアリソンも、一九八九年、カリフォルニア大学バークレー校のがん研究室のディレクターとして、博士課程の学生だったマシュー・クラメルにまったく同じことを指示していた――ＣＴＬＡ‐４が何をしているのかを解明しようとしていたのだ。アリソンには検証したいと思うような具体的なアイデアはなかった。仮説を確かめるためではなく、ただ好奇心の赴くままに研究を進めた、とクラメルも述べている。[*29] ブルーストーンの研究室がまさか自分と同じことをしているとは知らないまま、クラメルもまずは、ＣＴＬＡ‐４に結合する抗体を作るところから着手した。ＣＴＬＡ‐４を阻害したときに免疫反応に何が起きるかを試そうと考えたのだ。現在では抗体は簡単に作れるが、当時はそう簡単には作れず、クラメルはうまくいく作製手順を見つけ出すのに四年を費やした。[*30] ようやく手にした抗体を用いて実験をしてみると、結果はブルーストーンの研究室の実験結果と同じだった。つまりCTLA‐4を阻害すると免疫反応は強化され、CTLA‐4は通常はスイッチ・オフのシグナルをT細胞に届けているという見解と一致したのだ。[*31]

ブルーストーンの研究室でもアリソンの研究室でも、同じ結論が導き出された。にもかかわらず、彼らの発見は議論を呼んだ。CTLA‐4にくっつく抗体は、受容体の働きを阻害した可能性もあるが、原理上、逆に受容体を活性化させた可能性もあるからだ。スイッチ・オフのシグナルを遮断していても、刺激性シグナルを発動させていても、結果は同じになる。[*32] しかし、遺伝子組み換えによってCTLA‐4を失わせたマウス（CTLA‐4欠損マウス）が若齢のうちに死んだことで、議論は収まった。CTLA‐4欠損マウスの体内を調べたところ、免疫細胞が大幅に増殖し、マウスの体を圧倒し、有害レベルの炎症を生じさせていたのだ。[*33] これは、CTLA‐4が免疫反応のスイッチをオフにするうえできわめて重要な役割を果たしていることを明確に示していた。またこれによって、免疫反応のスイッチをオフにすることが、オンにするのと同じぐらい健康にとって重要であることも確認された。

次にクラメルは、CTLA‐4を阻害したときにさまざまな免疫反応にどのような影響が及ぶのかを検証するために、自作の抗体を大量に準備した。ところがその後、クラメル本人は、CTLA‐4の阻害が細菌由来タンパク質に対する免疫反応にどう影響するかを検証するだけで手いっぱいになった[34]。そこでアリソンは、彼の研究室に新たに加わったダナ・リーチに、CTLA-4の阻害が腫瘍にどう影響するかを調べるよう指示した。おかげでクラメルは、医学に大変革をもたらす決定的証拠となる実験をリーチに譲る形になった。

リーチは大腸がんのマウスに抗体を注射した。アリソンとしては、T細胞のスイッチを切るシグナルを遮断することによって、せいぜい免疫システムが大腸の腫瘍をより効率よく攻撃するようになり、腫瘍の増殖速度が低下する、という程度のことを望んでいたのだが、結果は彼の期待を上回った。「ダナ・リーチが最初のデータを見せに来たとき、私は驚きすぎて言葉を失いました」とアリソンは振り返る[35]。なんと、抗体で処置したすべてのマウスで、腫瘍が完全に消失していたのだ[36]。彼らは一九九四年のクリスマス休暇中に再実験を行った。しかもそれは、どちらのマウス群が抗体による処置を受けたのかを分析者に知らせずに行う「盲検実験」だった。リーチは実験の仕込みだけ行うと、クリスマス休暇を恋人と過ごすために旅立ち、その後の腫瘍の測定はアリソン本人が引き受けた[37]。最初のうちは腫瘍サイズに変化はみられなかったが、二週間後、「まるで手品のように[38]」一方のマウス群の腫瘍が退縮しはじめ、間もなく完全に消失した。もちろん、抗体による処置を受けたほうのマウス群だった。「単一の分子を阻害するだけでがんが完全に消失するとは、驚くべきことだ」とアリソンは述べている[39]。

CTLA-4阻害薬の誕生

その後の一五年間で、アリソンのチームをはじめとする科学者たちは、CTLA‐4の阻害がさまざまな種類のがんの治療に役立つことを、マウスの実験で明らかにしていった。次に行うべきはヒトでの検証である。今から思うと信じがたいことだが、この話を企業や資金提供機関に持ちかけたとき、アリソンは大きな抵抗に遭った。当時は医師、大学の研究者、企業の研究員の多くが、がんとの闘いに免疫システムを利用することにかなり懐疑的だった。これまでにサイトカインや樹状細胞ワクチンなど、多くの試みで手痛い失敗を重ね、複雑な副作用に悩まされてきたからだ。「高名な友人たちのなかには、わざわざ侮辱するするような口ぶりで、ジムは腫瘍免疫学者だ、と言って笑うやつもいましたよ」とアリソンは言う。[*40]

ようやくアリソンのアイデアに関心を寄せる企業が現れたのは、約二年後のことだった。[*41] 米国コロラド州のバイオテクノロジー企業ネクスターに勤める免疫学者アラン・コーマンが興味を示し、アリソンのアイデアに対するライセンス料を大学に支払ったうえで、ヒトCTLA‐4を阻害する抗体の研究に着手した。[*42] またネクスター社は、ニュージャージー州に本社を置くメダレックス社にもサブライセンスを与えた。メダレックス社は少し前にジェンファーム社という別会社を吸収合併していて、ジェンファーム社はヒトで安全に使用できる抗体の製造に特化した会社だった。これらすべての結果として誕生したのが、「MDX‐010」という名の抗体である。アリソンも他の科学者も、こぞってこの抗体を臨床試験に使用した。その試験手順は、一八九〇年代のウィリアム・コーリーが、アイデアを思いついてすぐに患者に試した手順と何ら変わりなかった。

最初の小規模試験では、ＭＤＸ‐０１０は一部の患者で持続的な効果をみせたが、他の患者では有害な副作用を引き起こした。その後の大規模試験では当初、結果は判然としなかったが、途中でがん治療の成否を評価する基準を変えたことで、この製剤の治療成績は基準を大きく上回る結果となり、認可の申請から脱落せずに済んだ。もちろん、結果をよくみせるためにルールを曲げたわけではない。むしろ逆である。臨床医の洞察力が優れていたからこそ、実際には効果をあげている新薬が、従来の評価基準のままでは失敗とみなされてしまうことに気づけたのだ。

なぜそのようなことが起きたのか。実は、がん治療薬の成功基準は化学療法を念頭に置いて定義されていた。化学療法はがん細胞を直接的に死滅させるものが多いので、治療が成功であれば、患者の腫瘍は数週間のうちに小さくなりはじめる。一方、ＣＴＬＡ‐４を阻害する抗体を用いた試験では、免疫システムの働きを持続させることによって治療するので、最初のうちはほとんど何も起こらない。腫瘍のサイズを測定すると、場合によっては大きくなっていることもあるため、従来の基準では、治療失敗とみなされる。だが、この数字に騙されてはいけない。免疫システムに十分な時間を与えてやれば、やがて腫瘍は退縮しはじめる可能性があるのだ[*43]。現在では、治療の開始後しばらくは腫瘍が大きくなり、患者にとって悪い知らせのようにみえることもあるということを私たちは知っている。これは、免疫細胞が腫瘍内部に入り込むから膨張して見えるだけで、実は患者にとって朗報なのだ[*44]。

このように、免疫療法薬の場合には、世界保健機関（ＷＨＯ）が定めるがん試験の成功基準を変える必要があった。現在は、「免疫関連効果判定基準」というルールに、治療が効果を現すまでの猶予時間を延長する旨が記載されている。[*45] 治療開始後にみられる腫瘍サイズの増大は「腫瘍フレア」と呼ばれる現象の一環であり、治療失敗の徴候とは限らないことがきちんと認識されたのだ。このような基準の変更が、命を救うがん治療薬の運命を変えた。この一件は、製薬業界と規制当局の関係が複雑である理由も示している。新薬を慎重に精査するために、両者は互いに独立しながらも共に歩んでいかなければならない。[*46]

中間データの段階では、抗体でＣＴＬＡ‐４を阻害する治療法の成績は、化学療法を上回るものではなかった。それを見た米製薬大手ファイザー社はこのアイデアを早々に放棄したが、メダレックス社は最後まで試験をやり抜いた。[*47] その後、患者の生存率は後半に明らかに改善した。[*48] ファイザー社は結論を急ぎすぎたのかもしれない。いずれにせよ、ファイザー社は自社の抗体に関する権利を一度は英製薬大手アストラゼネカ社の子会社メドイミューン社に売却したが、この治療法の成功が明らかになるとすぐに考えを改め、二〇一六年には抗体の所有権を取り戻すために、小さなバイオテクノロジー会社メドイミューンに二億五〇〇〇万ドルを支払うことに同意した。[*49]

一方、最後まで粘り抜いたメダレックス社は、その努力に見合った恩恵を受けた。二〇〇九年、メダレックス社は、ニューヨークを拠点とするブリストル・マイヤーズ スクイブ社に二〇億ドルを超える価格で買い取られた。買収の狙いはもちろん、同社の抗ＣＴＬＡ‐４抗体である。[*50] 当時この抗体は、まだ臨床試験による評価の途上で、うまく働くかどうか実証されていない状況だった。それでも、二〇億ドルを賭ける価値はあったし、科学が進行する裏では新たながん治療薬をめぐって他にもいくつもの取引が行われていた。

メダレックス社がブリストル・マイヤーズ スクイブ社に買収されてから間もなく、新たに定められた免疫関連効果判定基準のおかげで、CTLA‐4阻害薬の有効性が証明された。その決め手となった試験はメラノーマ（黒色腫）患者を対象としたもので、腫瘍サイズの変化を測定して評価するのではなく、生存率を主要な評価項目としていた。

この試験に参加した患者は全員、がんがすでに皮膚から体内の他の場所へと広がっており、余命も短かった。この試験の結果は、二〇一〇年六月五日、シカゴで開催されたがん学会で三万人を超える参加者を前にして発表され、同時に権威ある医学誌「ニュー・イングランド・ジャーナル・オブ・メディシン（NEJM）」にも掲載された。[*51] CTLA‐4を阻害する抗体で治療された患者の生存期間は、平均で約六ヵ月から一〇ヵ月まで延長された。臨床試験で、ここまで末期のメラノーマ患者の平均余命を延長させるものの存在が明らかにされたのは前代未聞だった。さらに驚くべきことに、一部の患者は、その後も長期にわたって恩恵を享受した。二〇パーセントを超える患者が治療後に二年以上生存した。この薬を早い段階で投与された患者のなかには、その後、一〇年以上生存した人もいた。[*52] そのうちの一人が、本章の冒頭で登場したシャロン・ベルヴィンである。

二〇一一年三月、米国食品医薬品局（FDA）はこの新薬を承認した。そのころには「イピリムマブ」という一般名が与えられ（必ずしもMDX‐010の大幅な改善版というわけではない）、「ヤーボイ」という販売名も決まっていた。米国では毎年六万八〇〇〇人がメラノーマと診断されるが、そのうちの一五パーセントの患者がヤーボイの投与を受けるようになると予測された。四回投与の治療費は当初八万ドルを超えており、二〇一五年には全世界でのこの薬の売り上げは二〇億ドルに達すると予測された。[*53] 誇大予測のようにも聞こえたが、蓋を開けてみれば、それほど誇大ではなく、結局二〇一五年のヤーボイの売り上げ実績は一一億ドルだった。[*54] 免疫システムを利用する薬の開発は、製薬業界全体のなかでもとくに成長著しい領域である。[*55]

改善の余地はまだまだある。皮膚、大腸、肝臓、その他の器官の有害な炎症など、T細胞のブレーキを外したことによる副作用も起こりうる。免疫システムを抑制する薬を併用すればうまく相殺できる場合もあるだろうが、ときに副作用は生命を脅かす。おそらく最大の課題は、効果のみられる患者が限られることだろう。アリソンもそのことを気にかけているようで、「もっと多くの人を救えたなら」と言っていた。[*56]

もう一つのブレーキ——PD-1阻害薬

患者の五人に一人ではなく、もっと多くの人を助けたい——そう願うアリソンの思いは、けっして非現実的なものではない。地上で大成功を収めた建築家が天空の城を建てたいと願うのとはわけが違う。免疫システムには多くのブレーキが存在する。改変可能な「チェックポイント」は他にもあるだろうし、免疫細胞のブレーキを外してがんとより効率よく闘わせる方法は他にもあるだろう。アリソンの研究は「チェックポイント療法」の最初の薬をもたらしたが、そのような薬はこれが最後ではなかった。

一九九二年、日本人科学者の本庶佑《ほんじょたすく》がT細胞上に別のタンパク質受容体を発見した。タンパク質は遺伝子にコードされているものだが、本庶は細胞死を引き起こす遺伝子を探索した結果、この特定のタンパク質に行き着き、関心をもつようになった。そのような経緯から、この受容体は「プログラム細胞死1（PD‐1）」と名づけられた。[*57]

しかし実のところ、この名称は的確ではなかった。最終的にこの受容体はT細胞の死にまったく関係ないことがわかったからだ。それから何年ものあいだ、このPD‐1受容体の役割は謎のままだった。大きな手がかりが得られたのは、遺伝子組み換えによってPD‐1受容体をコードする遺伝子を欠損させたマウスが作製されたときだった。PD‐1欠損マウスの免疫システムはちょっとしたことで激しく反応した。免疫細胞は刺激されると旺盛に増殖したし、一部の、とりわけ高齢のマウスで自己免疫疾患が自然発症した。[*58] こうした事実は、PD‐1もスイッチをオフにするシグナルを免疫細胞に送っている――つまりシステムに備わるもう一つのブレーキである――と考えると辻褄が合う。PD‐1を失ったせいで免疫システムの反応性が高まり、反応が過剰になったことで自己免疫疾患が引き起こされた、と考えることができるのだ。

現在では、スイッチが入った状態にあるすべての免疫細胞（T細胞も含む）の表面に、このPD‐1受容体タンパク質が存在するとわかっている。[*59] 免疫反応の一環として放出されたサイトカインを浴びると、細胞の表面には特殊なタンパク質が出現するが、PD‐1受容体は他の細胞の表面に出現したその特殊なタンパク質と結合し、細胞内部に向けてスイッチ・オフのシグナルを発する。つまり、細胞表面にPD‐1受容体をもつスイッチ・オン状態の免疫細胞は、どこかでサイトカインを浴びてきた他の細胞に遭遇すると、その細胞の表面に出現している特殊なタンパク質をＰＤ－１受容体で認識することによって間接的にサイトカインの放出を知り、自分もスイッチをオフにするのだ。こうしてＰＤ－１受容体は、免疫反応が激しすぎたとき、あるいは長引きすぎているときに反応を停止させるための手段となっている。

ＰＤ－１とＣＴＬＡ－４の役割はある程度、重複していて、どちらも免疫反応のブレーキとして働くが、この二つの活躍する場面は異なる。ＰＤ－１の結合相手となるタンパク質は、炎症に曝された細胞の内部から出現するが、ＣＴＬＡ－４の結合相手となるのは、樹状細胞などの免疫細胞が表面に提示したタンパク質である。この事実から、ＰＤ－１は現在進行中の局所的な免疫反応の激しさを抑えるうえでとくに重要な役割を担い、ＣＴＬＡ－４はどちらかというと、全身で発症する自己免疫疾患を予防し、免疫システム全体を抑制する際に重要だと考えられる。免疫システムに備わる多種多様なブレーキが互いの役割をどのように補完し合っているのかを解明する研究は今なお最前線ではあるが、すでにわかっている知見からも、ＰＤ－１を阻害すれば局所的な抗腫瘍反応を重点的に強化できる可能性がうかがえる。つまり腫瘍への浸潤に成功しながらも、その場でＰＤ－１ブレーキによって抑制されたまま動けなくなっていた免疫細胞の威力を復活させることができるかもしれないのだ。

ＰＤ－１を阻害する薬を開発するためのプログラムには、ＣＴＬＡ－４阻害薬の開発から学んだことが生かされた。[*60] たとえば、患者に明らかな利益が現れるまでには多少の時間がかかるという事実は、すでに確立されていた。それに、おそらく何より大事なことに、ＣＴＬＡ－４阻害薬の成功という前例があったおかげで、世界中のすべての大手製薬企業がPD‐1阻害薬の開発に参画したがった。臨床試験が行われると間もなく、PD‐1阻害薬のメラノーマ患者に対する有効性はCTLA‐4阻害薬を上回り、有害副作用はCTLA‐4阻害薬よりも少ないことが明らかになった。[*61] そして他の治療困難ながんも、PD‐1によるブレーキを外してやれば、免疫システムによる攻撃に屈することが示された。[*62] 科学という観点で言えば、この成功はCTLA‐4阻害の成功から導き出された成功であり、偶然でもまぐれ当たりでもない。スイッチをオフにできなくしてやれば免疫システムは病気と闘い続けるはずだ、というアイデアが正しかったのだ。

チェックポイント阻害薬の課題

これは序章にすぎなかった。現在では、二〇種類を超えるブレーキ受容体が免疫システム内に見つかっている。[*63] そのほとんどは、ナチュラルキラー（NK）細胞、マクロファージ、樹状細胞、T細胞、B細胞など、特定の種類の免疫細胞のスイッチをオフにする。現在も、規模の大小を問わず大学や企業の研究室では、これらの受容体を阻害する抗体を単独使用もしくは併用することで免疫細胞の能力が持続するかどうか、さまざまな種類のがんに対処できるかどうかの検証が進められている。いや、がんだけではない。免疫細胞のスイッチは、HIVなどのウイルス感染との長期的な闘いのあとにも切れる。そのため、そのブレーキを外せば、慢性感染症に対しても免疫システムの底力を発揮できる可能性がある。

残念ながら、特定の種類の免疫細胞のブレーキを外したときに、どの種類のがんや疾患に最も大きく影響するのかを予測することはできない。免疫システムはあまりにも複雑で、私たちの理解はあまりにも浅い。それでも私たちは、免疫システムにおいてすでに多くのブレーキの存在を確認しており、その一つ一つのスイッチを切るためのテクノロジーを手にしている。「われわれはすべてを知っているわけではないが、十分な知見をすでに得ているものと考えている。あとは賭けに出るだけだ」と、新たなチェックポイント阻害薬を探索する会社の共同創業者であるエリック・ヴィヴィエは言う。[*64]

彼の会社は、NK細胞のブレーキ受容体を研究する科学者たちの友情から生まれた会社であり、NK細胞の受容体の阻害にとくに力を入れ、大きな賭けに出ている。彼らがその賭けに勝つかどうかは誰にもわからない。それでも、多くの会社が総力をあげ、各種免疫細胞上に存在する全種類の受容体に対して阻害薬を次々に開発し、それらを単独使用もしくは併用したときに何が起きるかをさまざまな疾患で片っ端から検証していく――つまり、賭けに勝つまで何度でも賭け続ける――のは、人類全体にとって合理的な戦略のようにも思える。

一方で、患者の立場で考えるなら、新たなチェックポイント阻害薬が発見されればされるほど、その薬が効く可能性の高い患者を事前に判定できる方法を見つけ出すことがますます重要になる。単純に薬を一つずつ順に試していくやり方では、あまりに乱暴すぎる。重篤な副作用が出る可能性の高い患者に投与してしまう事態を回避しつつ、効果の出る可能性の高い患者に確実に投与するためには、患者の体内で何が起きているのかを事前に精確に調べる手段が必要である。そのような目的で用いられるさまざまな測定値を、専門用語では「バイオマーカー」と呼ぶ。病院で確認されることが多くて比較的なじみ深いバイオマーカーの一つが「血球数」である。一滴の血液に含まれる細胞の数をざっと見るだけで、貧血症や感染症の有無を確認できる。ただし、単に血球数だけでは大雑把すぎるし、精確ではない。チェックポイント阻害薬の場合は、これより遥かに精確なバイオマーカーが必要だ。

バイオマーカーの候補として一つ考えられるのが、患者の免疫細胞の表面にどのブレーキ受容体が存在するかを検査すること、つまり患者の体内でどのブレーキが働いているのかを調べることだ。そうすれば、特定の受容体を標的にしたチェックポイント阻害薬を選択できる。さらに、その患者の腫瘍成分を分析すれば、免疫細胞上の特定のブレーキ受容体を作動させるタンパク質分子を腫瘍が産生しているかどうかを確認することもできる。そうすれば、たとえばＰＤ‐１ブレーキシステムの阻害が患者の利益になりそうかどうかも、原理的には予測できるようになるだろう。

しかし残念ながら、これはそう簡単には実現しそうになく、この方法で患者の反応を予測することについては議論を呼んでいる。[*65] 第一に、ブレーキは動的である。ある日、何が免疫システムを抑制しているのかわかったとしても、翌日には状況が変わってしまっている可能性がある。第二に、治療した結果として事態が変化することもありえる。あるチェックポイント阻害薬のおかげで一つのブレーキが外れたとしても、腫瘍が順応して別のブレーキシステムを利用しはじめる可能性もある。第三に、免疫細胞もがん細胞もきわめて変化しやすい。同じ患者の体内でも大きく変動するし、同じ腫瘍であっても日々様相が変わるため、無数の異なる疾患を相手にしているように感じることもある。薬の効果の予測に使えるバイオマーカーを探求することも重要だが、この分野はそもそも研究分野としてまだ成熟していないのだ。

　実のところ、バイオマーカーの探索は近い将来、別の問題に行き当たる可能性がある。PD-1ブレーキシステムの阻害ががん患者のためになるかどうかを事前に調べることについては、異議を唱える人はほとんどいないが、バイオマーカーが普及していけば、病気が明らかになる前から人々の免疫システムの特徴を調べられるようになる可能性がある。つまり、ある種の個人情報として免疫システムの状態を詳細に調査できるようなるということだ。たとえば、老年期に自己免疫疾患を発症する可能性を高める特定の免疫細胞の有無を検査したり、制御性細胞の数の変化をモニタリングしたりできるようになるかもしれない。特定の薬で効果の出やすい患者を予測するだけにとどまらず、その人物の健康状態まで精確に評価できるようになり、その人物がとくにどのような病気に罹りやすいかも予測できるようになる可能性がある。遺伝子研究や遺伝子検査にはどうしても、英国の小説家オルダス・ハクスリーの『すばらしい新世界』〔ヒト受精卵の選別に始まる超差別主義的な管理型の未来社会が描かれている〕のように社会工学のディストピア的応用につながるのではないかという恐怖がつきまとうもので、これまでもおおいに物議をかもしてきた。それでも私たちは、ひょんなことから裏口を抜けて——免疫システムの科学を介して——あの小説の世界に行き着いてしまうのだろうか。

　いや、あの小説のようにはならない。そう言える理由の一つは、政府や法律がどうあろうと、免疫システムはあまりに複雑すぎて予測などできるものではないからだ。免疫システムのブレーキが実際にどう働いているのかを綿密に調べたところで、システムの複雑さを目の当たりにするだけだ。

例として、CTLA‐4がT細胞表面でブレーキとして機能する方法を見てみよう。CTLA‐4は、他の細胞の表面に刺激性タンパク質を見つけると、それを包み込むように結合することによって覆い隠し、免疫システムの警報シグナルの伝達を邪魔する。しかし方法はこれだけではない。CTLA‐4は他の免疫細胞の表面にある共刺激性タンパク質に結合すると、そのままもぎ取ってのみ込んで破壊する。まるで掃除機のように免疫システムの警報シグナルを効率よくのみ込んで回ることもできる。[*66] これだけでも複雑なのに、さらに、CTLA‐4は免疫細胞上でブレーキとして働くだけでなく、ある意味、アクセルとしても働いている。免疫細胞の動きを速めることができるのだ。[*67] 細胞の動きが速まることで、二つのことが期待できる。一つ目は、免疫細胞同士の接触時間が短縮され、相互作用する能力が低下するため、全体として反応の抑制につながる。[*68] 二つ目は、高速で動く免疫細胞はがん細胞にじっくり取りつくことができず、がん細胞を死滅させにくくなる。[*69] このようにCTLA‐4ブレーキはいくつもの方法で細胞の反応を抑制している。

CTLA‐4阻害は、こうしたブレーキ過程の一部を阻止することによって抗腫瘍反応を復活させ、がん患者の助けになっているものと推測されている。だが実は、まったく別の働き方をしている可能性も考えられる。

アリソンは、このCTLA‐4受容体の働きを止めるつもりで抗体を用いた。しかし、ヒトの体内で自然に産生された抗体が自然免疫の一環として働く場合には、結合した相手の働きを単に阻害するだけでは終わらない。抗体はY字形のタンパク質分子であり、Y字の二股に分かれた先端部は病原体や疾患細胞にくっつくが、後方部は露出したままだ。実はこの露出部分を、免疫細胞は破壊すべき対象の目印として認識する。免疫細胞には、抗体の後方部を認識する受容体が備わっており、これがかみ合って結合すると、免疫細胞は抗体の先端部で捕らえられたものが何であれ、それを死滅させるか貪食する。つまりアリソンが用いた治療用の抗体は、先端部でCTLA‐4受容体にくっついてその働きを阻害したかもしれないが、後方部は（少なくとも原理的には）免疫細胞を引き寄せることになる。となれば、抗体の先端部にくっついているT細胞は集まってきた免疫細胞によって破壊される。体内のT細胞を死滅させるのは、一見すると、抗腫瘍反応を強化するという目的に反するように思える。しかし、ここには重大なひねりが効いている。

制御性T細胞を覚えているだろうか。第7章で紹介したとおり、坂口志文によって発見された免疫システムの番人である。制御性T細胞の表面にも、CTLA‐4が豊富に存在する。そのため理論上、アリソンの抗体は制御性T細胞にも結合し、破壊対象としてタグ付けすることになる。そのようなことが患者の体内で本当に起きているのかどうかは意見の分かれるところだが、仮に起きているとすれば、アリソンの抗体は、彼が考えていたのとはまったく別の形で免疫システムのブレーキを外していたことになる。つまり、免疫システムの番人である制御性T細胞の破壊を引き起こすことによって、薬としての効果を発揮していたことになるのだ。

このように免疫の仕組みはあまりにも複雑で、抗CTLA‐4抗体ががん患者を助ける仕組みについても完全には明らかになっていない。まだまだ多くの作用が隠れていることだろう。[*70] 考えようによっては、たいした問題ではないのかもしれない。大事なのは世界を救うことだ。しかし別の見方をすれば、仕組みの詳細こそが重要とも言える。学問的な興味や好奇心を満たすために重要だと言っているのではない。免疫システムのブレーキが働く仕組みや抗体療法によって患者が救われる仕組みをより深く理解すればこそ、抗体のデザインを微調整してその有効性を高め、どの患者に投与すべきかを知ることができるからだ。さらには、その仕組みにアプローチする他の分子標的薬を代替治療として選択することもできるようになるだろう。

バイオメディカル革命の夜明け

アリソンの願いを実現する方法——チェックポイント阻害薬の成功率を高める方法——の一つとして、抗体薬を単独で用いるのではなく、他の薬と併用する方法が考えられる。マウスでは、腫瘍を標的とする抗体、サイトカイン、ワクチン、チェックポイント阻害薬の四つを組み合わせることによって、従来は治療不可能だった大きな定着腫瘍を根絶できることが示されている。[*71] いずれの薬も単独使用時の効果は中程度だが、併用すれば回復につながっている。異なる種類の薬の併用ががん患者に対して有用であることはほぼ確実だが、問題は適切な組み合わせを見つけ出すことだ。試すべき組み合わせの数は膨大である。どの薬にも用量と投薬のタイミングについて独自の要件があり、しかもそのような要件は、併用される他の薬によって大きく左右される。一つのやり方として片っ端から試す手もあるが、すべての組み合わせを試すとなると被験者となる患者の数が追いつかない。偶然に頼るわけにはいかないので、学術研究機関の枠を超えた何らかの戦略が必要である。

音楽ファイルの共有サービス「ナップスター」の共同創業者であり、フェイスブックの初代CEOを務めた億万長者の起業家、ショーン・パーカーをご存じだろうか。映画『ソーシャル・ネットワーク』では、米国のシンガーソングライター・俳優のジャスティン・ティンバーレイクが彼の役を好演している。二〇一六年、三六歳になった彼は、「免疫システムによるがん治療を目的としたマンハッタン計画」と称して二億五〇〇〇万ドルを投じ、米国の六つのがんセンターに属する四〇超の研究室を束ねて共同事業体「パーカーがん免疫療法研究所（パーカー研究所）」を設立した。*72

研究所の設立に際して彼は、ロサンゼルスのベル・エアにある数百万ドルの豪邸で記念パーティを開いた。ゲストには俳優のトム・ハンクス、ショーン・ペン、女優のゴールディ・ホーン、マジシャンのデヴィッド・ブレイン、コメディアンのジェームズ・コーデン、ロックバンドのレッド・ホット・チリ・ペッパーズ、シンガーソングライターのケイティ・ペリー、歌手のレディー・ガガが招待された。この豪奢なパーティのおかげで、がん免疫療法にメディアの関心が集まり、トム・ハンクスはテレビの取材陣に次のように話した。「大金が注ぎ込まれるのを嫌がる人がいますか？　素晴らしいことです。……ショーン・パーカーは、六つの組織を一つにまとめることで、がん研究と免疫療法に関して完全な情報共有を図り、がん研究のあり方とがん患者の治療のあり方を変えようとしています。とても良いことだと思いませんか？」[*73]。

資産三億ドル[*74]と言われているパーカーががんとの闘いに乗り出したきっかけの一つは、彼の親しい友人の死だった。『プリティ・ウーマン』や『アメイジング・スパイダーマン』を手がけた映画プロデューサーのローラ・ジスキンが、二〇一一年、がんによって六一歳で亡くなったのだ。パーカーは、音楽をハッキングしたのと同じように、がんをハッキングしたいのだと言う。彼にとって「ハッキング」とは、「賢く対処すること」もしくは「既存のシステムをうまく活用して、これまでできると思われていなかったことを実行すること」であり、免疫療法はハッキングの手段なのだ[*75]。がんは音楽業界よりも複雑だが、パーカーのような態度は歓迎だ。彼は以前、ウォール・ストリート・ジャーナル紙に次のように書いていた。「ハッカーは、ある種の資質を共有している。反体制寄りの思想をもち、徹底した透明性を信条とし、システムの脆弱性を嗅ぎ分ける鼻をもち、複雑な問題を技術的にも社会的にもエレガントな解を用いてハッキングしたいと強く願い、どんな問題もデータの力を借りれば解決できるはずだとほとんど宗教のように信じている[*76]」。

パーカー研究所の狙いは、資金を提供するだけでなく、がんを研究する組織のあり方を変えることだ。従来の組織では、異なるがんセンターに所属する研究者同士は政府の助成金をめぐって競争しなければならなかった。そのため、申請の評価が行われているあいだは何ヵ月間も互いにデータを秘密にすることが多かった。だが、パーカーから共同の研究資金が提供されるとなれば、アイデアの共有は迅速に行われやすくなる。この共同事業に関わる六つのがんセンターのいずれかで知的財産が発生すれば、その所有権も共有される。包括的な母体をもつことで、せっかくの発見が小さなスタートアップ企業の倒産によって失われたり、大手製薬会社の勝手な都合で握りつぶされたりしなくて済むようになる。知的財産によって生み出される利益は、発見者個人と、関連するすべてのがんセンターに分配される。個々のセンターは、自分のところで知的財産を抱え込んでいれば、より多くのお金を手に入れられた可能性がある。しかしパーカーは、情報共有の同意書に署名するように、立場のさまざまに異なるがんセンターを説得した。そうすることで、誰もが勝者になれる可能性が高まるからだ。[*77]

かつてはライバル同士だったブルーストーンとアリソンが、今ではパーカー研究所の傘下で一緒に研究している。おそらくこれには、どの研究室のリーダーもすでに大きな成功を収めた人物であり、みな人生の後半に入っていることが幸いしている。みなが一堂に会したことでブレインストーミングが促され、シリコンバレーのような雰囲気になった。リスクを取り、早々に失敗し、失敗から前に進む。[*78]書類作業も合理化される。新薬の検証を希望する企業も、以前は何ヵ月もかけて各センターと個別に交渉して契約を交わしていたのが、パーカー研究所と契約を一つ結ぶだけでよくなった。[*79]

この研究所の初代統括所長には、ブルーストーンが就任した。彼の話では、パーカー研究所はこれまでと異なることに挑戦し、互いを信頼し、アイデアを共有し合う場を生み出すために、必要な資源を提供するのだと言う。「率直に言えば、われわれは今、バイオメディカル革命という、素晴らしい革命のただなかにいる。一九世紀後半から二〇世紀前半にかけて起きた産業革命のときとよく似ている。これまでのバイオメディカルサイエンスに比べて、より多くの知識とツールを活用できるようになり、おかげでより大胆なアイデアに挑戦できる時代になった。免疫細胞にまつわるテクノロジーは恐ろしく複雑だが、少しずつ解読してきたことで、がん治療に活用できるようになりはじめた[*80]」。

彼の言う「革命」の主役はチェックポイント阻害薬だけではない。そこから派生した免疫療法の数は今や数百にも及ぶ。そんななか、パーカー研究所が独自に力を入れているのが、異なるアイデアの組み合わせの検証である。チェックポイント阻害薬が万人に有効でない理由の一つは、おそらく、その人の体内ですでに働いている免疫反応を持続させることで効果を発揮する薬だからだ。つまり変異数が比較的少なく、そのせいで免疫システムの監視の目を逃れやすいがんに対しては、効果が現れにくいということだ。そこでこの問題の一つの対処法として、患者の免疫細胞が体内のがんを確実に検出できるように、チェックポイント阻害薬に他の治療法を組み合わせようというのである。

では、どうやってそれを実現させるのか？ ここで第3章に登場したスティーヴン・ローゼンバーグが一九八〇年代にがん治療を試みたときのことを思い出してほしい[*81]。彼は患者から免疫細胞を採取し、研究室の培養皿のなかでサイトカインを用いてその免疫細胞の活性を強化してから患者の体内に再注入した。この手法は成功することもあれば、重篤な副作用を引き起こすこともあった。うまくいかなかった理由の一つとして、培養皿内で増殖させた多種多様な免疫細胞のなかに、実際に腫瘍を攻撃できる細胞がわずかしか含まれていなかった可能性が考えられる。

二〇一一年、ペンシルベニア大学のカール・ジューンは、この手法をより洗練させ、白血病患者の治療に成功した。[*82] ジューンもローゼンバーグと同じく、患者からT細胞を採取したが、患者の体内に再注入する前に、遺伝子操作によってT細胞に新たな受容体を付加した。患者のがんを標的とする受容体である。この手法は、付加される受容体CAR（キメラ抗原受容体）にちなんで「CAR‐T細胞療法」と呼ばれている。CARの先端部はがん細胞と結合でき、後方部は最初からT細胞とつながっているため、T細胞によるがん細胞の死滅を効率よく促せる構成になっている。つまり、患者のがん細胞だけを標的として死滅させるように患者のT細胞を再プログラムしたことになる。

実は、この革新的手法のアイデア自体は一九八九年にすでに提案されていた。実際に医学的成功を収めるまでに二〇年以上かかったことになる。[*83] こんなにも時間がかかった理由の一つは、T細胞のゲノムに受容体遺伝子を挿入する手法を開発するのに時間がかかったからだ。最終的にジューンが使用したのは、無効化されたHIVウイルスを用いる手順だった。ウイルスにはもとから、T細胞に感染したあと自分の遺伝子のコピーを宿主細胞のゲノムに挿入する能力が備わっている。その能力をうまく利用したのだ。[*84]

ジューンらは、もちろんCAR‐T細胞療法によってがん患者に利益がもたらされることを望んでいたが、最初からがんの完全寛解という夢を追いかけていたわけではなかった。それでも、最初の三人の患者のうち二人は完全寛解を達成した。そのうちの一人、慢性リンパ性白血病を患う六五歳の科学者は、遺伝子操作されたT細胞一四〇〇万個を投与する治療を受けた。彼はペンシルベニア大学のウェブサイトに匿名で次のように書いている。「私は今もなお、自分の体のなかに広がる広大な宇宙を理解しようとしている。そこから得られる結果は大勢の慢性リンパ性白血病患者にとっても、他のがんの患者にとっても重要な意味をもつことになるだろう。まだ若い科学者だったころ、私は他の多くの科学者と同じく、人類に変革を与えるような発見をしたいと夢見ていたが、まさか自分がその実験台になろうとは想像すらしていなかった」[*85]。二〇一七年八月三〇日、FDAはある種のがんに対するCAR‐T細胞の使用を認可し、その数週間後には別のがんへの適用も認可した。こうして、この「生きている薬」は正真正銘の革命児となった。

今、求められているのは、このタイプの治療法の最適化を図ることだ。そのために検討すべきパラメータはたくさんある。患者のがんに含まれるどの分子を標的にするのが最適なのか、すべてのがん細胞に同じシグニチャ（目印）が備わっているものなのか、健康な近隣細胞が攻撃され、望ましくない副作用が生じる可能性をどうすれば最小限に抑えられるのかを、私たちはまだ知らずにいる。少なくとも原理的には、この種類の治療法を適用できる範囲はがん患者にとどまらないはずだ。たとえば、CAR‐T細胞を遺伝子操作して、自己免疫疾患を引き起こす一部の免疫細胞のみを死滅させるように作り変えることもできるだろう[*86]。その場合、遺伝学的に活性化された免疫細胞の毒性が最大の問題点になる。ジューンが編み出したT細胞療法は、ローゼンバーグの手法よりは洗練されているが、いずれはもっと洗練された手法が登場し、ジューンの手法も未熟に感じられるようになるに違いない。

ジューンもブルーストーンも、パーカー研究所で働く他の科学者たちも、CAR‐T細胞療法のアイデアとチェックポイント阻害薬のアイデアを融合しようとしている。細胞の遺伝子を思いどおりに操作できる新テクノロジーが登場すれば、一つの免疫細胞に複数の方法で簡単に手を加えられるようになるだろう。[*87] 単一のT細胞を操作して、患者のがんを認識できる受容体を組み込むと同時にブレーキシステムを欠損させる、などということもできるようになる。そうなれば、活性化されたT細胞を体内でより長く闘わせることができるし、患者個人のがん細胞を直接的に認識するよう遺伝子操作されているので、より広い範囲に作用する治療法より副作用も少ないものと期待される。

他にも、意外なところで新たながん治療法が誕生している。たとえば、いわくつきの薬であるサリドマイドから生み出された新バージョンの薬は、がんに対する免疫システムの攻撃能を高める。サリドマイドは一九五四年前半、抗菌薬のより安価な製造法が模索されるなかで、副産物として発見された。ドイツの製薬企業グリューネンタールは、この新規化合物をさまざまな方法で試験し、この化合物を用いて対処できる疾患を探索したすえに、鎮静薬、つわりの予防薬としての用途にたどり着いた。その結果、サリドマイドによって一万人を超える子供の障害の原因となった。薬になると思われていたもののせいで手足に欠損を負って生まれることになったのだ。[*88]

一九六二年、サリドマイドは世界中で使用を禁止された。しかしその数年後、ある噂が流れた。特定の合併症に悩まされていたハンセン病患者がサリドマイドで救われたというのだ。[*89] この噂に基づいて研究がなされたことで、サリドマイドの人体への作用が多岐にわたることが明らかになり、免疫システムにも作用することがわかった。米国バイオ医薬品企業セルジーンは、サリドマイドからより安全な誘導体を作製した。現在、「レブラミド」として販売されていて、少なくとも多発性骨髄腫と呼ばれる種類のがんの治療に役立っている。[*90] 私の父も骨髄腫に見舞われたが、この薬のおかげでもう何年も生き延びている。私の研究室も、このサリドマイドの誘導体が薬として働く仕組みの解明に貢献したし、さらに優れた薬の開発につながるよう、アイデアを育てている。さまざまな改良方法が考えられるが、そのうちの一つとして、体内のナチュラルキラー（ＮＫ）細胞にがん細胞を攻撃させるために、ＮＫ細胞のスイッチがオンになる閾値を下げる方法に取り組んでいる。[*91]

置き去りにされている問題

本書では、免疫学の歩みと、そこに関わった科学者たちの軌跡を紹介してきたが、新薬開発に立ちはだかるお金の問題に言及しないまま話を終えるのは、さすがに不誠実だろう。

ここまで見てきたとおり、私たちは今、健康革命の夜明けに立ち会っている。だが他方で、世界の貧困という重大な問題は置き去りにされている。世界人口の約半数の人が一日あたり二ドル以下の収入で生活しているのが現状だ。そして新薬の製造と供給にまつわる経済学も、もう一つの悲劇を生んでいる。

一九七六年にエボラウイルスが発見されて以来、ワクチンの開発努力が一向に進まなかった理由もそこにある。経済的に豊かな国がエボラウイルスの脅威を感じるようになるまで、ほとんど研究されてこなかったのだ。[*92] 生死に関わる重大な問題を扱ってはいても、製薬業界はあくまでビジネスであって、慈善活動ではない。研究の優先度を決めるにあたり、収益が見込まれるかどうかは、決定的な要因ではないにせよ重要な要因になっている。

このような状況を改善するには、収益に関係なく、人類の健康と幸福、地上で暮らす他の生物の健康と幸福を何よりも優先するような国際組織を新たに立ち上げ、医学研究と新薬開発に対してさまざまな方法で資金が提供される仕組みを整える必要がある。私たちを待ち受けている未来が、そのような輝かしい世界であることを願うばかりだ。

すべての科学革命に言えることだが、最も重要なのは、新しい知識を得ることではない。私たちはみな、子や孫の世代から評価を下されることになるが、そのときに物を言うのは何を知っているかではなく、その知識を使って何をしたかである。

おわりに

科学とは何だろうか。真理を追究するための方法であり、科学者が歩む長い旅路であり、武力や権力に至る道であり、知識の体系である。学校の科目としては、好きな人もいれば嫌いな人もいる。無数のピースからなるジグソーパズルのようにいつまでも未完成であり、食糧を生み出す一方で、爆弾の製造にも利用され、善の力にも悪の力にもなる。いずれにせよ、科学によって成し遂げられた最大の成功は、これまでも、これからしばらくのあいだも、病気の治療であることはほぼ間違いないだろう。

しかし、私たちの体に備わる自然治癒力、つまり免疫システムは、これまでに私たち人間が考案してきたどの薬よりも遥かに強力である。たいていの病原体は、私たちが気づかないうちに対処されている。数十年かけて、私たちはこの体の仕組みをようやく解明しはじめた。ある種類の細胞が失われたとき、あるいは大量に存在するときに何が起きるのか。ある遺伝子を不活性化したとき、あるいは活性化したときに何が起きるのか。ある化学的経路のスイッチをオンにしたとき、あるいはオフにしたときに何が起きるのか。そういったことを、ときには失敗しながら一つ一つ検証することによって、免疫システムに関する多くの謎を解き明かしてきた。

だが、太陽系や金融システムなど、すべての巨大システムと同様に、免疫システムは今も謎に包まれたまま、得体の知れない存在である。どのような理論を打ち立てても必ず欠陥が見つかり、どのアイデアもある特定の状況でしか通用せず、すべては一種の近似にすぎない。私も他の多くの科学者も、日々研究に専念し、残された謎を解明するために生きている。いつの日か、免疫システムの大統一理論を発見し、わずかな原理で免疫システムのすべてを精確に説明できる日が来るのだろうか。そしてアインシュタインの公式のように、Tシャツにプリントされる日が来るのだろうか。それとも、そのような夢は永遠に実現しないのだろうか。いや、そもそもそんな日を夢見ること自体が間違っているのだろうか。

おそらく免疫システムは、私たちが想像している以上に可塑性に富む存在なのだろう。もうずいぶん前に物理学者らは、光は波のように振る舞うときもあれば粒子のように振る舞うときもあるという動かしがたい事実を知った。光の見え方は、測定方法によって変化する。どのような見方をしても、ある一面しか見ることができない。免疫システムが時に不思議な働き方をするのも、その複雑さゆえであるように私には思える。免疫システムは「危険を察知し、自己と非自己を区別する」といった簡単なフレーズで言い表せるものではない。もちろん、こうしたフレーズはアイデアとしては有用であり、下手なたとえ話よりもインパクトがある。しかし、すべての状況を説明する法則とみなすには、説得力が足りない。免疫システムは、原則と呼べるような基礎をもたずに進化してきたのだから、免疫システムを統べるようなたった一つの原則を探し求めること自体が、そもそも無駄な努力なのかもしれない。

近い将来、免疫システムをシンプルな言葉で表現できるようになっているかどうかはわからないが、血液中の細胞の状態を精確に測定し、その情報をコンピューター上の数理シミュレーターに入力するだけで、健康状態を予測できるようにはなるだろう。今ある知識を使えば、より賢い生活スタイルを選択することも、感染症、がん、自己免疫疾患、その他の病気と闘うための新薬を生み出すこともできそうだ。

それでも、楽園が訪れるとは限らない。死だけは避けようがないからだ。私たちは、自分たちが何を解決しようとしているのかを深く考え、今、立っている場所から一歩ずつ慎重に進んでいかなければならない。たとえば聴覚を失った人全員が、音の聞こえる世界に参加したいと願っているとは限らない。恐ろしいことに、一九五〇〜六〇年代の英国では、同性愛は女性ホルモンのエストロゲンや電気ショック療法による治療を必要とする病気だと考えられていた。まったくひどい話である。科学はさまざまな顔をもつが、科学に求めてはならないものもある。人体に何らかの完璧さを期待し、それを理想として追い求めるような姿勢は、科学のあり方としてふさわしくない。

私個人は、細部まで突き詰めて理解することで得られるものは他にもあると思っているし、他の多くの科学者も私と同じ気持ちだろう。人間が人間について考えるのは、自分の本当の姿を知りたいからだ。科学の本質は、知識と探究の旅である。知れば知るほど、私たち人間がけっして単純な生き物ではないことに気づかされるだろう。

謝辞

本書を執筆するにあたり、光栄にもインタビューに応じてくださった次の方々に、とくに深謝申し上げる。アーン・アクバー、ブルース・ボイトラー、ジェフリー・ブルーストーン、レスリー・ブレント、ブライアン・クルーシャン、キャスリン・エルス、マーク・フェルドマン、ジョーダン・ガターマン、ジュール・ホフマン、マシュー・クラメル、ルイス・ラニア、ブルーノ・ルメートル、ジャネット・ロード、アンドリュー・ラウドン、アンドリュー・マクドナルド、ラヴィンダー・マイニ、オーファー・マンデルボイム、ポリー・マッツィンガー、ルスラン・メジトフ、ヴェルナー・ミュラー、クリスチャン・ミュンツ、ルーク・オニール、ピーター・オープンショウ、フィオナ・パウリ、デイヴィッド・レイ、アキレシュ・レディ、坂口志文、マーク・トラヴィス、ヤン・ヴィルチェク、エリック・ヴィヴィエ、サンティアゴ・ゼレナイ。

執筆中には、他にも多くの方々にご助力いただいた。ウォルター・ボドマー、チアゴ・カルヴァリョ、マシュー・コップ、アラステア・コールズ、フランチェスコ・コルッチ、スティーヴン・エア、リロイ・フッド、ジョナサン・ハワード、トレイシー・ハッセル、ジョン・イングリス、ピッパ・ケネディ、フィリッパ・マラック、スティーヴ・マーシュ、デイヴィッド・モーガン、ヴァーン・ピートコウ、エレノア・ライリー、クリストファー・ラッド、デイヴィッド・サンソム、マシュー・シャーフ、ケンダル・スミス、ロバート・シンデン、ヤン・ヴィトコフスキーには、具体的な問題に直面した際にご協力いただいた。ヴェロニカ・バートルズ、ドリーン・カントレル、ジョージ・コーエン、マーク・コールズ、シアモン・ゴードン、サリム・カクー、アンドリュー・マクドナルド、オーファー・マンデルボイムには、原稿の草案の段階から全体あるいは一部についてコメントをいただいた。厚くお礼申し上げるとともに、本書に何か至らぬ点が残っていた場合はひとえに私の責任であることを、ここに申し添えておく。

辛抱強く支えてくれた私の両親、マリリン・デイヴィスとジェラルド・デイヴィスにも感謝している。絶えず励ましてくれたマシュー・コッブ、アーマンド・リロイ、ピーター・パラム、長年にわたって私の考えを導いてくれた研究チームのメンバーにも謝意を表したい。免疫システムについて研究し、執筆できる環境を享受できたのは、マンチェスター大学でご指導くださったナンシー・ロスウェル、マーティン・ハンフリーズ、イアン・グリア、トレイシー・ハッセルをはじめとする教授陣、インペリアル・カレッジ・ロンドンでお世話になったマギー・ドールマン、マリー・セルカーク、イアン・オーウェンズのおかげである。私が免疫システムの研究の第一歩を踏み出したハーバード大学の研究室のボス、ジャック・ストロミンガーにも感謝申し上げる。

素晴らしい活力で本書の大枠と最終稿に素晴らしい影響を与えてくれたボドリー・ヘッド社の編集者ウィル・ハモンドと、見事なスキルで校閲を担当してくれたデイヴィッド・ミルナーにも感謝したい。私の著作権代理人であるキャロライン・ハードマンには当初から大いに助けられた。

そして誰よりも、日々を共に歩んでくれている妻ケイティと、私たちの子、ブライオニーとジャックに心から感謝している。

訳者あとがき

今、免疫学の世界で革命が起きている——本書を読むとそれがよくわかる。なぜ効くのかわからないまま経験則に頼って医療がなされた時代から、いくつもの発見を経て、人体に自然に備わっている生体防御システムの大まかな仕組みが少しずつ理解されるようになり、さらにその詳細の解明も、近年、いくつもの技術革新に支えられて急速に進んでいる。そしてその成果は、医療のあり方までも大きく変えようとしている。免疫システム、すなわち免疫細胞たちのネットワークに積極的に介入し、うまく利用しようとする試みがすでに始まっているのだ。病気の治療法はもちろんのこと、予防のあり方や健康維持の方法も変化していくと予想される。私たちの社会や生活は大きく変わり、やがてそれが当たり前になるのだろう。それはまさに「免疫革命」である。

だが一方で、ヒトの免疫システムは恐ろしく複雑なのだということも、本書から痛いほど伝わってくる。複雑なだけでなく、常に変化し続けており、多様性に富んでいる。それもそのはず、免疫システムは「生きている」のだから。人体の内部で、細胞たちが命がけの闘いを繰り広げているのだ。細胞たちが経験を積むにしたがってシステム全体も成熟し、やがて老化していく。知れば知るほど精緻で謎に満ち溢れた免疫の世界は、科学者を惹きつけてやまない魅力的な研究分野であり、二一世紀の科学の最前線のなかでもとくに重要な位置づけにある。

本書は、そんな複雑で壮大な免疫システムの全体像と免疫学の研究の最前線を一般読者にわかりやすく伝えようとしたポピュラーサイエンスの意欲作、*The Beautiful Cure: Harnessing Your Body's Natural Defences*（Bodley Head, London, 2018）の全訳である。

免疫システムは体内に侵入した異物を見つけて攻撃するシステムである、と多くの人が考えていた。でも、異物であっても食物や腸内細菌は攻撃されない。いったいどうやって区別しているのか。高齢になると免疫機能が低下すると言われているが、それはなぜか。体を守るはずの免疫システムが体を攻撃することで生じる自己免疫疾患が増えている。なぜそんなことが起きるのか。がん免疫療法はどのような仕組みでがんを治すのか。そのような謎が解き明かされていくだけでも、十分にわくわくできる。しかし本書は、免疫の仕組みの説明に終始するのではなく、そのような発見に至った思考の流れや具体的な研究の話、さらにはそうした研究に人生を捧げた科学者たちの物語までを並行して綴ることで、免疫学の歩みを描き、免疫という概念の核心部を浮き彫りにし、科学者を魅了する美の世界を読者に垣間見せようとしている。本国ではすでに高い評価を受けており、二〇一八年の英国王立協会科学図書賞の最終候補六冊のうちの一冊に選ばれている。

著者のダニエル・M・デイヴィスは、彼自身も超解像顕微鏡を使って免疫学の研究の第一線で活躍している世界的な科学者であるが、同時に優れたストーリーテラーでもあり、最初の著書である前著 *The Compatibility Gene* に続いて本書でも、その能力をいかんなく発揮している。書き手としての彼の姿勢はとても謙虚だ。小宇宙ともいうべき免疫の世界への畏敬の念、研究に身を捧げて大発見を成し遂げた先人たちへの尊敬の念、同じ時代に切磋琢磨する研究者たちへの敬意がにじみ出ている。学界で対立を呼んだ話題についても公平かつ客観的な姿勢を保ち、必要に応じて専門家ならではの冷静な意見を添えている。彼は本書を書くにあたって大量の文献を読むだけでなく大勢の人に実際に取材しているが、関係者の多くがプライベートなエピソードまで詳しく語っている様子からも彼の真摯な人柄がうかがい知れる。だからこそ本書には人間ドラマが描き込まれている。ただただ本当のことが知りたいという熱い探究心に人生をかけた科学者もいれば、人の命を救いたいという一心で大胆不敵な実験を重ねた医師もいた。一向に結果の出ない非情な暗黒時代もあれば、努力が報われ多くの患者の人生が救われた感動の物語もあった。ビジネス上の利権の問題や一般社会からの反応といった困難に阻まれ苦しむこともあった。そのような人間模様まで丁寧に描いた免疫学の本は、他に類をみない。

そうした科学者のなかには、もちろん日本人もいた。敬称は省略するが、第1章に審良静男、第2章に稲葉カヨ、第3章に谷口維紹、第7章に坂口志文、西塚泰章、坂倉照好、第8章に本庶佑のお名前が登場する。なかでも第7章は坂口が主役といっても過言ではない。また、お名前こそ出ていないが第1章と第4章に登場する遺伝子再構成の仕組みを発見したのは、言わずもがな、ノーベル賞受賞者の利根川進である。免疫学は日本のお家芸とも言われており、今後の展開も楽しみだ（第7章のカズナリ・コンドウも日本人だと推測されるが、詳細不明で漢字表記の調べもつかなかったのは心残りである）。

日本では、これまで免疫の本といえば実用書が多い印象だったが、ここ数年、免疫細胞の擬人化漫画『はたらく細胞』（清水茜、講談社）がヒットするなど、免疫の仕組みそのものへの関心も高まっているように思う。本書はそうしたニーズに応えてくれるし、科学者たちの思考をたどるからこそわかることも多い。私も本書を読んで改めて免疫のことを考えた。最近、思いきって花粉症の舌下免疫療法を始めたのもその影響だ。まだ効果のほどはわからないが、治療前に受けた血液検査の結果を見たときに、健康診断で見慣れているはずの「白血球数」という項目がこれまでとは違って見えた。樹状細胞、T細胞、B細胞、NK細胞、マクロファージ、キラーT細胞、ヘルパーT細胞、好中球、制御性T細胞、……、その総数を見て、これだけの数の免疫細胞が私の体を守ってくれているのだと実感し、愛おしく思った。

最後に、本書に引き合わせてくださり、本書の魅力が幅広い読者に伝わるようにと丁寧に読み込んでご意見をくださったNHK出版の加納展子さんと、専門的な背景にまで細やかに配慮して校正してくださった酒井清一さんに心よりお礼を申し上げる。

久保尚子

二〇一八年九月

原注

はじめに

*1　このインタビューはBBCのTVドキュメンタリー番組『ホライゾン』シリーズ18の「ものごとをつきとめることの喜び」で特集された。オンラインアーカイブは http://www.bbc.co.uk/iplayer/episode/p018dvyg/horizon-19811982-9-the-pleasure-of-finding-things-out で視聴可。インタビューの文字起こしは、ジェフリー・ロビンズ編集による *The Pleasure of Finding Things Out: The Best Short Works of Richard P. Feynman* (Penguin, 2001)［邦訳：『ファインマンさん　ベストエッセイ』、文庫『聞かせてよ、ファインマンさん』（いずれも岩波書店）］に収録されている。ただし、文字起こしを読むだけでは人々を魅了するファインマンの弁舌の素晴らしさは満喫できない。ファインマンの逸話については、*Genius: Richard Feynman and Modern Physics* (Abacus, 1992)［邦訳：ジェームズ・グリック著『ファインマンさんの愉快な人生（1・2）』（岩波書店）］に詳しい。

*2　Irwin, M. R., 'Why sleep is important for health: a psychoneuroimmunology perspective', *Annual Review of Psychology* 66, 143-72 (2015).

*3　Dorshkind, K., Montecino-Rodriguez, E., & Signer, R. A., 'The ageing immune system: is it ever too old to become young again?', *Nature Reviews Immunology* 9, 57-62 (2009).

第1章

*1　Bilalić, M., McLeod, P., & Gobet, F., 'Inflexibility of experts – reality or myth? Quantifying the Einstellung effect in chess masters', *Cognitive Psychology* 56, 73–102 (2008).

*2　「アインシュテルング効果」。この効果を示した実験は数多く存在し、それだけで重要な研究分野をなしている。この分野の初心者には、Bilalić, M., & McLeod, P., 'Why good thoughts block better ones', *Scientific American* 310, 74–9, March 2014［邦訳：Scientific American 日本版『日経サイエンス』英語で読む日経サイエンス「アインシュテルング効果　良案が排除されるわけ」(http://www.nikkei-science.com/?p=41163)］がお勧めである。

*3　Matzinger, P., 'Charles Janeway, Jr, Obituary', *Journal of Clinical Investigation* 112, 2 (2003).

*4　Gayed, P. M., 'Toward a modern synthesis of immunity: Charles A. Janeway Jr and the immunologist's dirty little secret', *Yale Journal of Biology and Medicine* 84, 131–8 (2011).

*5　Janeway, C. A., Jr, 'A trip through my life with an immunological theme', *Annual Review of Immunology* 20, 1–28 (2002).

*6　同上。

*7　*State of the world's vaccines and immunization* (third edition, World Health Organization Press, 2009).

＊8　天然痘を用いた予防接種法の説明として「人痘接種」という用語がよく用いられる。人痘接種は、管理された方法で少量の病原体を適用する手法として定義できる。一方のワクチン接種は、死滅または弱毒化させた病原体を用いることから、人痘接種とは異なる。「接種」「ワクチン接種」「免疫化」という用語は、それぞれ微妙に異なる意味で用いられる場合もある。しかし、現代のワクチンはさまざまな仕組みで働いているので、これらの用語を厳密に定義するのは難しい。そのため、本書ではこれらの用語を区別なく用いる。

＊9　Rhodes, J., *The End of Plagues: The Global Battle against Infectious Disease* (Palgrave Macmillan, 2013); De Gregorio, E., & Rappuoli, R., 'From empiricism to rational design: a personal perspective of the evolution of vaccine development', *Nature Reviews Immunology* 14, 505–514 (2014).

＊10　Silverstein, A. M., *A History of Immunology* (second edition, Academic Press, 2009).

＊11　王立協会の簡単な歴史に関するオンライン情報：http://royalsociety.org/about-us/history/.

＊12　Mead, R., *A Discourse on the Small Pox and Measles* (John Brindley, 1748). 本書は、1721年に囚人への接種を実施したロンドンの高名な医師リチャード・ミードの著書である。王室による実験の物語は5章 'Of the inoculation of the small pox'（天然痘の接種について）で語られている。

＊13　皇太子妃は、自分の子供たちに接種を受けさせる前に、5人の孤児に有償で接種を受けさせた。囚人試験では成人のみが対象であったため、自分の子供たちに受けさせる前に他の子供たちで安全性を確かめることが重要だと考えたのだ。

＊14　関連する科学団体の見解など世間に広まっている正統派の考え方とは無関係に、著名人の動向は世論に影響するということは覚えておいて損はない。俳優ジム・キャリーのパートナーであり、プレイボーイ誌の元モデル（プレイメイト）だったジェニー・マッカーシーもその一例だ。彼女は、ワクチン接種のせいで息子エヴァンは自閉症を発症したのだと主張している。彼女の意見は、2007年から2009年にかけて、オプラ・ウィンフリー司会のトーク番組などを通じて多くの人々の耳に届いた。彼女の実体験は人々の心を揺さぶる。彼女は「私にとってはエヴァンこそが現実です。彼は家にいます。それが現実です」と言って視聴者の感情に訴えかけた。彼女自身も *Louder than Words: A Mother's Journey in Healing Autism* (Plume, 2008)［邦訳：『言葉よりずっと大切なもの――自閉症と闘いぬいた母の手記』（WAVE出版）］など数冊の本を書いているほか、*Vaccine: The Debate in Modern America* (Johns Hopkins University Press, 2012), 138–48でも彼女の物語が紹介されている。

＊15　Silverstein.

＊16　Jenner, E., *An Inquiry Into the Causes and Effects of the Variolae Vaccinae: A disease discovered in some of the Western Counties of England, particularly Gloucestershire, and known by the name of the cow pox* (1798). この歴史的に重要な文書はこれまでに幾度となく再版されており、全文がウェブで無料公開されている。http://www.bartleby.com/38/4/1.html.

＊17 「ワクチン」という言葉は、外科医リチャード・ダニングによる造語である。天然痘の予防目的で牛痘を使用する場合以外で「ワクチン」という言葉が使用されるきっかけとなったのは、ルイ・パスツール（1822–95）だと考えられている。

＊18 天然痘に対しては地球規模で取り組みがなされた。この事実は重要である。ワクチン接種に関するユーラ・ビスの名著 *On Immunity* (Graywolf Press, 2014)［邦訳：『子どもができて考えた、ワクチンと命のこと。』（柏書房）］の p. 44 には、ジャーナリストのティナ・ローゼンバーグの「貧しい国々のマラリア問題にとって過去最悪の出来事は、おそらく、豊かな国々でのマラリアの根絶である」という記述が引用されている。

＊19 Rhodes.

＊20 1920 年代には知られていなかったが、1989 年には、免疫システムは体の構成要素を幼年期に学習することで、それ以降、異物をすぐに攻撃できるようになるのだということが十分に確立された。これについては私の最初の著書 *The Compatibility Gene* (Allen Lane, 2013) で深く掘り下げて考察している。

＊21 Oakley, C. L., 'Alexander Thomas Glenny. 1882–1965', *Biographical Memoirs of Fellows of the Royal Society* 12, 162–80 (1966).

＊22 Oakley, C. L., 'A. T. Glenny', *Nature* 211, 1130 (1966).

＊23 同上。

＊24 劇場や演奏会への立ち入りを禁じるきわめて保守的な家庭で育てられたため、グレニーは仕事以外のことにほとんど興味を示さなかった。

＊25 Marrack, P., McKee, A. S., & Munks, M. W., 'Towards an understanding of the adjuvant action of aluminium', *Nature Reviews Immunology* 9, 287–93 (2009).

＊26 Gura, T., 'The Toll Road', *Yale Medicine* 36, 28–36 (2002).

＊27 定量生物学に関するコールドスプリングハーバーシンポジウムは、1933 年から開催されるようになった学会である。1989 年の学会には、本庶佑、リロイ・フッド、ジョン・イングリス、リチャード・クラウスナー、フリッツ・メルチャーズ、グスタフ・ノッサル、ロルフ・ツィンカーナーゲルなど、多くの著名な科学者が出席していた。学会写真 20 枚の記録が保存されており、オンラインで公開されている（http://libgallery.cshl.edu/items/browse/tag/Immunological+Recognition）。コールドスプリングハーバープレスの事務局長ジョン・イングリスが 2015 年 3 月 25 日に私宛てに返信してきた電子メールによれば、学会開催後には学会紀要に掲載するための論文がジェンウェーから彼宛てに送付されてきたが、学会本番ではその話題は正式には議題としてあげられず、非公式な形でのみアイデアについて意見交換がなされたようだ。

＊28 Janeway, C. A., Jr, 'Approaching the asymptote? Evolution and revolution in immunology', *Cold Spring Harbor Symposia on Quantitative Biology* 54 Pt 1, 1–13 (1989).

＊29 同上。

＊30 タンパク質と別の分子とのあいだのこのような相互作用は「分子認識」と呼ばれるのが通常であるため、「パターン認識」という用語を好まない科学者もいる。とはいえ、「パターン認識受容体」という用語は現在も広く用いられている。

*31　チャールズ・ジェンウェーと同僚のポール・トラヴァースは、1994年に初めてテキストブック *Immunobiology* を出版した。この初版と後続版は大成功を収めている。現在 *Janeway's Immunobiology* とタイトルを改めており、ケニス・マーフィーとケイシー・ウィーヴァーによって改訂された19版が2016年に出版された。

*32　ジョージ・バーナード・ショーがこの名言を発したのは、1930年10月28日、ロンドンで催された夕食会にて、アルベルト・アインシュタインに敬意を表したスピーチでのことだった。このときのスピーチの抜粋は、Michael Holroyd, 'Albert Einstein, Universe Maker', *New York Times*, 14 March 1991 に掲載されている。

*33　$3 \times 100^4 = 3 \times 10^8$ として計算。

*34　24時間のうちに72回（20分おきに）分裂する計算となり、2^{72} 個の子孫細胞となる。

*35　これはつまり、ウイルスでは人間よりも遥かに高速で自然淘汰による進化の過程が進行するということだ。ウイルスの種類によっては、ウイルス複製時の遺伝的変異の発生速度が人間より遥かに高速である（複製機構の精度が低い）ため、なお一層速く進化するものもある。ウイルスの場合は、欠陥のある子孫が発生しても全体への影響はほとんどないので、これで問題ないのである。

*36　Janeway (1989).

*37　それぞれ、リロイ・フッド（2015年2月10日）とジョナサン・ハワード（2015年2月12日）からの電子メール返信。

*38　Janeway (1989).

*39　Medzhitov, R., 'Pattern recognition theory and the launch of modern innate immunity', *The Journal of Immunology* 191, 4473–4 (2013).

*40　2015年3月31日のルスラン・メジトフへのインタビュー。

*41　同上。

*42　同上。

*43　Gura.

*44　2015年3月31日のルスラン・メジトフへのインタビュー。

*45　同上。

*46　Dahl, R., *The Minpins* (Puffin, 1991).

*47　McKie, R., 'six Nobel prizes – what's the fascination with the fruit fly?', *Observer*, 8 October 2017. オンライン版は https://www.theguardian.com/science/2017/oct/07/fruit-fly-fascination-nobel-prizes-genetics.

*48　2015年4月7日のジュール・ホフマンへのインタビュー。

*49　ホフマンにとっても他の科学者にとってもとくに刺激的だったのは、1970年代から1980年代前半にかけてのハンス・ボーマンによる発見の数々であり、その最たるものが北米最大の天然のカイコガであるヤママユガ科のセクロピア蚕（*Hyalophora cecropia*）での抗菌ペプチドの同定であった。それ以降、700種類を超える抗菌ペプチドが哺乳類から単離されており、ジャック・ストロミンガーによる考察が *The Journal of Immunology* 182, 6633–4 (2009) に掲載されている。ハンス・ボーマンは2008年12月3日に亡くなった。

*50 Fehlbaum, P., et al., 'Insect immunity. Septic injury of Drosophila induces the synthesis of a potent antifungal peptide with sequence homology to plant antifungal peptides', *Journal of Biological Chemistry* 269, 33159–63 (1994).

*51 O'Neill, L. A., Golenbock, D., & Bowie, A. G., 'The history of toll-like receptors – redefining innate immunity', *Nature Reviews Immunology* 13, 453–60 (2013). この学術的で権威ある記事では、トル様受容体の発見に至る一連の出来事の順序が綿密にレビューされている。

*52 Lemaitre, B., 'The road to toll', *Nature Reviews Immunology* 4, 521–7 (2004).

*53 Lemaitre, B., Nicolas, E., Michaut, L., Reichhart, J. M., & Hoffmann, J. A., 'The dorsoventral regulatory gene cassette spatzle/Toll/cactus controls the potent antifungal response in Drosophila adults', *Cell* 86, 973–83 (1996).

*54 *Cell* 誌の求めに応じて寄せられたこの論文に関する 3 本の査読結果は、第一著者であるブルーノ・ルメートルによってオンラインにアーカイブされている（http://www.behinddiscoveries.com/toll/resources）。査読のご多分に漏れず、いずれも前向きに評価しつつも、発表する前にいくつか追加実験を行うべきだと感じると書いている点は興味深い。

*55 2015 年 4 月 7 日のジュール・ホフマンへのインタビュー。

*56 同上。

*57 メジトフはすでに手元にデータを持っていたと考えるのが妥当だろう。次に何を探索すべきかを考える手がかりは、他の免疫受容体経路（IL-1 や TNF を含む）から十分に得られるからだ。このあたりの詳細についてはっきりさせようと調査していたところ、ある中立な立場の免疫学者からは「ちょっとしたスパイ小説みたいだね」という返信が送られてきた。

*58 Medzhitov, R., Preston-Hurlburt, P., & Janeway, C. A., Jr, 'A human homologue of the drosophila toll protein signals activation of adaptive immunity', *Nature* 388, 394–7 (1997).

*59 とはいえ、植物の自然防御について調べたバーバラ・ベイカーのタバコ N 遺伝子に関する研究が、ここで紹介したハエに関する研究よりも前から開始されていたことは申し添えておくべきだろう。ベイカーの研究は、哺乳類と植物の自然免疫防御の類似性を示唆している。

*60 2015 年 4 月 21 日のブルース・ボイトラーへのインタビュー。

*61 ボイトラーの略歴は、オンラインで閲覧できる。http://www.nobelprize.org/nobel_prizes/medicine/laureates/2011/beutler-bio.html.

*62 2015 年 4 月 21 日のボイトラーへのインタビュー。

*63 同上。

*64 同上。

*65 ボイトラーの祖父母は、欧州でのユダヤ人への迫害を避けるためにアメリカに移住した。反ユダヤ主義の蔓延が彼の家族の反骨的な家風を形作った。彼自身もノーベル賞委員会にアーカイブされている自伝的手記のなかで、「おそらく私たちはみな、自分はある面で秀でていなければならないと感じていたのでしょう。学校でも、自分は他の子供に比べて劣ってなどいないのだと示す必要がありましたか

ら」と述べている。
*66 ノーベル賞委員会アーカイブのボイトラーの自伝。
*67 同上。
*68 Poltorak, A., et al., 'Defective LPS signaling in C3H/HeJ and C57BL/10ScCr mice: mutations in Tlr4 gene', *Science* 282, 2085–8 (1998).
*69 O'Neill (2013).
*70 Qureshi, S. T., et al., 'Endotoxin-tolerant mice have mutations in toll-like receptor 4 (Tlr4)', *The Journal of Experimental Medicine* 189, 615–25 (1999).
*71 Hoshino, K., et al., 'Cutting edge: toll-like receptor 4 (TLR4)-deficient mice are hyporesponsive to lipopolysaccharide: evidence for TLR4 as the Lps gene product', *The Journal of Immunology* 162, 3749–52 (1999).
*72 ボイトラーは、受賞の知らせを聞いたときのことを、授賞アナウンスと同日の2011年10月3日にノーベル・メディアの編集ディレクターであるアダム・スミスに電話で語っており、その内容が記録されている。http://www.nobelprize.org/mediaplayer/index.php?id=1632.
*73 Allison, J. P., Benoist, C., & Chervonsky, A. V., 'Nobels: Toll pioneers deserve recognition', *Nature* 479, 178 (2011).
*74 Paul, W. E., & Germain, R. N., 'Obituary: Charles A. Janeway Jr (1943–2003)', *Nature* 423, 237 (2003).
*75 Paul, W. E., 'Endless fascination', *Annual Review of Immunology* 32, 1–24 (2014).
*76 2015年3月31日のルスラン・メジトフへのインタビュー。
*77 2015年4月7日のジュール・ホフマンへのインタビュー。
*78 Ezekowitz, A., et al., 'Lawrence's book review unfair to Hoffmann', *Current Biology* 22, R482 (2012).
*79 Lemaitre, B., *An Essay on Science and Narcissism: How Do High-Ego Personalities Drive Research in Life Sciences?* (Copy Media, 2016).
*80 Cyranoski, D., 'Profile: Innate ability', *Nature* 450, 475–7 (2007).
*81 なぜ昆虫などの無脊椎動物がより複雑な免疫システムをもたない、もしくは必要としないのかは不明であるが、体の大きさや寿命の長さを理由とした説明も散見される。体の構造がより複雑に進化するにつれて、免疫防御システムもより複雑化したというのである。
*82 これは、2014年7月1日、第64回リンダウ・ノーベル賞受賞者会議の席でロルフ・ツィンカーナーゲルによって提示されたもので、同会議中に記録されたインタビューのなかでジュール・ホフマンが詳しく語っている。会議の記録はオンラインで閲覧可能である。http://www.dw.de/tomorrow-today-the-science-magazine-2014–07–07/e-17717966–9798.
*83 2015年4月7日のジュール・ホフマンへのインタビュー。
*84 Rees, M., *Our Final Century* (William Heinemann, 2003).［邦訳：『今世紀で人類は終わる?』（草思社）］
*85 Marrack et al.
*86 De Gregorio & Rappuoli.

*87　ノーベル賞委員会アーカイブのボイトラーの自伝。
*88　2016年3月16日のルーク・オニールへのインタビュー。
*89　2015年3月31日のルスラン・メジトフへのインタビュー。

第2章

*1　Koestler, A., *The Act of Creation* (Hutchinson, 1964).［邦訳：『創造活動の理論』上下巻（ラティス）］
*2　Nussenzweig, M. C., & Mellman, I., 'Ralph Steinman (1943–2011)', *Nature* 478, 460 (2011).
*3　Steinman, R. M., 'Dendritic cells: understanding immunogenicity', *European Journal of Immunology* 37 Suppl 1, S53–60 (2007).
*4　Steinman, R. M., & Cohn, Z. A., 'The interaction of soluble horseradish peroxidase with mouse peritoneal macrophages in vitro', *The Journal of Cell Biology* 55, 186–204 (1972).
*5　Mosier, D. E., 'A requirement for two cell types for antibody formation in vitro', *Science* 158, 1573–5 (1967). いわゆる「アクセサリー細胞」が免疫反応に必要であることを最初にはっきりと示した論文。ヒツジの赤血球に対するマウスの免疫細胞の反応を研究するなかで観察された。
*6　Jolles, S., 'Paul Langerhans', *Journal of Clinical Pathology* 55, 243 (2002).
*7　Steinman, R. M., & Cohn, Z. A., 'Identification of a novel cell type in peripheral lymphoid organs of mice. I. Morphology, quantitation, tissue distribution', *The Journal of Experimental Medicine* 137, 1142–62 (1973).
*8　Simons, D. J., & Chabris, C. F., 'Gorillas in our midst: sustained inattentional blindness for dynamic events', *Perception* 28, 1059–74 (1999).
*9　「見えないゴリラ」の動画はオンラインで閲覧可能。http://www.theinvisiblegorilla.com/gorilla_experiment.html.
*10　Drew, T., Vo, M. L., & Wolfe, J. M., 'The invisible gorilla strikes again: sustained inattentional blindness in expert observers', *Psychological Science* 24, 1848–53 (2013).
*11　Snyder, L. J., *Eye of the Beholder: Johannes Vermeer, Antoni van Leeuwenhoek, and the Reinvention of Seeing* (W. W. Norton, 2015).
*12　Lindquist, R. L., et al., 'Visualizing dendritic cell networks in vivo', *Nature Immunology* 5, 1243–50 (2004).
*13　出典不明。1937年のノーベル生理学・医学賞受賞者であるセント＝ジェルジ・アルベルトは1957年の自著*Bioenergetics*［邦訳：『生体とエネルギー』（みすず書房）］でこのフレーズを使用する際に他からの引用文であることを示すクオーテーションマークを付けていた。
*14　Steinman, R. M., 'Endocytosis and the discovery of dendritic cells' in Moberg, C. L. (ed.), *Entering an Unseen World* (Rockefeller University Press, 2012).
*15　Pollack, A., 'George Palade, Nobel Winner for Work Inspiring Modern Cell Biology, Dies at 95', *New York Times*, 9 October 2008.

*16 Porter, K. R., Claude, A., & Fullam, E. F., 'A Study of Tissue Culture Cells by Electron Microscopy: Methods and Preliminary Observations', *The Journal of Experimental Medicine* 81, 233–46 (1945).
*17 Moberg, C. L., *Entering an Unseen World: A Founding Laboratory and Origins of Modern Cell Biology 1910–1974* (Rockefeller University Press, 2012).
*18 Steinman, R. M., 'Dendritic cells: from the fabric of immunology', *Clinical and Investigative Medicine* 27, 231–6 (2004).
*19 スタインマンの子どもたちはダン・ウッグのインタビューを受けており、その内容は2011年10月26日に「Remembering Ralph Steinman（ラルフ・スタインマンの思い出）」というタイトルのブログ記事に掲載されている。http://06880danwoog.com/2011/10/26/remembering-ralph-steinman/.
*20 遠心分離機を用いて細胞の内容物を分離する基本工程はもっと早くにアルベルト・クラウデによって確立されていた。クラウデが遠心分離機を用いて最初に実験したのは1937年であり、たとえば1941年には細胞を大まかに4つの分画に分類した。クラウデは1974年にパラーデとド・デューヴと共にノーベル生理学・医学賞を受賞した。これ以前にも、スウェーデン人科学者のテオドール・スヴェドベリが遠心分離機を科学的用途で使用し、異なるタンパク質分子を分離する方法として使用できることを示していた。スヴェドベリはこの功績によって1926年にノーベル化学賞を受賞した。
*21 De Duve, C., 'Exploring cells with a centrifuge' (Nobel Lecture, 1974). オンラインで閲覧可能。http://www.nobelprize.org/nobel_prizes/medicine/laureates/1974/duve-lecture.pdf.
*22 Nussenzweig, M. C., 'Ralph Steinman and the discovery of dendritic cells' (Nobel Lecture, 2011). オンラインで閲覧可能。http://www.nobelprize.org/nobel_prizes/medicine/laureates/2011/steinman_lecture.pdf.
*23 Gordon, S., 'Elie Metchnikoff: father of natural immunity', *European Journal of Immunology* 38, 3257–64 (2008).
*24 Metchnikoff, I., 'Nobel Lecture 1908' in *Nobel Lectures in Physiology or Medicine 1901–1921* (Elsevier, 1967).
*25 Vikhanski, L., *Immunity: How Elie Metchnikoff Changed the Course of Modern Medicine* (Chicago Review Press, 2016).
*26 Metchnikoff, O., *Life of Elie Metchnikoff* (Houghton Mifflin Company, 1921)（仏語からの英訳書）.
*27 Metchnikoff (1967).
*28 Vikhanski.
*29 同上。
*30 Ambrose, C. T., 'The Osler slide, a demonstration of phagocytosis from 1876 Reports of phagocytosis before Metchnikoff's 1880 paper' *Cellular Immunology* 240, 1–4 (2006).
*31 Paul, W. E., 'Bridging innate and adaptive immunity', *Cell* 147, 1212–15 (2011).
*32 Tirrell, M., Langreth, R., & Flinn, R., 'Nobel laureate treating own cancer dies

before award announced', *Bloomberg Business* (4 October 2011). オンラインで閲覧可能。http://www.bloomberg.com/news/articles/2011–10–03/nobel-laureate-ralph-steinman-dies-3-days-before-prize-announced.

*33 2011年10月3日にナショナルパブリックラジオで放送されたラルフ・スタインマンの息子アダムへのガイ・ラズによるインタビュー。オンラインで文字起こしを閲覧可能。http://www.npr.org/2011/10/03/141019170/son-of-nobel-winner-remembers-his-father.

*34 Nussenzweig, M. C., & Steinman, R. M., 'Contribution of dendritic cells to stimulation of the murine syngeneic mixed leukocyte reaction', *The Journal of Experimental Medicine* 151, 1196–212 (1980); Nussenzweig, M. C., Steinman, R. M., Gutchinov, B., & Cohn, Z. A., 'Dendritic cells are accessory cells for the development of anti-trinitrophenyl cytotoxic T lymphocytes', *The Journal of Experimental Medicine* 152, 1070–84 (1980).

*35 Nussenzweig, M. C., Steinman, R. M., Witmer, M. D., & Gutchinov, B., 'A monoclonal antibody specific for mouse dendritic cells', *Proceedings of the National Academy of Sciences of the USA* 79, 161–5 (1982).

*36 Van Voorhis, W. C., et al., 'Relative efficacy of human monocytes and dendritic cells as accessory cells for T cell replication', *The Journal of Experimental Medicine* 158, 174–91 (1983); Steinman, R. M., Gutchinov, B., Witmer, M. D., & Nussenzweig, M. C., 'Dendritic cells are the principal stimulators of the primary mixed leukocyte reaction in mice', *The Journal of Experimental Medicine* 157, 613–27 (1983). 1983年のこれらの論文で報告された実験で、スタインマンは、別々の人から採取された血液細胞を混合したときに起こるさまざまな種類の免疫反応について研究している。こうした反応は特定の遺伝子が十分に一致していないドナーから骨髄移植を受けた場合に起こりうる。免疫反応の強度やその影響の度合は、たとえば免疫細胞の増殖数を調べる方法など、複数の方法でモニタリング可能である。スタインマンの研究チームは、こうした種類の免疫反応を引き起こす樹状細胞の能力が他の免疫細胞の100～300倍高いことを示した。

*37 Van Voorhis, W. C., Hair, L. S., Steinman, R. M., & Kaplan, G., 'Human dendritic cells. Enrichment and characterization from peripheral blood', *The Journal of Experimental Medicine* 155, 1172–87 (1982).

*38 Steinman (2004). ラルフ・スタインマンの研究室で修業を積んだ科学者の多くと同じく、ゲロルド・シューラーも科学の世界で独立して輝かしい業績を築いた。ドイツのエルランゲン大学病院の部門長になり、樹状細胞の医学的使用の可能性を探るうえで多大な貢献をしている。

*39 Schuler, G., & Steinman, R. M., 'Murine epidermal Langerhans cells mature into potent immunostimulatory dendritic cells in vitro', *The Journal of Experimental Medicine* 161, 526–46 (1985).

*40 樹状細胞学会は今では毎回約1000人が参加する。第1回はサテライト学会として1990年に日本で開催された。第2回は樹状細胞に特化した専門学会として1992年にオランダで開催され、220人が参加し、15人が招待講演を行った。

＊41 リンパ節内でT細胞が体の構成要素に反応することがないように、健康な細胞に反応してしまう受容体をもつT細胞は（胸腺内で）死滅させられる。

＊42 寄生虫は、がんやHIVに比べると世間の関心は低いが罹患者は非常に多く、大きな社会問題や経済問題を引き起こし、場合によっては国全体を貧困に陥らせる。

＊43 Anthony, R. M., Rutitzky, L. I., Urban, J. F., Jr, Stadecker, M. J., & Gause, W. C., 'Protective immune mechanisms in helminth infection', *Nature Reviews Immunology* 7, 975–9 (2007).

＊44 Kapsenberg, M. L., 'Dendritic-cell control of pathogen-driven T-cell polarization', *Nature Reviews Immunology* 3, 984–93 (2003).

＊45 Reis e Sousa, C., 'Dendritic cells in a mature age', *Nature Reviews Immunology* 6, 476–83 (2006). 私は原則として、樹状細胞が体内で免疫反応を引き起こす仕組みの基本モデルを説明してきたが、多くの例外や詳細については、たとえばこの論文で考察されている。

＊46 Lamott, A., *Bird by Bird: Some Instructions on Writing and Life* (Pantheon Books, 1994).［邦訳：『ひとつずつ、ひとつずつ――「書く」ことで人は癒される』（パンローリング）］

＊47 正式には、MHCタンパク質にはクラスIとクラスIIがある。クラスIのタンパク質はほぼすべての種類の細胞にみられるが、クラスIIのタンパク質は「抗原提示細胞」として知られる一部の種類の免疫細胞のみにみられる。抗原提示細胞にはマクロファージや樹状細胞などが含まれ、免疫反応を引き起こせる種類の細胞も存在する。

＊48 Davis, D. M., *The Compatibility Gene* (Allen Lane, 2013).

＊49 この他に、可溶性因子「サイトカイン」も免疫細胞の振る舞いを誘導するもう1つのシグナルになることから、「シグナル3」とも呼ばれている。サイトカインについては次章でより詳しく紹介する。

＊50 T細胞の共刺激は、それだけで1つの研究分野になるほど複雑である。このトピックについてより詳しく知りたい場合は、Chen, L., & Flies, D. B., 'Molecular mechanisms of T cell co-stimulation and co-inhibition', *Nature Reviews Immunology* 13, 227–42 (2013) を参照。

＊51 免疫学の大部分がそうだが、この記述についても例外が存在する。同じ「共刺激タンパク質」がT細胞表面の抑制性受容体に関与してT細胞のスイッチを切る働きをすることもできるのだ。少し間をおいてから、免疫反応を終了させる役目を果たす。つまり、共刺激タンパク質は、最初はT細胞のスイッチを入れるために働くが、しばらくして免疫反応がもう必要なくなると、T細胞のスイッチを切るためにも働くということだ。

＊52 ラルフ・スタインマンは、樹状細胞を研究することにした動機について、2010年3月に収録された科学誌 *Immunological Reviews* によるインタビューで語っている。オンラインで閲覧可能。https://www.youtube.com/watch?v=BAn8wEpURtE.

＊53 Kool, M., et al., 'Cutting edge: alum adjuvant stimulates inflammatory dendritic cells through activation of the NALP3 inflammasome', *The Journal of Immunology* 181, 3755–9 (2008).

*54　2014年ロレアル―ユネスコ女性科学賞のアジア太平洋地域の受賞者に選ばれた稲葉カヨへのインタビュー。オンラインで動画を閲覧可能。https://youtube.com/watch?v=pd2tSDy8A3s.

*55　彼女はスタインマンと共同で研究する前から日本ですでに樹状細胞を研究していて、樹状細胞に免疫反応を引き起こす能力があることを独自に発見していた。

*56　Inaba, K., Metlay, J. P., Crowley, M. T., & Steinman, R. M., 'Dendritic cells pulsed with protein antigens in vitro can prime antigen-specific, MHC-restricted T cells in situ', *The Journal of Experimental Medicine* 172, 631–40 (1990).

*57　2013年に英国では研究者に占める女性の割合は3分の1を超えていたのに対し、日本では7分の1であったことが、たとえば、京都大学男女共同参画推進センターの 'strengthening Japan's Research Capacity'（http://www.cwr.kyoto-u.ac.jp/english/introduction.php）で報告されている。このデータの情報源はレポートに記載されているが、日本語のみで提供されている（http://www.stat.go.jp/data/kagaku/kekka/topics/topics80.htm.［総務省統計局「我が国の科学技術を支える女性研究者――科学技術週間にちなんで」］）。このトピックは *Japan Times* でも取り上げられた（http://www.japantimes.co.jp/news/2014/04/15/national/japans-scientists-just-14-female/#.VZ5fmcvbJaQ）。

*58　Palucka, K., & Banchereau, J., 'Cancer immunotherapy via dendritic cells', *Nature Reviews Cancer* 12, 265–77 (2012).

*59　Engber, D., 'Is the cure for cancer inside you?', *New York Times Magazine*, 21 December 2012.

*60　これは、他人の血液細胞であれば、遺伝的に異なるので移植時と同じく正常に破壊されるが、処置済みの自分の血液細胞に何らかの形でうっかり誤って曝露すると、正常に破壊されずに問題が発生する可能性があるからだ。

*61　Steenhuysen, J., & Nichols, M., 'Insight: Nobel winner's last big experiment: Himself', *Reuters*, 6 October 2011.

*62　Engber.

*63　Gravitz, L., 'A fight for life that united a field', *Nature* 478, 163–4 (2011).

*64　Steenhuysen & Nichols.

*65　Gravitz.

*66　Steenhuysen & Nichols.

*67　Engber.

*68　Steenhuysen & Nichols.

*69　Engber.

*70　同上。

*71　Steinman (2011).

*72　2015年8月24日のアンドリュー・マクドナルドへのインタビュー。

*73　Tirrell et al.

*74　Palucka & Banchereau.

*75　2015年8月28日のクリスチャン・ミュンツへのインタビュー。

*76　同上。

第3章

*1 Bresalier, M., '80 years ago today: MRC researchers discover viral cause of flu', *Guardian*, 8 July 2013.

*2 マクファーレン・バーネットの人生と業績の詳細については、私の前著 *The Compatibility Gene* (Allen Lane, 2013) の 2 章を参照。

*3 Watts, G., 'Jean Lindenmann', *Lancet* 385, 850 (2015).

*4 同上。

*5 科学という長い旅路の始まりについては、アリストテレスやダーウィンなど、いくつもの時点をあげられる。リンデンマンとアイザックス以前に行われた実験でもサイトカインの存在を匂わすヒントは散見されたが、その研究の深さとアイデアのわかりやすさを理由に、リンデンマンとアイザックスがサイトカインの最初の発見者として広く認められている。

*6 Andrewes, C. H., 'Alick Isaacs. 1921–1967', *Biographical Memoirs of Fellows of the Royal Society* 13, 205–21 (1967).

*7 Edelhart, M., *Interferon: The New Hope for Cancer* (Orbis, 1982). ［邦訳:『インターフェロンの最前線』（東京図書）］

*8 Findlay, G. M., & MacCallum, F. O., 'An interference phenomenon in relation to yellow fever and other viruses', *Journal of Pathology and Bacteriology* 44, 405–24 (1937).

*9 詳しくは、勝手に複製できないように熱で不活性化したウイルスが用いられた。また、電子顕微鏡画像で細胞がより透明に見えるように、ヘモグロビンを取り除いた「赤血球ゴースト」と呼ばれる赤血球が用いられた。

*10 Pieters, T., *Interferon: The Science and Selling of a Miracle Drug* (Routledge, 2005).

*11 Lindenmann, J., 'Preface' in Edelhart. ［邦訳：『インターフェロンの最前線』（東京図書）に寄せられたリンデンマンによる前書き］

*12 Isaacs, A., & Lindenmann, J., 'Virus interference. I. The interferon', *Proceedings of the Royal Society of London. Series B, Biological sciences* 147, 258–67 (1957); Isaacs, A., Lindenmann, J., & Valentine, R. C., 'Virus interference. II. Some properties of interferon', *Proceedings of the Royal Society of London. Series B, Biological sciences* 147, 268–73 (1957).

*13 Pieters.

*14 リンデンマンとアイザックスによるインターフェロンの初期のエビデンスを疑った著名な米国人科学者のなかに、ハワード・テミンもいた。ウイルスの専門家である彼は、HIV など多くのウイルスで重要な役割を果たす逆転写酵素の発見で、レナート・ドゥルベッコ、デイヴィッド・ボルティモアと共に 1975 年にノーベル生理学・医学賞を受賞した。この酵素は、DNA にコードされた情報は RNA に転写されるが、RNA から DNA へと逆方向に転写されることはないという長年の定説を打ち破った。インターフェロンと同様、逆転写酵素の発見も最初は多くの科学者から疑われた。

*15 Pieters.

*16 Edelhart.

*17 Pieters.
*18 Hall, S. S., *A Commotion in the Blood: Life, Death, and the Immune System* (Henry Holt and Company, 1997).
*19 同上。
*20 2015年10月23日のレスリー・ブレントへのインタビュー。
*21 Brent, L., 'susanna Isaacs Elmhirst obituary', *Guardian*, 29 April 2010.
*22 Hall.
*23 Pieters.
*24 Hall.
*25 Isaacs, A., & Burke, D. C., 'Interferon: A possible check to virus infections', *New Scientist* 4, 109–11 (1958).
*26 デレク・バークはインターフェロンについて、オンライン記事で詳しく語っている。'The Discovery of Interferon, the First *Cytokine*, by Alick Isaacs and Jean Lindenmann in 1957', posted on 14 February 2009. http://brainimmune.com/the-discovery-of-interferon-the-first-cytokine-by-alick-isaacs-and-jean-lindenmann-in-1957/.
*27 Pieters.
*28 Andrewes.
*29 Cantell, K., *The Story of Interferon: The Ups and Downs in the Life of a Scientist* (World Scientific Publishing Co., 1998).［邦訳：『インターフェロン物語——研究にかけたある科学者の人生』（ミネルヴァ書房）］
*30 Hall.
*31 ヒトのがんの原因になりうるウイルスはほんのわずかだが、ヒトパピローマウイルス（HPV）、エプスタイン・バーウイルス（EBV）、ヒトT細胞白血病ウイルス1型（HTLV-1）などがある。これらのウイルスに感染しても、患者の多くはがんを発症しない。
*32 Gresser, I., & Bourali, C., 'Exogenous interferon and inducers of interferon in the treatment Balb-c mice inoculated with RC19 tumour cells', *Nature* 223, 844–5 (1969).
*33 Hall.
*34 Gresser, I., 'Production of interferon by suspensions of human leucocytes', *Proceedings of the Society for Experimental Biology and Medicine* 108, 799–803 (1961).
*35 Cantell.
*36 同上。
*37 同上。
*38 Pieters.
*39 Cantell.
*40 カンテルは、インターフェロンに特化した国立研究所を設立したフィデル・カストロに会うために飛行機でキューバを訪れたこともあった。
*41 'The Big IF in Cancer', *Time*, 31 March 1980.

*42 2016年1月18日のジョーダン・ガターマンへのインタビュー。

*43 ガターマンとラスカーは週に3、4回は電話で話すようになった。あるとき、ラスカーは前立腺がんについて知りたくて、深夜にガターマンに電話した。「前立腺がんについてあなたが知っていることを教えて」と言うラスカーに対して、寝ているところを起こされたガターマンは、半分寝ぼけたまま「男性に多くみられるがんです」と答えたそうだ。

*44 Cantell.

*45 インターフェロンの精製が難しい最大の理由は、ごく少量の細胞からしか分泌されないからだった。これはサイトカイン全般の特徴であり、体内ではごく少量でも強力な作用をもつ。

*46 Cantell.

*47 同上。

*48 1973年にハーバート・ボイヤーとスタンリー・コーエンが異種細胞由来の遺伝情報を組み込まれた細菌について最初に報告した。この事例では、カエルのDNAが細菌の遺伝子に挿入された。この前年の1972年には、ポール・バーグが異種由来のDNAの組み合わせに成功しており、そのようなDNAを「組み換えDNA」と名付けた。ボイヤーはバイオテクノロジー企業ジェネンテックの共同創業者。

*49 ヒトのインスリンは当初、ジェネンテック社からライセンスを受けたイーライリリー社によって製造され、「ヒューマリン」という商品名で販売されていた。FDAの承認が下りたのは、申請から5ヵ月後のことだった。通常なら20～30ヵ月はかかるところだ。詳しくは、Lawrence Altman, 'A new insulin given approval for use in US', *New York Times*, 30 October 1982を参照。

*50 ここで使用された「逆転写酵素」と呼ばれる種類の酵素は、RNAからDNAへと情報を転写することができる酵素で、ウィスコンシン大学マディソン校のハワード･テミンとMITのデイヴィッド･ボルティモアがそれぞれ独自に発見した。このハワード・テミンは、インターフェロンの存在を最初は疑っていた、あのハワード・テミンと同一人物である。

*51 Nagata, S., et al., 'synthesis in E. coli of a polypeptide with human leukocyte interferon activity', *Nature* 284, 316–20 (1980).

*52 Cantell.

*53 バイオジェン社の他の共同創業者には、MITのフィリップ・シャープ、ノーベル賞受賞者であるハーバード大学のウォルター・ギルバートなど。

*54 Cantell.

*55 同上。

*56 'The Big IF in Cancer', *Time*, 31 March 1980.

*57 Panem, S., *The Interferon Crusade* (Brookings Institution, 1984).

*58 Dickson, D., 'Deaths halt interferon trials in France', *Science* 218, 772 (1982).

*59 Panem.

*60 Ahmed, S., & Rai, K. R., 'Interferon in the treatment of hairy-cell leukemia', *Best Practice and Research Clinical Haematology* 16, 69–81 (2003).

*61 Taniguchi, T., Fujii-Kuriyama, Y., & Muramatsu, M., 'Molecular cloning of human interferon cDNA', *Proceedings of the National Academy of Sciences of the USA* 77, 4003–6 (1980).

*62 Sorg, C., 'Lymphokines, monokines, cytokines', *Chemical Immunology* 49, 82–9 (1990).

*63 2016年1月11日のヴェルナー・ミュラーへのインタビュー。

*64 Atwood, M., *Moral Disorder* (Bloomsbury, 2006).

*65 サイトカインは、細胞によって産生された可溶性因子が他の細胞の振る舞いに影響するという意味において、ホルモンの一種だと言える。ただし、一部のサイトカインの特徴は、通常のホルモンにみられる特徴とは異なる。サイトカインは体内において比較的局所的に作用し、なかには、広大な液体環境に向けて放出されるのではなく細胞の表面に結合しているものも少ないながら存在する。また、多種多様な細胞によって産生されるサイトカインもある。

*66 McNab, F., Mayer-Barber, K., Sher, A., Wack, A., & O'Garra, A., 'Type I interferons in infectious disease', *Nature Reviews Immunology* 15, 87–103 (2015).

*67 Yan, N., & Chen, Z. J., 'Intrinsic antiviral immunity', *Nature Immunology* 13, 214–22 (2012).

*68 Everitt, A. R., et al., 'IFITM3 restricts the morbidity and mortality associated with influenza', *Nature* 484, 519–23 (2012).

*69 同上。

*70 Zhang, Y. H., et al., 'Interferon-induced transmembrane protein-3 genetic variant rs12252–C is associated with severe influenza in Chinese individuals', *Nature Communications* 4, 1418 (2013).

*71 同上。

*72 2016年1月5日のピーター・オープンショウへのインタビュー。

*73 Chesarino, N. M., McMichael, T. M., & Yount, J. S., 'E3 Ubiquitin Ligase NEDD4 Promotes Influenza Virus Infection by Decreasing Levels of the Antiviral Protein IFITM3', *PLoS Pathogens* 11, e1005095 (2015).

*74 ヒトにおいて同じ酵素を標的にした場合、この種類の酵素はIFITM3遺伝子にコードされているタンパク質だけでなく他の多くのタンパク質の分解にも関与しているため、いくつもの副作用が生じる可能性があった。

*75 言うまでもないことだが、本書に書かれている医学的治療法については、誰かの病状に対する明示的なアドバイスとして受け取らないでもらいたい。本書では、健康問題の根底にある科学について理解する助けになればと期待して、一般的な原則や考え方を紹介しているが、医師や診療医による個別アドバイスのかわりにはならない。がん治療におけるインターフェロン使用の詳細については、英国がん研究所のウェブサイトを参照。http://www.cancerresearchuk.org/about-cancer/cancers-in-general/treatment/cancer-drugs/interferon.

*76 Zitvogel, L., Galluzzi, L., Kepp, O., Smyth, M. J., & Kroemer, G., 'Type I interferons in anticancer immunity', *Nature Reviews Immunology* 15, 405–14 (2015).

＊77　同上。
＊78　赤血球は例外である。赤血球は体内で唯一、サイトカインを産生することも、サイトカインに応答することもできない細胞である。
＊79　2017年2月2日のサリム・カクーとの電子メール。
＊80　Rusinova, I., et al., 'Interferome v2.0: an updated database of annotated interferon-regulated genes', *Nucleic Acids Research* 41, D1040–6 (2013).
＊81　多くのサイトカインがどのように発見されたかについては、Smith, K. A. (ed.), *A Living History of Immunology. Frontiers in Immunology* 6, 502 (2015) で数章を割いて詳しく考察されている。
＊82　過去10年間にインターロイキンは年に約1個のペースで発見されていて、たとえば2001年の時点ではまだIL-23までしか発見されていなかった。
＊83　Dinarello, C. A., 'Immunological and inflammatory functions of the interleukin-1 family', *Annual Review of Immunology* 27, 519–50 (2009).
＊84　あなた本人や知り合いの誰かが好中球減少症を経験していれば、好中球がいかに重要かを理解することだろう。好中球減少症は、がんや一部のがん治療法が原因で生じる症状であり、基本的には好中球の数が減少し、感染症に罹りやすくなる。
＊85　Brinkmann, V., et al., 'Neutrophil extracellular traps kill bacteria', *Science* 303, 1532–5 (2004).
＊86　Kolaczkowska, E., & Kubes, P., 'Neutrophil recruitment and function in health and inflammation', *Nature Reviews Immunology* 13, 159–75 (2013).
＊87　多くの研究で、IL-2は重要な役割を果たしている。たとえば、米国立衛生研究所（NIH）のロバート・ギャロの研究室の研究では、IL-2のおかげでT細胞からHIVを単離することができた。
＊88　Howard, M., & O'Garra, A., 'Biological properties of interleukin 10', *Immunology Today* 13, 198–200 (1992).
＊89　Kuhn, R., Lohler, J., Rennick, D., Rajewsky, K., & Muller, W., 'Interleukin-10–deficient mice develop chronic enterocolitis', *Cell* 75, 263–74 (1993).
＊90　この病気の詳細については、英国クローン病・結腸炎慈善基金のウェブサイトを参照。http://www.crohnsandcolitis.org.uk/.
＊91　'Partnership for Public Service, Dr Steven Rosenberg: Saving lives through important breakthroughs in cancer treatment', *Washington Post*, 6 May 2015.
＊92　Fox, T., 'The federal employee of the year', *Washington Post*, 7 October 2015.
＊93　ローゼンバーグの権威の高さは、1985年、レーガン大統領の手術を担当する外科チームにがんの専門家として参加したことからもわかる。記者会見の場で、「大統領はがんを患っています」という世界中の新聞の見出しになる言葉を発したのもローゼンバーグだった。大統領の病状の詳細についてはチームの他のメンバーが説明したが、ローゼンバーグは「がん」という言葉をあえて用いることで、がんという言葉自体の印象をやわらげ、がんという病気を世間から孤立させないことが重要だと考えた。
＊94　Hall.
＊95　Rosenberg, S. A., & Barry, J. M., *The Transformed Cell: Unlocking the Mysteries of*

Cancer (Orion, 1992).

*96 同上。

*97 ローゼンバーグは「私が今その目標を達成しつつあるかと言えば、そうは言えないと思っている。しかし、その目標に向けて多少なりとも貢献できるかと言えば、できると思っている」と言い続けている。2007年には、好きなことに打ち込んでキャリアを築いた人物に若者がインタビューするRoadtrip Nationという動画シリーズのなかでも同じことを述べている。このインタビュー動画はオンラインでも閲覧可能。https://www.youtube.com/watch?v=iNc_nY6nUoI.

*98 Rosenberg & Barry.

*99 がん細胞の数が少ない場合は、かなりの頻度で私たちが気づかないうちに免疫システムによって対処されている可能性がある。

*100 Rosenberg & Barry.

*101 同上。

*102 同上。

*103 Hall.

*104 この症例について考察しているすべての科学レポートで、本人のプライバシーを保護するためにリンダ・テイラーの名前はリンダ・グランガー（仮名）と表記されているが、2015年のPBSテレビのドキュメンタリー *Cancer: The Emperor of all Maladies*（がん：病気の皇帝）など、ごく最近の一部のプレゼンテーションでは本名が使用されている。

*105 Rosenberg & Barry.

*106 Rosenberg, S. A., et al., 'Observations on the systemic administration of autologous lymphokine-activated killer cells and recombinant interleukin-2 to patients with metastatic cancer', *New England Journal of Medicine* 313, 1485–92 (1985).

*107 Rosenberg & Barry.

*108 テイラーの治療がうまくいったことを知る前に、ローゼンバーグはもう1人、ジェイムズ・イェンセン（仮名）という患者も治療していた。ローゼンバーグは彼の病状について「私はそれまでの人生で感じたことのないほどの絶望を覚えた」と述べていて、テイラーに対するよりも強気の治療を行い、免疫細胞の注入についても高用量のIL-2を注入した。イェンセンの腫瘍は消滅せず、彼は最終的にがんで亡くなったが、イェンセンの腫瘍はローゼンバーグの努力に反応して縮んでいた。

*109 ローゼンバーグは1985年12月19日のニューズウィーク誌の表紙を飾った。また、彼の成功はテレビでもNBCニュースとABCニュースで主要ニュースとして取り上げられ、米国、欧州、中国、日本の全国紙のトップ記事にもなった。

*110 Schmeck, H. M., Jr, 'Cautious optimism is voiced about test cancer therapy', *New York Times*, 6 December 1985.

*111 Rosenberg & Barry.

*112 Burns, K., *Cancer: The Emperor of All Maladies* (PBS TV, 2015).

*113 Rosenberg, S. A., 'IL-2: the first effective immunotherapy for human cancer', *The Journal of Immunology* 192, 5451–8 (2014).

＊114 Rosenberg & Barry.
＊115 同上。
＊116 Coventry, B. J., & Ashdown, M. L., 'The 20th anniversary of interleukin-2 therapy: bimodal role explaining longstanding random induction of complete clinical responses', *Cancer Management and Research* 4, 215–21 (2012).

第4章

＊1 Feldmann, M., 'Translating molecular insights in autoimmunity into effective therapy', *Annual Review of Immunology* 27, 1–27 (2009).
＊2 同上。
＊3 2016年2月22日のマーク・フェルドマンへのインタビュー。
＊4 Feldmann (2009).
＊5 2016年2月22日のマーク・フェルドマンへのインタビュー。
＊6 2016年1月11日のヴェルナー・ミュラーへのインタビュー。
＊7 Dinarello, C. A., 'Historical insights into cytokines', *European Journal of Immunology* 37 Suppl 1, S34–45 (2007).
＊8 Auron, P. E., et al., 'Nucleotide sequence of human monocyte interleukin 1 precursor cDNA', *Proceedings of the National Academy of Sciences of the USA* 81, 7907–11 (1984).
＊9 2016年1月13日のヴェルナー・ミュラーとの電子メール。
＊10 Lachman, L. B., 'summary of the Fourth International Lymphokine Workshop', *Lymphokine Research* 4, 51–7 (1985).
＊11 2016年1月11日のヴェルナー・ミュラーへのインタビュー。
＊12 同上。
＊13 Lachman.
＊14 Gannes, S., 'striking it rich in biotech', *Fortune Magazine*, 9 November 1987. オンラインで閲覧可能。http://archive.fortune.com/magazines/fortune/fortune_archive/1987/11/09/69810/index.htm.
＊15 2016年1月11日のヴェルナー・ミュラーへのインタビュー。
＊16 Lachman.
＊17 March, C. J., et al., 'Cloning, sequence and expression of two distinct human interleukin-1 complementary DNAs', *Nature* 315, 641–7 (1985).
＊18 Wolff, S. M., et al., 'Clone controversy at Immunex', *Nature* 319, 270 (1986).
＊19 Marshall, E., 'Battle ends in $21 million settlement', *Science* 274, 911 (1996).
＊20 同上。
＊21 同上。
＊22 'Immunex to Pay $21 Million To Cistron to Settle Lawsuit', *Wall Street Journal*, 4 November 1996. オンラインで閲覧可能。http://www.wsj.com/articles/SB847060346541962500.
＊23 Marshall.
＊24 Hamilton, D. P., 'Amgen Confirms Cash, Stock Deal to Acquire Smaller Rival

Immunex', *Wall Street Journal*, 18 December 2001. オンラインで閲覧可能。http://www.wsj.com/articles/SB1008606575817774000.

＊25 Feldmann (2009).

＊26 Bottazzo, G. F., Pujol-Borrell, R., Hanafusa, T., & Feldmann, M., 'Role of aberrant HLA-DR expression and antigen presentation in induction of endocrine autoimmunity', *Lancet* 2, 1115–19 (1983).

＊27 2016年2月22日のマーク・フェルドマンへのインタビュー。

＊28 関節リウマチの有病率に関するデータは米国保健福祉省の一機関である米国疾病管理予防センター（CDC）から入手。オンラインで閲覧可能。http://www.cdc.gov/arthritis/basics/rheumatoid.htm.

＊29 Eyre, S., et al., 'High-density genetic mapping identifies new susceptibility loci for rheumatoid arthritis', *Nature Genetics* 44, 1336–40 (2012).

＊30 Heliovaara, M., et al., 'Coffee consumption, rheumatoid factor, and the risk of rheumatoid arthritis', *Annals of the Rheumatic Diseases* 59, 631–5 (2000).

＊31 Lee, Y. H., Bae, S. C., & Song, G. G., 'Coffee or tea consumption and the risk of rheumatoid arthritis: a meta-analysis', *Clinical Rheumatology* 33, 1575–83 (2014).

＊32 Feldmann (2009).

＊33 ウガンダは1962年に独立した。

＊34 2014年3月28日公開のラヴィンダー・マイニのインタビュー動画 'spotlight: Ravinder Maini – A Career in Research'。3部構成のうちの第1部をオンライン閲覧可能。https://www.youtube.com/watch?v=ZJ53ApfoiD8.

＊35 2016年2月22日のマーク・フェルドマンへのインタビュー。

＊36 2016年2月15日のラヴィンダー・マイニへのインタビュー。

＊37 当時この類の研究をしていたのはフェルドマンとマイニだけではなかった。他にも世界中でいくつかの研究グループが患部関節に存在するサイトカインの正体を突きとめようと研究を開始しており、その多くは異なる手法を用いていた。

＊38 TNFアルファはもっと単純に、インターロイキンの1つとして新たな番号でIL-xxなどと命名されるべきところだが、インターフェロンと同様、インターロイキンという分類がなされる前に発見されたため、TNFアルファというややこしい名前のまま定着している。

＊39 Buchan, G., et al., 'Interleukin-1 and tumour necrosis factor mRNA expression in rheumatoid arthritis: prolonged production of IL-1 alpha', *Clinical and Experimental Immunology* 73, 449–55 (1988).

＊40 Carswell, E. A., et al., 'An endotoxin-induced serum factor that causes necrosis of tumors', *Proceedings of the National Academy of Sciences of the USA* 72, 3666–70 (1975).

＊41 Vilček, J., *Love and Science: A Memoir* (Seven Stories Press, 2016).

＊42 1938年には、チェコスロバキアのユダヤ人の身の安全はすでに危うい状態だったため、ヴィルチェクの家族は密かに幼いヤンを連れてオランダの親戚の家に身を寄せる計画を立てていたが、この計画が実行に移されることはなかった。実行していたとしても、ヴィルチェクはオランダでもユダヤ系オランダ人家族として、

チェコスロバキアにとどまった場合と同じ運命に苛まれ、ユダヤ人大虐殺の犠牲になっていたことだろう。

＊43 修道女がナチスに同調するようなことはありえなかったし、彼女らはユダヤ人の子供たちを助けていたが、一方で、児童養護施設への政府規制による要請で、ヴィルチェクはナチスへの忠誠心を教え込まれた。

＊44 Vilček (2016).

＊45 同上。

＊46 これはスターリンと親しかった生物学者トロフィム・ルイセンコによって提唱された考え方である。彼は、ロシアの森では低温多湿処理を受けた種子のほうがよく育ち、その恩恵はその種子から次世代へと代々受け継がれていくと主張していた。今ではルイセンコの理論は誤りだと広くみなされているが、当時ルイセンコの考え方を支持するようなエビデンスをもたらした、もしくは捏造した科学者らは特別報酬を与えられ、国家に擁護され、研究助成金を取得していた。しかし、ごく最近のエビデンスで、環境の影響で遺伝的変化が生じ、その変化が世代から世代へと受け継がれる可能性があることが示された。「エピジェネティクス」という新たな研究分野の登場である。だが、ルイセンコの考えが正しかったということにはならない。エピジェネティクスの影響は小さく、限られているからだ。テレビにも出演していた科学者のアダム・ラザフォードは、エピジェネティクスを生命の神秘などと大げさに持ち上げる風潮について、2015年7月19日のガーディアン紙の記事 'Beware the pseudo gene genies' で警告を発している。オンライン閲覧可能。https://www.theguardian.com/science/2015/jul/19/epigenetics-dna–darwin-adam-rutherford.

＊47 Vilček, J., 'From IFN to TNF: a journey into realms of lore', *Nature Immunology* 10, 555–7 (2009). この記事でヴィルチェクはアイザックスと出会ったのは1958年のことだったと振り返っている。ただし、2016年2月4日に彼と話したときには、あれはブラチスラバで大学を卒業した年のことだから1957年だったと思うと言っていた。

＊48 2016年2月4日のヤン・ヴィルチェクへのインタビュー。

＊49 Vilček, J., 'An interferon-like substance released from tickborne encephalitis virus-infected chick embryo fibroblast cells', *Nature* 187, 73–4 (1960).

＊50 彼は共産主義国が彼に課していた海外渡航制限を嫌っていたし、秘密警察による面接の呼び出しも何度か受けていたが、彼に亡命を強く勧めたのは妻だったと語っている。

＊51 2016年2月4日のヤン・ヴィルチェクへのインタビュー。

＊52 Perez-Penauug, R., 'Research Scientist Gives $105 Million to NYU', *New York Times*, 12 August 2005.

＊53 2016年2月4日のヤン・ヴィルチェクへのインタビュー。

＊54 この研究で栄誉あるアルバート・ラスカー基礎医学研究賞を受賞したとき、セーサル・ミルスタインとジョルジュ・ケーラーは「この研究の構想も実行も、熟練技師であるシャーリー・ハウと緊密に協力し合えたからこそなしえたことです」と公式に語っている。

*55 Köhler, G., & Milstein, C., 'Continuous cultures of fused cells secreting antibody of predefined specificity', *Nature* 256, 495–7 (1975).
*56 Margulies, D. H., 'Monoclonal antibodies: producing magic bullets by somatic cell hybridization', *The Journal of Immunology* 174, 2451–2 (2005).
*57 セントコア社との当初の契約では、同社が血中インターフェロン濃度の測定などの診断検査用に開発計画を進めていた抗インターフェロン抗体をヴィルチェクが作製する前提になっていた。
*58 ヴィルチェクは最初にニューヨークに到着したとき、研究資金をすべて自分で獲得しなければならないことに非常に驚いた。共産主義下のチェコスロバキアでは、設備や備品は不足していたが、少なくとも研究費は特定の助成金を申し込まなくても支給されていた。
*59 Marks, L. V., *The Lock and Key of Medicine: Monoclonal Antibodies and the Transformation of Healthcare* (Yale University Press, 2015).
*60 ヴィルチェクと一緒にジュンミン・ルゥも抗TNFアルファ抗体の特許使用料を受け取っていた。ルゥはさまざまな医療保健活動を支援するために、2006年にアイリス・アンド・ジュンミン・ルゥ基金を設立した。
*61 Beutler, B., Milsark, I. W., & Cerami, A. C., 'Passive immunization against cachectin/tumor necrosis factor protects mice from lethal effect of endotoxin', *Science* 229, 869–71 (1985).
*62 Lagu, T., et al., 'Hospitalizations, costs, and outcomes of severe sepsis in the United States 2003 to 2007', *Critical Care Medicine* 40, 754–61 (2012).
*63 Marks, L., 'The birth pangs of monoclonal antibody therapeutics: the failure and legacy of Centoxin', *mAbs* 4, 403–12 (2012).
*64 セントコア社のジョン・グロイエブの研究チームが、1983～5年に英国ケンブリッジ大学、スタンフォード大学、トロント大学の研究室や米国カリフォルニア州のベクトン・ディッキンソン社など互いに独立した複数の研究チームによって確立された手法を用いて、この半マウス半ヒト抗体を作製した。
*65 Vilček (2009).
*66 同上。
*67 Brennan, F. M., Chantry, D., Jackson, A., Maini, R., & Feldmann, M., 'Inhibitory effect of TNF alpha antibodies on synovial cell interleukin-1 production in rheumatoid arthritis', *Lancet* 2, 244–7 (1989).
*68 2016年2月22日のマーク・フェルドマンへのインタビュー。
*69 Williams, R. O., Feldmann, M., & Maini, R. N., 'Anti-tumor necrosis factor ameliorates joint disease in murine collagen-induced arthritis', *Proceedings of the National Academy of Sciences of the USA* 89, 9784–8 (1992).
*70 フェルドマンが直接関わった研究の他にも、彼のアイデアを裏づけるようなエビデンスが、ギリシャのイェオルイオス・コリアスらによって示された。コリアスらはヒトTNFアルファを産生するように遺伝子組み換えされたマウスが関節部に炎症を起こすことを明らかにした。これは、サイトカインが関節炎においてきわめて重要な役割を果たすという考えと一致した。

*71 Feldmann (2009).
*72 2016年2月4日のヤン・ヴィルチェクへのインタビュー。
*73 2016年2月15日のラヴィンダー・マイニへのインタビュー。
*74 同上。
*75 Feldmann (2009).
*76 Feldmann, M., 'Development of anti-TNF therapy for rheumatoid arthritis', *Nature Reviews Immunology* 2, 364–71 (2002).
*77 2016年2月4日のヤン・ヴィルチェクへのインタビュー。
*78 2016年2月15日のラヴィンダー・マイニへのインタビュー。
*79 Feldmann (2009).
*80 同上。
*81 2016年2月22日のマーク・フェルドマンへのインタビュー。
*82 Vilček (2016).
*83 同社はまず、腸の慢性炎症であるクローン病の治療用としてレミケードの承認を受け、その後、関節リウマチの治療用として承認を受けた。それまで数十年間、クローン病の新たな治療薬は承認されていなかった。つまり、クローン病は治療選択肢がほとんどない比較的まれな疾患だった。ということは、薬の承認に先立つ臨床試験で求められる被験者の数が少ないということだ。また、治療法が少ないということは、規制当局による薬の審査が優先的に行われるということでもある。こうした事情から、クローン病の治療薬として承認を受けるほうが、関節リウマチの治療薬として承認を受けるよりも費用がかなり抑えられた。
*84 Morrow, D. J., 'Johnson & Johnson to Acquire Centocor', *New York Times*, 22 July 1999.
*85 Vilček (2016).
*86 Feldmann (2009).
*87 Feldmann (2002).
*88 完全ヒト抗体を作製する方法はいくつかある。そのうちの1つは、抗体を作る遺伝子をヒトの抗体を作る遺伝子に置換した遺伝子組み換えマウスを利用する方法である。しかし、2002年に米国で承認された完全ヒト抗TNFアルファ抗体「ヒュミラ」はこれとは別の方法、細菌に感染するウイルス（バクテリオファージ）を用いた「ファージディスプレイ」と呼ばれる技法で作製された。
*89 使用者数はレミケードの公式サイトから取得。http://www.remicade.com/.
*90 White, E. B., *Here is New York* (Harper & Bros., 1949).
*91 Vilček (2016).
*92 2016年2月15日のラヴィンダー・マイニへのインタビュー。
*93 Choy, E. H., Kavanaugh, A. F., & Jones, S. A., 'The problem of choice: current biologic agents and future prospects in RA', *Nature Reviews Rheumatology* 9, 154–63 (2013).
*94 Winthrop, K. L., & Chiller, T., 'Preventing and treating biologic-associated opportunistic infections', *Nature Reviews Rheumatology* 5, 405–10 (2009).
*95 Choy et al.

*96 2014年3月28日公開のラヴィンダー・マイニのインタビュー動画 'spotlight: Ravinder Maini – A Career in Research'。3部構成のうちの第1部をオンライン閲覧可能。https://www.youtube.com/watch?v=ZJ53ApfoiD8.

*97 抗TNFアルファ療法の一部のバージョンでこのようなことが起こりうる別の理由として、体が治療用抗体に対する抗体を産生しはじめるせいで治療用抗体が効かなくなるということが考えられる。

*98 たまに、クローン病の患者は抗TNFアルファ療法による治療をやめてしまっても再発しないことがあるが、これはまれであり、なぜ再発しないのかはわかっていない。

*99 Marks (2015).

*100 1975年にネイチャー誌で発表されたモノクローナル抗体作製用ハイブリドーマの培養に関するミルスタインとケーラーの論文の最後の一文には「このような培養は医学的・産業的用途にも役立つ可能性がある」と書かれている。この簡潔さは、別の古典的科学論文の終盤にある有名な一文を思い起こさせる。1953年にネイチャー誌で発表されたDNAの二重らせん構造に関するワトソンとクリックの論文には、「われわれが推論から導き出した特定の塩基の組み合わせは、ただちに遺伝物質の複写を可能にする機構を示唆するものであるということに、当初から強い関心を寄せている」と書かれていた。

*101 Dorner, T., Radbruch, A., & Burmester, G. R., 'B-cell-directed therapies for autoimmune disease', *Nature Reviews Rheumatology* 5, 433–41 (2009).

*102 世界保健機関（WHO）の「重要な薬」リストはウェブサイトからダウンロード可能。http://www.who.int/medicines/services/essmedicines_def/en/.

*103 Battella, S., Cox, M. C., Santoni, A., & Palmieri, G., 'Natural killer (NK) cells and anti-tumor therapeutic mAb: unexplored interactions', *Journal of Leukocyte Biology* 99, 87–96 (2016).

*104 Rudnicka, D., et al., 'Rituximab causes a polarization of B cells that augments its therapeutic function in NK-cell-mediated antibody-dependent cellular cytotoxicity', *Blood* 121, 4694–702 (2013).

*105 'Drug trial victim's "hell" months', BBC News online, http://news.bbc.co.uk/1/hi/health/5121824.stm.

*106 Vince, G., 'UK drug trial disaster – the official report', *New Scientist*, 25 May 2006.

*107 Horvath, C. J., & Milton, M. N., 'The TeGenero incident and the Duff Report conclusions: a series of unfortunate events or an avoidable event?', *Toxicologic Pathology* 37, 372–83 (2009).

第5章

*1 Strominger, J. L., 'The tortuous journey of a biochemist to immunoland and what he found there', *Annual Review of Immunology* 24, 1–31 (2006).

*2 Bauer, S., et al., 'Activation of NK cells and T cells by NKG2D, a receptor for stress-inducible MICA', *Science* 285, 727–9 (1999).

＊3 Van der Zee, J., ‘Heating the patient: a promising approach?’, *Annals of Oncology* 13, 1173–84 (2002).
＊4 Shen, R. N., Hornback, N. B., Shidnia, H., Shupe, R. E., & Brahmi, Z., ‘Whole-body hyperthermia decreases lung metastases in lung tumor-bearing mice, possibly via a mechanism involving natural killer cells’, *Journal of Clinical Immunology* 7, 246–53 (1987).
＊5 Kokolus, K. M., et al., ‘Baseline tumor growth and immune control in laboratory mice are significantly influenced by subthermoneutral housing temperature’, *Proceedings of the National Academy of Sciences of the USA* 110, 20176–81 (2013).
＊6 Evans, S. S., Repasky, E. A., & Fisher, D. T., ‘Fever and the thermal regulation of immunity: the immune system feels the heat’, *Nature Reviews Immunology* 15, 335–49 (2015).
＊7 Elinav, E., et al., ‘Inflammation-induced cancer: crosstalk between tumours, immune cells and microorganisms’, *Nature Reviews Cancer* 13, 759–71 (2013).
＊8 Zelenay, S., et al., ‘Cyclooxygenase-Dependent Tumor Growth through Evasion of Immunity’, *Cell* 162, 1257–70 (2015).
＊9 Groh, V., Wu, J., Yee, C., & Spies, T., ‘Tumour-derived soluble MIC ligands impair expression of NKG2D and T-cell activation’, *Nature* 419, 734–8 (2002).
＊10 Deng, W., et al., ‘Antitumor immunity. A shed NKG2D ligand that promotes natural killer cell activation and tumor rejection’, *Science* 348, 136–9 (2015).
＊11 Evans et al.
＊12 同上。
＊13 同上。
＊14 Lafrance, A., ‘A cultural history of the fever’, *Atlantic*, 16 September 2015.
＊15 Evans et al.
＊16 Rice, P., et al., ‘Febrile-range hyperthermia augments neutrophil accumulation and enhances lung injury in experimental gram-negative bacterial pneumonia’, *The Journal of Immunology* 174, 3676–85 (2005).
＊17 新生児の発熱など、発熱は状況によっては治療すべき対象である。発熱に関するアドバイスはインターネット上に溢れているが、英国の国民保健サービス（NHS）のサイトなど、科学的コンセンサスのある見解を掲載しているウェブページを参照するようにしてほしい。
＊18 Woolf, V., *On Being Ill* (Hogarth Press, 1930).
＊19 2016年3月16日のルーク・オニールへのインタビュー。
＊20 Kalinski, P., ‘Regulation of immune responses by prostaglandin E2’, *The Journal of Immunology* 188, 21–8 (2012).
＊21 Furuyashiki, T., & Narumiya, S., ‘stress responses: the contribution of prostaglandin E(2) and its receptors’, *Nature Reviews Endocrinology* 7, 163–75 (2011).
＊22 国際アスピリン財団によれば、アスピリンは世界中で最も広く使用されている医薬品の1つであり、年間1000億錠を製造する価値がある。当然ながら、アスピリンの物語もそれだけで本になるほど魅力的である。手短に言えば、アスピリン

の有効成分はヤナギの樹（および他の植物）に含まれる化学物質を合成した成分である。1823年、アスピリンの一種がヤナギの樹皮から単離された。1897年、製薬会社バイエルがアスピリンの合成に成功し、臨床試験を開始した。1899年、アスピリンが発売され、製薬業界が生んだ最初の薬剤となった。1930年代にはバイエル社の特許が切れ、アスピリンはジェネリック医薬品になった。1969年の初めには、英国ロンドンのジョン・ヴェーンが一連の実験を行い、アスピリンがプロスタグランジンという生理活性物質の産生を阻害することを確かめた。1982年のヴェーンのノーベル賞受賞講演で語られた内容は、オンラインで閲覧可能。http://www.nobelprize.org/mediaplayer/index.php?id=1615.

*23 Slocumb, C. H., 'Philip Showalter Hench, 1896–1965. In Memoriam', *Arthritis and Rheumatism* 8, 573–6 (1965).

*24 Hench, P. S., 'The reversibility of certain rheumatic and non-rheumatic conditions by the use of cortisone or of the pituitary adrenocorticotropic hormone' (Nobel Lecture, 1950) in *Nobel Lectures, Physiology or Medicine* 1942–1962 (Elsevier, 1964).

*25 Tata, J. R., 'One hundred years of hormones', *EMBO Reports* 6, 490–6 (2005).

*26 ライヒスタインはビタミンCの合成方法も考案し、ビタミンCの大量生産の実現におおいに役立った。ケンダルは、甲状腺からチロキシン（T4としても知られている）などのホルモンも単離した。

*27 Reichstein, T., 'Chemistry of the Adrenal Cortex Hormones' (Nobel Lecture, 1950) in *Nobel Lectures, Physiology or Medicine* 1942–1962 (Elsevier, 1964).

*28 Kendall, E. C., *Cortisone: Memoirs of a Hormone Hunter* (Charles Scribner's Sons, 1971).

*29 Rooke, T., *The Quest for Cortisone* (Michigan State University Press, 2012).

*30 Hench.

*31 Saenger, A. K., 'Discovery of the wonder drug: from cows to cortisone. The effects of the adrenal cortical hormone 17–hydroxy-11–dehydrocorticosterone (Compound E) on the acute phase of rheumatic fever; preliminary report. *Mayo Clinic Proceedings* 1949;24:277–97', *Clinical Chemistry* 56, 1349–50 (2010).

*32 Le Fanu, J., *The Rise and Fall of Modern Medicine* (revised edition, Abacus, 2011).

*33 Rooke.

*34 同上。

*35 同上。

*36 Hench.

*37 Rooke.

*38 Le Fanu.

*39 Rooke.

*40 Le Fanu.

*41 コルチゾールはグルココルチコイドファミリーに属するステロイドホルモンの一種であるが、男性ホルモンのテストステロンと関連のあるタンパク質同化ステロイド薬とは異なるので、混同しないでもらいたい。タンパク質同化ステロイド薬

は筋肉の成長を促進するため、ボディービルダーやスポーツ選手が違法に使用することがある。また、タンパク質同化ステロイド薬は慢性消耗性疾患の治療として筋肉の成長を促すためや、場合によっては乳がん治療のためにも使用されることがある。

＊42 Chrousos, G. P., 'stress and disorders of the stress system', *Nature Reviews Endocrinology* 5, 374–81 (2009).

＊43 コルチゾンとコルチゾールはいずれも体内で副腎ホルモンとして産生される。コルチゾンに水素原子が加わるとコルチゾールになり、コルチゾールはより強力で活性の高いホルモンとして働く。

＊44 Maisel, A. Q., *The Hormone Quest* (Random House, 1965).

＊45 'MRC Streptomycin in Tuberculosis Trials Committee. Streptomycin treatment of pulmonary tuberculosis', *British Medical Journal* 2, 769–82 (1948).

＊46 2016年4月15日のデイヴィッド・レイへのインタビュー。

＊47 Paget, S. A., Lockshin, M. D., & Loebl, S., *The Hospital for Special Surgery Rheumatoid Arthritis Handbook* (John Wiley & Sons, 2002).

＊48 高濃度のコルチゾールはクッシング症候群として知られる症状を引き起こす可能性がある。筋力低下、疲労、体重増加の他に、皮膚が薄くなり、腕や脚が赤紫色になり、性欲が低下し、顔に脂肪沈着がみられる。このような症状は、コルチゾールやその誘導体を薬として長期間服用している患者で発症するだけでなく、体内でストレスホルモンを産生する内分泌腺のどこかで腫瘍が発生した場合にもみられることがある。

＊49 Rooke.

＊50 フィリップ・ヘンチが収集した黄熱病の歴史に関する153箱分の資料は、バージニア大学に保管されている。保管物には、ハバナで撮影されたフィリップ・ヘンチと妻マリーの写真、手紙や電報などの私物も多く含まれる。一部は電子化されていて、オンラインで閲覧可能。https://search.lib.virginia.edu/catalog/uva-lib:2513789.

＊51 Kendall.

＊52 Selye, H., 'A syndrome produced by diverse nocuous agents', *Nature* 138 (1936).

＊53 ハンス・セリエは何年間もノーベル賞候補に指名されていて、少なくとも17人が個別に名前をあげていたが、とうとう受賞することはなかった。詳細はnobelprize.org. Nobel Media AB 2014の'Nomination Database'に記録されている。http://www.nobelprize.org/nomination/archive/show_people.php?id=8395.

＊54 'Obituary. Dr Hans Selye dies in Montreal; studied effects of stress on body', *New York Times*, 22 October 1982.

＊55 Fink, G., 'In retrospect: Eighty years of stress', *Nature* 539, 175–6 (2016).

＊56 Selye, H., *The Stress of Life* (McGraw-Hill, 1956).［邦訳：『生命とストレス――超分子生物学のための事例』（工作舎）］

＊57 'Obituary', *New York Times*, 22 October 1982.

＊58 同上。

＊59 「ストレス」という用語は実に多様な使われ方をしているが、そうしたさまざま

なストレス要因には共通点もあれば、相違点もある。たとえば離婚によるストレスが体に与える影響は、車の渋滞によるストレスの場合と同じではないし、同じストレス要因でも人によって応答は異なるため、事態は一層複雑である。とはいえ、特定のホルモンがストレスに関連しているという共通の基礎があることから、ストレスの最新の定義は、いわゆる「視床下部—下垂体—副腎系」を刺激してコルチゾール産生を引き起こすものなどとされている。

*60 Gamble, K. L., Berry, R., Frank, S. J., & Young, M. E., 'Circadian clock control of endocrine factors', *Nature Reviews Endocrinology* 10, 466–75 (2014).

*61 Webster, J. I., Tonelli, L., & Sternberg, E. M., 'Neuroendocrine regulation of immunity', *Annual Review of Immunology* 20, 125–63 (2002).

*62 Ironson, G., et al., 'Posttraumatic stress symptoms, intrusive thoughts, loss, and immune function after Hurricane Andrew', *Psychosomatic Medicine* 59, 128–41 (1997).

*63 Padgett, D. A., & Glaser, R., 'How stress influences the immune response', *Trends in Immunology* 24, 444–8 (2003).

*64 私はこれを事実として書いているのであって、動物実験を擁護しているのではない。動物実験の問題は他で広く議論されている複雑な問題である。

*65 Glaser, R., & Kiecolt-Glaser, J. K., 'stress-induced immune dysfunction: implications for health', *Nature Reviews Immunology* 5, 243–51 (2005).

*66 Rodriguez-Galan, M. C., et al., 'Immunocompetence of macrophages in rats exposed to Candida albicans infection and stress', *American Journal of Physiology — Cell Physiology* 284, C111–18 (2003).

*67 Vedhara, K., et al., 'Chronic stress in elderly carers of dementia patients and antibody response to influenza vaccination', *Lancet* 353, 627–31 (1999).

*68 Leserman, J., et al., 'Progression to AIDS: the effects of stress, depressive symptoms, and social support', *Psychosomatic Medicine* 61, 397–406 (1999).

*69 Cole, S. W., Kemeny, M. E., Taylor, S. E., Visscher, B. R., & Fahey, J. L., 'Accelerated course of human immunodeficiency virus infection in gay men who conceal their homosexual identity', *Psychosomatic Medicine* 58, 219–31 (1996).

*70 Glaser & Kiecolt-Glaser.

*71 Brod, S., Rattazzi, L., Piras, G., & D'Acquisto, F., '"As above, so below" examining the interplay between emotion and the immune system', *Immunology* 143, 311–18 (2014).

*72 Pesce, M., et al., 'Positive correlation between serum interleukin-1beta and state anger in rugby athletes', *Aggressive Behaviour* 39, 141–8 (2013).

*73 Hayashi, T., et al., 'Laughter up-regulates the genes related to NK cell activity in diabetes', *Biomedical Research* 28, 281–5 (2007).

*74 笑いはすべての哺乳類に共通する複雑な社交上の相互作用であるが、概してほとんど何も解明されていない。ソフィー・スコットによるTEDトーク「私たちはなぜ笑うのか」などを参照。https://www.ted.com/talks/sophie_scott_why_we_laugh?language=en.

*75 Fransen, M., Nairn, L., Winstanley, J., Lam, P., & Edmonds, J., 'Physical activity for osteoarthritis management: a randomized controlled clinical trial evaluating hydrotherapy or Tai Chi classes', *Arthritis and Rheumatism* 57, 407–14 (2007).
*76 Yang, Y., et al., 'Effects of a traditional Taiji/Qigong curriculum on older adults' immune response to influenza vaccine', *Medicine and Sport Science* 52, 64–76 (2008).
*77 Ho, R. T., et al., 'The effect of t'ai chi exercise on immunity and infections: a systematic review of controlled trials', *Journal of Alternative and Complementary Medicine* 19, 389–96 (2013).
*78 同上。
*79 同上。
*80 同上。
*81 Morgan, N., Irwin, M. R., Chung, M., & Wang, C., 'The effects of mind–body therapies on the immune system: meta-analysis', *PLoS One* 9, e100903 (2014).
*82 太極拳の効果に関するNIHとNHSによる考察を参照。 https://nccih.nih.gov/health/taichi/introduction.htm, http://www.nhs.uk/Livewell/fitness/Pages/taichi.aspx.
*83 Bhattacharya, A., McCutcheon, E. P., Shvartz, E., & Greenleaf, J. E., 'Body acceleration distribution and O2 uptake in humans during running and jumping', *Journal of Applied Physiology: Respiratory, Environmental and Exercise Physiology* 49, 881–7 (1980).
*84 Briskin, S., & LaBotz, M., 'Trampoline safety in childhood and adolescence', *Pediatrics* 130, 774–9 (2012).
*85 Saxon, W., 'Elvin Kabat, 85, Microbiologist Known for Work in Immunology', *New York Times*, 22 June 2000.
*86 Wax, R., *A Mindfulness Guide for the Frazzled* (Penguin, 2016).［邦訳：『心がヘトヘトなあなたのためのオックスフォード式マインドフルネス』（双葉社）］
*87 Goyal, M., et al., 'Meditation programs for psychological stress and well-being: a systematic review and meta-analysis', *JAMA Internal Medicine* 174, 357–68 (2014).
*88 Kuyken, W., et al., 'Effectiveness and cost-effectiveness of mindfulness-based cognitive therapy compared with maintenance antidepressant treatment in the prevention of depressive relapse or recurrence (PREVENT): a randomised controlled trial', *Lancet* 386, 63–73 (2015).
*89 Pickert, K., 'The art of being mindful', *Time*, 3 February 2014.
*90 Black, D. S., & Slavich, G. M., 'Mindfulness meditation and the immune system: a systematic review of randomized controlled trials', *Annals of the New York Academy of Sciences* (2016).
*91 同上。
*92 O'Leary, K., O'Neill, S., & Dockray, S., 'A systematic review of the effects of mindfulness interventions on cortisol', *Journal of Health Psychology* (2015).

第6章

*1 Loudon, A. S., 'Circadian biology: a 2.5 billion-year-old clock', *Current Biology* 22, R570–1 (2012).

*2 Cutolo, M., 'Chronobiology and the treatment of rheumatoid arthritis', *Current Opinion in Rheumatology* 24, 312–18 (2012).

*3 Foster, R. G., & Kreitzman, L., *The Rhythms of Life: The Biological Clocks That Control the Daily Lives of Every Living Thing* (Profile Books, 2004).［邦訳：『生物時計はなぜリズムを刻むのか』（日経 BP 社）］

*4 Folkard, S., Lombardi, D. A., & Spencer, M. B., 'Estimating the circadian rhythm in the risk of occupational injuries and accidents', *Chronobiology International* 23, 1181–92 (2006).

*5 Foster & Kreitzman (2004).

*6 Foster, R. G., & Kreitzman, L., 'The rhythms of life: what your body clock means to you!', *Experimental Physiology* 99, 599–606 (2014).

*7 Wright, M. C., et al., 'Time of day effects on the incidence of anesthetic adverse events', *Quality & Safety in Health Care* 15, 258–63 (2006).

*8 Bellet, M. M., et al., 'Circadian clock regulates the host response to salmonella', *American Journal of Physiology — Cell Physiology* 110, 9897–902 (2013).

*9 Gibbs, J., et al., 'An epithelial circadian clock controls pulmonary inflammation and glucocorticoid action', *Nature Medicine* 20, 919–26 (2014).

*10 Scheiermann, C., Kunisaki, Y., & Frenette, P. S., 'Circadian control of the immune system', *Nature Reviews Immunology* 13, 190–8 (2013).

*11 2016年4月20日のデイヴィッド・レイとの電子メール。

*12 2016年5月27日のエレノア・ライリーとの電子メールと2016年6月10～11日のロバート・シンデンとの電子メール。

*13 Sinden, R. E., Butcher, G. A., Billker, O., & Fleck, S. L., 'Regulation of infectivity of Plasmodium to the mosquito vector', *Advances in Parasitology* 38, 53–117 (1996).

*14 2016年5月6日のアンドリュー・ラウドンへのインタビュー。

*15 欧州最大の科学者組織ユーロサイエンスの2016年7月27日のオープン・フォーラムでのティル・レネベルクの講演。レネベルクはルートヴィヒ・マクシミリアン大学ミュンヘン校の優れた睡眠研究者であり、*Internal time: Chronotypes, Social Jet Lag, and Why You're So Tired* (Harvard University Press, 2012)［邦訳：『なぜ生物時計は、あなたの生き方まで操っているのか？』（インターシフト）］の著者でもある。

*16 Durrington, H. J., Farrow, S. N., Loudon, A. S., & Ray, D. W., 'The circadian clock and asthma', *Thorax* 69, 90–2 (2014).

*17 Foster & Kreitzman (2004).

*18 Cutolo.

*19 Foster & Kreitzman (2004).

*20 Litinski, M., Scheer, F. A., & Shea, S. A., 'Influence of the Circadian System on

Disease Severity', *Sleep Medicine Clinics* 4, 143–63 (2009).
*21 Filipski, E., et al., 'Effects of chronic jet lag on tumor progression in mice', *Cancer Research* 64, 7879–85 (2004).
*22 Grundy, A., et al., 'Increased risk of breast cancer associated with long-term shift work in Canada', *Occupational and Environmental Medicine* 70, 831–8 (2013).
*23 英国の国民保健サービス（NHS）がこの問題を考察している。 http://www.nhs.uk/news/2013/07July/Pages/Long-term-night-shifts-can-double-breast-cancer-risk.aspx.
*24 Cuesta, M., Boudreau, P., Dubeau-Laramee, G., Cermakian, N., & Boivin, D. B., 'simulated Night Shift Disrupts Circadian Rhythms of Immune Functions in Humans', *The Journal of Immunology* 196, 2466–75 (2016).
*25 Foster, R. G., et al., 'Circadian photoreception in the retinally degenerate mouse (rd/rd)', *Journal of Comparitive Physiology A* 169, 39–50 (1991).
*26 2016年3月7日の 'People behind the science' でのラッセル・フォスターへのマリー・マクニーリーによるインタビュー。オンラインで聴取可能。 http://www.peoplebehindthescience.com/dr-russell-foster/.
*27 Freedman, M. S., et al., 'Regulation of mammalian circadian behavior by non-rod, non-cone, ocular photoreceptors', *Science* 284, 502–4 (1999); Lucas, R. J., Freedman, M. S., Munoz, M., Garcia-Fernandez, J. M., & Foster, R. G., 'Regulation of the mammalian pineal by non-rod, non-cone, ocular photoreceptors', *Science* 284, 505–7 (1999).
*28 'Newswalk: Sleep scientist Russell Foster on how he stopped seeing life in black and white', *Newsweek*, 6 May 2015.
*29 O'Neill, J. S., & Reddy, A. B., 'Circadian clocks in human red blood cells', *Nature* 469, 498–503 (2011).
*30 Barger, L. K., et al., 'Prevalence of sleep deficiency and use of hypnotic drugs in astronauts before, during, and after spaceflight: an observational study', *Lancet Neurol* 13, 904–12 (2014).
*31 Crucian, B. E., et al., 'Plasma cytokine concentrations indicate that in vivo hormonal regulation of immunity is altered during long-duration spaceflight', *Journal of Interferon and Cytokine Research* 34, 778–86 (2014).
*32 Crucian, B., et al., 'Alterations in adaptive immunity persist during long-duration spaceflight', *npj Microgravity* 1, 15013 (2015).
*33 放射線への曝露は宇宙飛行士のがんの生涯リスクをわずかに上昇させると予測されているが、この予測はたとえば日本の原子爆弾の被爆生存者におけるがん発生率に基づいており、これは直接比較できるものではない。
*34 Chang, K., 'Beings not made for space', *New York Times*, 27 January 2014.
*35 2016年6月24日のブライアン・クルーシャンへのインタビュー。
*36 Mehta, S. K., et al., 'Reactivation of latent viruses is associated with increased plasma cytokines in astronauts', *Cytokine* 61, 205–9 (2013).
*37 Crucian, B., et al., 'A case of persistent skin rash and rhinitis with immune system

dysregulation onboard the International Space Station', *Journal of Allergy and Clinical Immunology: In Practice* 4, 759–762 (2016).

*38 同上。

*39 同上。

*40 2016年6月24日のブライアン・クルーシャンへのインタビュー。

*41 同上。

*42 Durrington et al.

*43 Wallace, A., Chinn, D., & Rubin, G., 'Taking simvastatin in the morning compared with in the evening: randomised controlled trial', *The British Medical Journal* 327, 788 (2003).

*44 Zhang, R., Lahens, N. F., Ballance, H. I., Hughes, M. E., & Hogenesch, J. B., 'A circadian gene expression atlas in mammals: implications for biology and medicine', *Proceedings of the National Academy of Sciences of the USA* 111, 16219–24 (2014).

*45 Brown, M. T., & Bussell, J. K., 'Medication adherence: WHO cares?', *Mayo Clinic Proceedings* 86, 304–14 (2011).

*46 Lin, S., et al., 'stretchable Hydrogel Electronics and Devices', *Advanced Materials* (2015).

*47 もちろん、国によってはワクチンを必要とする人々に届けることすらまだ困難であり、接種する時間帯など気にしていられないのが現状である。英国免疫学会の最高責任者であるジョー・レヴィルのブログ 'Polio vaccination: Real world challenges and solutions' に投稿された2016年6月7日の記事では、遠隔地でポリオワクチンを必要としているすべての人々にワクチンを接種することの難しさが強調されている。オンラインで閲覧可能。http://britsocimmblog.org/polio-vaccination/.

*48 Phillips, A. C., Gallagher, S., Carroll, D., & Drayson, M., 'Preliminary evidence that morning vaccination is associated with an enhanced antibody response in men', *Psychophysiology* 45, 663–6 (2008).

*49 男性と女性で免疫システムの働き方がわずかに異なることをうかがわせるヒントはたくさんある。たとえば、自己免疫疾患のなかには女性により多くみられるものがある。これにはホルモンが免疫システムに与える影響が関連している可能性があるものの、それを検証するのは難しい。なぜなら、性差は社会的要因、経済的要因、文化的要因から生じている可能性もあるからだ。

*50 Karabay, O., et al., 'Influence of circadian rhythm on the efficacy of the hepatitis B vaccination', *Vaccine* 26, 1143–4 (2008).

*51 Silver, A. C., Arjona, A., Walker, W. E., & Fikrig, E., 'The circadian clock controls toll-like receptor 9–mediated innate and adaptive immunity', *Immunity* 36, 251–61 (2012).

*52 米国立老化研究所と世界保健機関（WHO）によるレポート 'Global Health and Aging'。オンラインで閲覧可能。https://www.nia.nih.gov/research/publication/global-health-and-aging/preface.

*53 国家統計局が英国の年間人口データを作成している。オンラインで閲覧可能。

https://www.ons.gov.uk/peoplepopulationandcommunity/populationandmigration/populationestimates. 英国の慈善団体 Age UK も高齢者に関する月間統計データを作成している。こちらもオンラインで閲覧可能。http://www.ageuk.org.uk/professional-resources-home/.
*54 Shaw, A. C., Goldstein, D. R., & Montgomery, R. R., 'Age-dependent dysregulation of innate immunity', *Nature Reviews Immunology* 13, 875–87 (2013).
*55 Dorshkind, K., Montecino-Rodriguez, E., & Signer, R. A., 'The ageing immune system: is it ever too old to become young again?', *Nature Reviews Immunology* 9, 57–62 (2009).
*56 Treanor, J. J., et al., 'Effectiveness of seasonal influenza vaccines in the United States during a season with circulation of all three vaccine strains', *Clinical Infectious Diseases: An official publication of the Infectious Diseases Society of America* 55, 951–9 (2012).
*57 テロメアは、中年期には出生時の約半分の長さまで短縮され、65 歳になるころにはさらにその半分まで短縮されている。
*58 Harley, C. B., 'Telomerase and cancer therapeutics', *Nature Reviews Cancer* 8, 167–79 (2008).
*59 Blackburn, E., & Epel, E., *The Telomere Effect: A Revolutionary Approach to Living Younger, Healthier, Longer* (Orion Spring, 2017).［邦訳：『細胞から若返る！ テロメア・エフェクト――健康長寿のための最強プログラム』（NHK 出版）］
*60 Carlson, L. E., et al., 'Mindfulness-based cancer recovery and supportive-expressive therapy maintain telomere length relative to controls in distressed breast cancer survivors', *Cancer* 121, 476–84 (2015).
*61 アポトーシスには多種多様なサブタイプがあり、細胞死の解明は現代の重要な研究領域になっている。
*62 Munoz-Espin, D., & Serrano, M., 'Cellular senescence: from physiology to pathology', *Nature Reviews Molecular Cell Biology* 15, 482–96 (2014).
*63 Baker, D. J., et al., 'Clearance of p16Ink4a-positive senescent cells delays ageing-associated disorders', *Nature* 479, 232–6 (2011).
*64 Kirkwood, T. B., & Austad, S. N., 'Why do we age?', *Nature* 408, 233–8 (2000).
*65 Shaw et al.
*66 2016 年 4 月 29 日のスティーヴ・マーシュとの議論。
*67 Sapey, E., et al., 'Phosphoinositide 3–kinase inhibition restores neutrophil accuracy in the elderly: toward targeted treatments for immunosenescence', *Blood* 123, 239–48 (2014).
*68 Shaw et al.
*69 Jamieson, B. D., et al., 'Generation of functional thymocytes in the human adult', *Immunity* 10, 569–75 (1999).
*70 2016 年 6 月 23 日のジャネット・ロードへのインタビュー。
*71 マーク・デイヴィスは T 細胞が体内の病気の徴候を検出する仕組みを解明した先駆者の 1 人であり、この分野での彼の業績については、私の最初の著書 *The*

Compatibility Gene (Allen Lane, 2013) で詳しく考察している。
*72　Brodin, P., et al., 'Variation in the human immune system is largely driven by non-heritable influences', *Cell* 160, 37–47 (2015).
*73　Brodin, P., & Davis, M. M., 'Human immune system variation', *Nature Reviews Immunology* 17, 21–9 (2017).
*74　Furman, D., et al., 'Cytomegalovirus infection enhances the immune response to influenza', *Science Translational Medicine* 7, 281ra243 (2015).
*75　Leng, J., et al., 'Efficacy of a vaccine that links viral epitopes to flagellin in protecting aged mice from influenza viral infection', *Vaccine* 29, 8147–55 (2011).
*76　Taylor, D. N., et al., 'Induction of a potent immune response in the elderly using the TLR-5 agonist, flagellin, with a recombinant hemagglutinin influenza-flagellin fusion vaccine (VAX125, STF2.HA1 SI)', *Vaccine* 29, 4897–902 (2011).
*77　Long, J. E., et al., 'Morning vaccination enhances antibody response over afternoon vaccination: A cluster-randomised trial', *Vaccine* 34, 2679–85 (2016).
*78　2016年6月23日のジャネット・ロードへのインタビュー。
*79　2016年8月1日のアキレシュ・レディへのインタビュー。
*80　2016年6月23日のジャネット・ロードへのインタビュー。
*81　2016年4月29日のアーン・アクバルへのインタビュー。
*82　Aldrin, B., & Abraham, K., *No Dream is Too High: Life Lessons From a Man Who Walked on the Moon* (National Geographic, 2016).

第7章

*1　'Autoimmune disease', *Nature Biotechnology* 18 Suppl, IT7–9 (2000).
*2　Davis, D. M., *The Compatibility Gene* (Allen Lane, 2013).
*3　Anderson, W., & Mackay, I. R., *Intolerant Bodies: A Short History of Autoimmunity* (Johns Hopkins University Press, 2014).
*4　Mackay, I. R., 'Travels and travails of autoimmunity: a historical journey from discovery to rediscovery', *Autoimmunity Reviews* 9, A251–8 (2010).
*5　Aoki, C. A., et al., 'NOD mice and autoimmunity', *Autoimmunity Reviews* 4, 373–9 (2005).
*6　2016年7月14日の坂口志文へのインタビュー。
*7　Nishizuka, Y., & Sakakura, T., 'Thymus and reproduction: sex-linked dysgenesia of the gonad after neonatal thymectomy in mice', *Science* 166, 753–5 (1969).
*8　Kojima, A., & Prehn, R. T., 'Genetic susceptibility to post-thymectomy autoimmune diseases in mice', *Immunogenetics* 14, 15–27 (1981).
*9　2016年7月14日の坂口志文へのインタビュー。
*10　Sakaguchi, S., Takahashi, T., & Nishizuka, Y., 'study on cellular events in post-thymectomy autoimmune oophoritis in mice. II. Requirement of Lyt-1 cells in normal female mice for the prevention of oophoritis', *The Journal of Experimental Medicine* 156, 1577–86 (1982).
*11　Germain, R. N., 'special regulatory T-cell review: A rose by any other name: from

suppressor T cells to Tregs, approbation to unbridled enthusiasm', *Immunology* 123, 20–7 (2008).

＊12 Benacerraf, B., 'Obituary: Richard Gershon, 1932–1983', *The Journal of Immunology* 131, 3096–7 (1983).

＊13 Gershon, R. K., Cohen, P., Hencin, R., & Liebhaber, S. A., 'suppressor T cells', *The Journal of Immunology* 108, 586–90 (1972).

＊14 2016年7月14日の坂口志文へのインタビュー。

＊15 Benacerraf.

＊16 Waggoner, W. H., 'Dr Richard Gershon, leader in research on immune system', *New York Times*, 13 July 1983.

＊17 Germain.

＊18 2016年7月14日の坂口志文へのインタビュー。

＊19 同上。

＊20 L・P・ハートリーの小説 *The Go-Between* (Hamish Hamilton, 1953)［邦訳：『恋を覗く少年』（新潮社）、『恋』（角川書店）］の有名な冒頭の一文。

＊21 Kronenberg, M., et al., 'RNA transcripts for I-J polypeptides are apparently not encoded between the I-A and I-E subregions of the murine major histocompatibility complex', *Proceedings of the National Academy of Sciences of the USA* 80, 5704–8 (1983).

＊22 Germain.

＊23 Green, D. R., & Webb, D. R., 'saying the "S" word in public', *Immunology Today* 14, 523–5 (1993).

＊24 Bloom, B. R., Salgame, P., & Diamond, B., 'Revisiting and revising suppressor T cells', *Immunology Today* 13, 131–6 (1992).

＊25 2016年9月16日のフィオナ・パウリへのインタビュー。

＊26 Powrie, F., & Mason, D., 'OX-22high CD4+ T cells induce wasting disease with multiple organ pathology: prevention by the OX-22low subset', *The Journal of Experimental Medicine* 172, 1701–8 (1990).

＊27 マウスの研究はラットよりも遥かに広く行われていて、免疫システムの研究に利用できるツールもマウスのほうが多いことから、この検証は有意義だった。

＊28 Powrie, F., Leach, M. W., Mauze, S., Caddle, L. B., & Coffman, R. L., 'Phenotypically distinct subsets of CD4+ T cells induce or protect from chronic intestinal inflammation in C. B-17 scid mice', *International Immunology* 5, 1461–71 (1993).

＊29 Morrissey, P. J., Charrier, K., Braddy, S., Liggitt, D., & Watson, J. D., 'CD4+ T cells that express high levels of CD45RB induce wasting disease when transferred into congenic severe combined immunodeficient mice. Disease development is prevented by cotransfer of purified CD4+ T cells', *The Journal of Experimental Medicine* 178, 237–44 (1993).

＊30 Sakaguchi, S., Sakaguchi, N., Asano, M., Itoh, M., & Toda, M., 'Immunologic self-tolerance maintained by activated T cells expressing IL-2 receptor alpha-

chains (CD25). Breakdown of a single mechanism of self-tolerance causes various autoimmune diseases', *The Journal of Immunology* 155, 1151–64 (1995).

＊31 この発見は、1916 年の創刊以来、*The Journal of Immunology* に掲載された論文のなかで最も多く引用されたものの 1 つとなっている。http://www.jimmunol.org/site/misc/Centennial/MostCitedPub.html.

＊32 Shevach, E. M., 'special regulatory T cell review: How I became a T suppressor/regulatory cell maven', *Immunology* 123, 3–5 (2008).

＊33 助成金申請だけで研究費を賄っていたなら、新たなアイデアに着手するたびに、まず同分野の専門家による評価を受けて承認を得なければならないところだが、シェヴァックは NIH から長期の資金提供を受けていたため、その必要がなかった。

＊34 シェヴァックは 1987 ～ 92 年に *The Journal of Immunology* の編集長を務めた。彼はその職務を引き受けた理由と科学誌の編集者であることの難しさを、2015 年 12 月 16 日に収録された米国免疫学会によるインタビューのなかで語っており、オンラインで閲覧可能。https://vimeo.com/158976383. このインタビューで、シェヴァックは編集者が私情を挟まず淡々と責務にあたることの重要性を強調している。彼は編集者として、論文について科学者らと非公式に電話で議論しようとはしなかったし、当時の同誌の方針により、編集部の電話番号は公表されていなかった。しかし彼が編集者であることは広く知られていたため、同誌への論文の掲載を拒否された科学者から苦情の電話が彼の自宅にかかってくることさえあった。のちに同誌は、在宅中のシェヴァックや彼の家族が、論文掲載を拒否された科学者からの電話に困らされることがないように、編集部の電話番号を明記した。

＊35 2016 年 7 月 14 日の坂口志文へのインタビュー。

＊36 Thornton, A. M., & Shevach, E. M., 'CD4+CD25+ immunoregulatory T cells suppress polyclonal T cell activation in vitro by inhibiting interleukin 2 production', *The Journal of Experimental Medicine* 188, 287–96 (1998); Takahashi, T., et al., 'Immunologic self-tolerance maintained by CD25+CD4+ naturally anergic and suppressive T cells: induction of autoimmune disease by breaking their anergic/suppressive state', *International Immunology* 10, 1969–80 (1998).

＊37 Shevach, E. M., 'The resurrection of T cell-mediated suppression', *The Journal of Immunology* 186, 3805–7 (2011).

＊38 Shevach, E. M., 'Certified professionals: CD4(+)CD25(+) suppressor T cells', *The Journal of Experimental Medicine* 193, F41–6 (2001).

＊39 Germain.

＊40 同上。

＊41 一部の科学出版物では、単にサプレッサー T 細胞が改名されたのではなく、特殊な性質をもつサプレッサー T 細胞という細胞は実在しないことが証明されたという考え方が採用されていた。この考え方では、制御性 T 細胞はサプレッサー T 細胞として想定されていたものとは形質の異なる別の細胞であり、こちらは実在するというのである。

*42 私は2016年に坂口に、その時代の定説に反するアイデアについて研究するのと、他の誰もが追いかけて主流となった分野の研究をするのと、どちらを好むかと尋ねた。すると彼は、今では誰もが制御性T細胞の重要性を理解するようになったのは素晴らしいことだが、他方で、その存在を信じる科学者がわずかしかいなかったときは、どこでどのような研究が進行中なのかをすべて把握するのがとても簡単だったと答えた。「今はもう、すべての出版物に目を通すことなどできません」。

*43 Russell, L. B., 'The Mouse House: a brief history of the ORNL mouse-genetics program, 1947–2009', *Mutation Research* 753, 69–90 (2013).

*44 Ramsdell, F., & Ziegler, S. F., 'FOXP3 and scurfy: how it all began', *Nature Reviews Immunology* 14, 343–9 (2014).

*45 Godfrey, V. L., Wilkinson, J. E., Rinchik, E. M., & Russell, L. B., 'Fatal lymphoreticular disease in the scurfy (sf) mouse requires T cells that mature in a sf thymic environment: potential model for thymic education', *Proceedings of the National Academy of Sciences of the USA* 88, 5528–32 (1991).

*46 Brunkow, M. E., et al., 'Disruption of a new forkhead/winged-helix protein, scurfin, results in the fatal lymphoproliferative disorder of the scurfy mouse', *Nature Genetics* 27, 68–73 (2001).

*47 Ramsdell & Ziegler.

*48 Bennett, C. L., et al., 'The immune dysregulation, polyendocrinopathy, enteropathy, X-linked syndrome (IPEX) is caused by mutations of FOXP3', *Nature Genetics* 27, 20–1 (2001).

*49 Sakaguchi, S., Wing, K., & Miyara, M., 'Regulatory T cells – a brief history and perspective', *European Journal of Immunology* 37 Suppl 1, S116–23 (2007).

*50 その業績によって、この3人の科学者は一緒に2017年クラフォード賞を受賞し、スウェーデン王立科学アカデミーから賞金として600万スウェーデン・クローナ（約55万ポンド）を受け取った。http://www.crafoordprize.se/press/arkivpressreleases/thecrafoordprizeinpolyarthritis2017.5.470b0073156f7766c064a8.html.

*51 Hori, S., Nomura, T., & Sakaguchi, S., 'Control of regulatory T cell development by the transcription factor Foxp3', *Science* 299, 1057–61 (2003); Fontenot, J. D., Gavin, M. A., & Rudensky, A. Y., 'Foxp3 programs the development and function of CD4+CD25+ regulatory T cells', *Nature Immunology* 4, 330–6 (2003); Khattri, R., Cox, T., Yasayko, S. A., & Ramsdell, F., 'An essential role for Scurfin in CD4+CD25+ T regulatory cells', *Nature Immunology* 4, 337–42 (2003).

*52 Ramsdell & Ziegler.

*53 2014年12月2日にロンドンの医学アカデミーで開催されたジーン・シャンクス記念講演会でのフィオナ・パウリの講演。オンラインで閲覧可能。https://www.youtube.com/watch?v=rvEdEw0CU80.

*54 Sender, R., Fuchs, S., & Milo, R., 'Revised Estimates for the Number of Human and Bacteria Cells in the Body', *PLoS Biology* 14, e1002533 (2016).

*55 Zeevi, D., Korem, T., & Segal, E., 'Talking about cross-talk: the immune system and the microbiome', *Genome Biology* 17, 50 (2016).
*56 Arpaia, N., & Rudensky, A. Y., 'Microbial metabolites control gut inflammatory responses', *Proceedings of the National Academy of Sciences USA* 111, 2058–9 (2014).
*57 Chang, P. V., Hao, L., Offermanns, S., & Medzhitov, R., 'The microbial metabolite butyrate regulates intestinal macrophage function via histone deacetylase inhibition', *Proceedings of the National Academy of Sciences USA* 111, 2247–52 (2014).
*58 Chan, J. K., et al., 'Alarmins: awaiting a clinical response', *Journal of Clinical Investigation* 122, 2711–19 (2012).
*59 ポリー・マッツィンガーのドキュメンタリー番組 *Turned On By Danger* は、1997年にBBC『ホライゾン』シリーズで放映された。
*60 Matzinger, P., 'Tolerance, danger, and the extended family', *Annual Review of Immunology* 12, 991–1045 (1994).
*61 2011年12月14日のポリー・マッツィンガーとの議論。
*62 Silverstein, A. M., 'Immunological tolerance', *Science* 272, 1405–8 (1996).
*63 Cooper, G., 'Clever bunny', *Independent*, 17 April 1997.
*64 Matzinger, P., & Mirkwood, G., 'In a fully H-2 incompatible chimera, T cells of donor origin can respond to minor histocompatibility antigens in association with either donor or host H-2 type', *The Journal of Experimental Medicine* 148, 84–92 (1978).
*65 Vance, R. E., 'Cutting edge commentary: a Copernican revolution? Doubts about the danger theory', *The Journal of Immunology* 165, 1725–8 (2000).
*66 Schiering, C., et al., 'The alarmin IL-33 promotes regulatory T-cell function in the intestine', *Nature* 513, 564–8 (2014).
*67 Martin, N. T., & Martin, M. U., 'Interleukin 33 is a guardian of barriers and a local alarmin', *Nature Immunology* 17, 122–31 (2016).
*68 Aune, D., et al., 'Dietary fibre, whole grains, and risk of colorectal cancer: systematic review and dose-response meta-analysis of prospective studies', *The British Medical Journal* 343, d6617 (2011).
*69 Bollrath, J., & Powrie, F., 'Feed your Tregs more fiber', *Science* 341, 463–4 (2013).
*70 Furusawa, Y., et al., 'Commensal microbe-derived butyrate induces the differentiation of colonic regulatory T cells', *Nature* 504, 446–50 (2013); Arpaia, N., et al., 'Metabolites produced by commensal bacteria promote peripheral regulatory T-cell generation', *Nature* 504, 451–5 (2013).
*71 Ohnmacht, C., et al., 'The microbiota regulates type 2 immunity through RORgammat(+) T cells', *Science* 349, 989–93 (2015).
*72 Strachan, D. P., 'Hay fever, hygiene, and household size', *The British Medical Journal* 299, 1259–60 (1989).
*73 Chatila, T. A., 'Innate Immunity in Asthma', *New England Journal of Medicine* 375, 477–9 (2016).

*74 Stein, M. M., et al., 'Innate Immunity and Asthma Risk in Amish and Hutterite Farm Children', *New England Journal of Medicine* 375, 411–21 (2016).
*75 同上。
*76 Tanner, L., 'Can house dust explain why Amish protected from asthma?', *Washington Post*, 3 August 2016.
*77 Blaser, M., *Missing Microbes: How Killing Bacteria Creates Modern Plagues* (Oneworld Publications, 2014).
*78 Korpela, K., et al., 'Intestinal microbiome is related to lifetime antibiotic use in Finnish pre-school children', *Nature Communications* 7, 10410 (2016).
*79 Ortqvist, A. K., et al., 'Antibiotics in fetal and early life and subsequent childhood asthma: nationwide population based study with sibling analysis', *The British Medical Journal* 349, g6979 (2014).
*80 Vatanen, T., et al., 'Variation in Microbiome LPS Immunogenicity Contributes to Autoimmunity in Humans', *Cell* 165, 842–53 (2016).
*81 Hofer, U., 'Microbiome: Is LPS the key to the hygiene hypothesis?', *Nature Reviews Microbiology* 14, 334–5 (2016).
*82 Bollrath & Powrie.
*83 ミシガン大学のガブリエル・ヌニェスの言うとおりだ。彼は「臨床診療でのプロバイオティクスの使用は議論を呼んだり、否定的な結果を伴ったりすることも多い。私見だが、これは、特定の細菌種または細胞株を選択する科学的根拠がほとんどもしくはまったくない経験的な結果に基づいてプロバイオティクスが選択されているという事実を大きく反映したものだと考えている」と述べている。In Underhill, D. M., Gordon, S., Imhof, B. A., Núñez, G., & Bousso, P., 'Elie Metchnikoff (1845–1916): celebrating 100 years of cellular immunology and beyond', *Nature Reviews Immunology* (2016).
*84 Steidler, L., et al., 'Treatment of murine colitis by Lactococcus lactis secreting interleukin-10', *Science* 289, 1352–5 (2000).
*85 Horowitz, A., et al., 'Genetic and environmental determinants of human NK cell diversity revealed by mass cytometry', *Science Translational Medicine* 5, 208ra145 (2013).

第8章

*1 Grady, D., 'Harnessing the immune system to fight cancer', *New York Times*, 30 July 2016.
*2 Sharma, P., & Allison, J. P., 'The future of immune checkpoint therapy', *Science* 348, 56–61 (2015).
*3 シャロン・ベルヴィンがニューヨークのがん研究所の動画 'Advancing the next wave of cancer therapy' のなかで語っている。オンラインで閲覧可能。http://www.cancerresearch.org/news-publications/video-gallery/advancing-the-next-wave-of-cancer-therapy.
*4 'A Scientist's Dream Fulfilled: Harnessing the Immune System to Fight Cancer',

National Public Radio, USA, 9 June 2016. オンラインで閲覧可能。 http://www.npr.org/sections/health-shots/2016/06/09/480435066/a-scientists-dream-fulfilled-harnessing-the-immune-system-to-fight-cancer.

*5 彼女の担当医だったジェド・ウォルチョクがアリソンに彼女の病室を訪問するよう頼んだ。

*6 この研究を称賛し説明するために作成された動画。2015年9月7日に公開され、2015年ラスカー・ドゥベーキー臨床医学研究賞を受賞した。オンラインで閲覧可能。https://www.youtube.com/watch?v=W8fUAvENkCo&feature=youtu.be.

*7 Gross, L., 'Intradermal Immunization of C3H Mice against a Sarcoma That Originated in an Animal of the Same Line', *Cancer Research* 3, 326–33 (1943).

*8 これよりも前の1930年代から1940年代前半にかけて、ピーター・ゴーラーとジョージ・スネルらが、マウスから採取した腫瘍を血縁のないマウスに移植すると、腫瘍細胞が死滅させられることを示していたが、彼らはこの現象を移植拒絶反応の枠組みで考えていて、がんに対する特殊な免疫反応としては捉えていなかった。

*9 Shankaran, V., et al., 'IFNgamma and lymphocytes prevent primary tumour development and shape tumour immunogenicity', *Nature* 410, 1107–11 (2001).

*10 Coulie, P. G., Van den Eynde, B. J., van der Bruggen, P., & Boon, T., 'Tumour antigens recognized by T lymphocytes: at the core of cancer immunotherapy', *Nature Reviews Cancer* 14, 135–46 (2014).

*11 このすぐあとの1896年に、より簡単に実施できて、より一貫した結果を出せる放射線療法が導入された。これがおそらく、コーリーの毒の使用や研究があまり広まらなかった理由の1つだと考えられ、時期がずれていればもっと広まっていた可能性がある。

*12 Engelking, C., 'Germ of an idea: William Coley's cancer-killing toxins', *Discover Magazine*, April 2016.

*13 Cancer Research UK, 'What is Coley's toxins treatment for cancer?' オンラインで閲覧可能。http://www.cancerresearchuk.org/about-cancer/cancers-in-general/cancer-questions/coleys-toxins-cancer-treatment.

*14 'science Webinar: Targeting Cancer Pathways, Part 5: Understanding Immune Checkpoints', 19 January 2016. オンラインで閲覧可能。http://webinar.sciencemag.org/webinar/archive/part-5–targeting-cancer-pathways.

*15 この研究を称賛し説明するために作成された動画。2015年9月7日に公開され、2015年ラスカー・ドゥベーキー臨床医学研究賞を受賞した。オンラインで閲覧可能。 https://www.youtube.com/watch?v=W8fUAvENkCo&feature=youtu.be.

*16 '*The Journal of Clinical Investigations*' Conversations with Giants in Medicine: James Allison', 4 January 2016. オンラインで閲覧可能。 https://www.youtube.com/watch?v=yCi0bUDR7KA.

*17 中国の哲学者である老子の言葉。

*18 病原体の存在を知らせる共刺激タンパク質からの2つ目のシグナルがなければ、T細胞受容体を介してシグナルを受け取ってもT細胞は反応せず、脱感作また

はアネルギー性（反応不顕性）を示すようになり、その T 細胞は免疫反応に参加できなくなる。こうして、T 細胞が健康な細胞や組織に反応するのを防ぐ。米国NIHのロナルド・シュワルツとマーク・ジェンキンスも他の多くの科学者同様、このことを確立した。

＊19 Grady.

＊20 Brunet, J. F., et al., ‘A new member of the immunoglobulin superfamily – CTLA-4’, *Nature* 328, 267–70 (1987).

＊21 Bluestone, J. A., ‘CTLA-4Ig is finally making it: a personal perspective’, *American Journal of Transplantation* 5, 423–4 (2005).

＊22 Prasad, V., ‘The Folly of Big Science Awards’, *New York Times*, 3 October 2015.

＊23 Littman, D. R., ‘Releasing the Brakes on Cancer Immunotherapy’, *Cell* 162, 1186–90 (2015).

＊24 Price, P., ‘Tested: A reboot for the immune system’, *Popular Science*, 15 March 2010.

＊25 Walunas, T. L., et al., ‘CTLA-4 can function as a negative regulator of T cell activation’, *Immunity* 1, 405–13 (1994).

＊26 2016 年 11 月 23 日のジェフリー・ブルーストーンへのインタビュー。

＊27 Laurie Glimcher and Abul Abbas.

＊28 2016 年 11 月 23 日のジェフリー・ブルーストーンへのインタビュー。

＊29 2016 年 9 月 21 日のマシュー・クラメルとの議論。

＊30 2016 年 10 月 28 日のマシュー・クラメルへのインタビュー。

＊31 Krummel, M. F., & Allison, J. P., ‘CD28 and CTLA-4 have opposing effects on the response of T cells to stimulation’, *The Journal of Experimental Medicine* 182, 459–65 (1995).

＊32 技術的詳細について言えば、ブルーストーンのチームとアリソンのチームはこの問題を、いわゆる Fab 断片を含めたさまざまな抗体断片を用いたときに起こることを比較することによって解決しようとした。Fab 断片が受容体を始動させる可能性は低く、受容体を阻害する可能性のほうが高い。

＊33 Tivol, E. A., et al., ‘Loss of CTLA-4 leads to massive lymphoproliferation and fatal multiorgan tissue destruction, revealing a critical negative regulatory role of CTLA-4’, *Immunity* 3, 541–7 (1995); Waterhouse, P., et al., ‘Lymphoproliferative disorders with early lethality in mice deficient in Ctla-4’, *Science* 270, 985–8 (1995).

＊34 Krummel, M. F., Sullivan, T. J., & Allison, J. P., ‘superantigen responses and co-stimulation: CD28 and CTLA-4 have opposing effects on T cell expansion in vitro and in vivo’, *International Immunology* 8, 519–23 (1996).

＊35 Allison, J. P., ‘Checkpoints’, *Cell* 162, 1202–5 (2015).

＊36 Leach, D. R., Krummel, M. F., & Allison, J. P., ‘Enhancement of antitumor immunity by CTLA-4 blockade’, *Science* 271, 1734–6 (1996).

＊37 ‘*The Journal of Clinical Investigations*’ Conversations with Giants in Medicine: James Allison’, 4 January 2016. オンラインで閲覧可能。https://www.youtube.com/watch?v=yCi0bUDR7KA.

＊38　Allison.
＊39　'The 2013 Novartis Prize for Clinical Immunology', *Cancer Immunology Research* 1, 285–7 (2013).
＊40　この研究を称賛し説明するために作成された動画。2015年9月7日に公開され、2015年ラスカー・ドゥベーキー臨床医学研究賞を受賞した。オンラインで閲覧可能。https://www.youtube.com/watch?v=W8fUAvENkCo&feature=youtu.be.
＊41　'*The Journal of Clinical Investigations*' Conversations with Giants in Medicine: James Allison', 4 January 2016. オンラインで閲覧可能。https://www.youtube.com/watch?v=yCi0bUDR7KA.
＊42　Littman.
＊43　同上。
＊44　Hoos, A., 'Development of immuno-oncology drugs – from CTLA4 to PD1 to the next generations', *Nature Reviews Drug Discovery* 15, 235–47 (2016).
＊45　Wolchok, J. D., et al., 'Guidelines for the evaluation of immune therapy activity in solid tumors: immune-related response criteria', *Clinical Cancer Research* 15, 7412–20 (2009).
＊46　Hoos.
＊47　Littman.
＊48　Hoos.
＊49　'OncoImmune Announces Option and License Agreement with Pfizer Inc.', company announcement, 15 September 2016. オンラインで閲覧可能。http://announce.ft.com/detail?dockey=600–201609150900BIZWIRE_USPRX____BW5151–1.
＊50　Morse, A., 'Bristol to Acquire Medarex', *Wall Street Journal*,23 July 2009.
＊51　Hodi, F. S., et al., 'Improved survival with ipilimumab in patients with metastatic melanoma', *New England Journal of Medicine* 363, 711–23 (2010).
＊52　Schadendorf, D., et al., 'Pooled Analysis of Long-Term Survival Data From Phase II and Phase III Trials of Ipilimumab in Unresectable or Metastatic Melanoma', *Journal of Clinical Oncology* 33, 1889–94 (2015).
＊53　Sondak, V. K., Smalley, K. S., Kudchadkar, R., Grippon, S., & Kirkpatrick, P., 'Ipilimumab', *Nature Reviews Drug Discovery* 10, 411–12 (2011).
＊54　ヤーボイの2015年の売り上げについてのブリストル・マイヤーズ スクイブ社の報告はオンラインで閲覧可能。https://www.bms.com/ourcompany/Pages/keyfacts.aspx.
＊55　Hoos.
＊56　この研究を称賛し説明するために作成された動画。2015年9月7日に公開され、2015年ラスカー・ドゥベーキー臨床医学研究賞を受賞した。オンラインで閲覧可能。https://www.youtube.com/watch?v=W8fUAvENkCo&feature=youtu.be.
＊57　Ishida, Y., Agata, Y., Shibahara, K., & Honjo, T., 'Induced expression of PD-1, a novel member of the immunoglobulin gene superfamily, upon programmed cell death', *EMBO Journal* 11, 3887–95 (1992).

＊58 Nishimura, H., Nose, M., Hiai, H., Minato, N., & Honjo, T., 'Development of lupus-like autoimmune diseases by disruption of the PD-1 gene encoding an ITIM motif-carrying immunoreceptor', *Immunity* 11, 141–51 (1999).
＊59 Okazaki, T., & Honjo, T., 'PD-1 and PD-1 ligands: from discovery to clinical application', *International Immunology* 19, 813–24 (2007).
＊60 Hoos.
＊61 Robert, C., et al., 'Pembrolizumab versus Ipilimumab in Advanced Melanoma', *New England Journal of Medicine* 372, 2521–32 (2015).
＊62 Ansell, S. M., et al., 'PD-1 blockade with nivolumab in relapsed or refractory Hodgkin's lymphoma', *New England Journal of Medicine* 372, 311–19 (2015).
＊63 Long, E. O., 'Negative signaling by inhibitory receptors: the NK cell paradigm', *Immunological Reviews* 224, 70–84 (2008).
＊64 2016年10月4日のエリック・ヴィヴィエへのインタビュー。
＊65 Meng, X., Huang, Z., Teng, F., Xing, L., & Yu, J., 'Predictive biomarkers in PD-1/PD-L1 checkpoint blockade immunotherapy', *Cancer Treatment Reviews* 41, 868–76 (2015).
＊66 Qureshi, O. S., et al., 'Trans-endocytosis of CD80 and CD86: a molecular basis for the cell-extrinsic function of CTLA-4', *Science* 332, 600–3 (2011).
＊67 Schneider, H., et al., 'Reversal of the TCR stop signal by CTLA-4', *Science* 313, 1972–5 (2006).
＊68 Davis, D. M., 'Mechanisms and functions for the duration of intercellular contacts made by lymphocytes', *Nature Reviews Immunology* 9, 543–55 (2009).
＊69 2016年10月25日のクリストファー・ラッドとの電子メール。
＊70 Schneider, H., & Rudd, C. E., 'Diverse mechanisms regulate the surface expression of immunotherapeutic target ctla-4', *Frontiers in Immunology* 5, 619 (2014).
＊71 Moynihan, K. D., et al., 'Eradication of large established tumors in mice by combination immunotherapy that engages innate and adaptive immune responses', *Nature Medicine* (2016).
＊72 2016年5月22日放映の'NBC Dateline On Assignment: Hacking Cancer'でのショーン・パーカーのインタビュー。オンラインで閲覧可能。http://www.nbcnews.com/feature/on-assignment/hacking-cancer-n575756.
＊73 1WMN TVで2016年4月14日放映の'sean Parker and the Parker Foundation Launch the Parker Institute For Cancer Immunotherapy'でのトム・ハンクスのインタビュー。オンラインで閲覧可能。https://www.youtube.com/watch?v=guVIGDc4z6o.
＊74 Cha, A. E., 'sean Parker, Silicon Valley's bad boy genius, wants to kick the *!$% out of cancer', *Washington Post*, 15 April 2016.
＊75 Leaf, C., 'Can Sean Parker hack cancer?', *Fortune Magazine*, 22 April 2016. オンラインで閲覧可能。http://fortune.com/digital-health-sean-parker-cancer/.
＊76 Parker, S., 'sean Parker: Philanthropy for Hackers', *Wall Street Journal*, 26 June 2015.

*77 2016年11月8日のルイス・ラニアへのインタビュー。

*78 2016年11月23日のジェフリー・ブルーストーンへのインタビュー。

*79 2016年11月8日のルイス・ラニアへのインタビュー。

*80 2016年10月16日のドリームトーク 'Using Yourself to Beat Cancer and How We Will Beat Zika' でのジェフリー・ブルーストーンのスピーチ。オンラインで閲覧可能。https://www.youtube.com/watch?v=eXAcSloGVGA.

*81 Rosenberg, S. A., & Restifo, N. P., 'Adoptive cell transfer as personalized immunotherapy for human cancer', *Science* 348, 62–8 (2015).

*82 Porter, D. L., Levine, B. L., Kalos, M., Bagg, A., & June, C. H., 'Chimeric antigen receptor-modified T cells in chronic lymphoid leukemia', *New England Journal of Medicine* 365, 725–33 (2011).

*83 抗体様の抗原受容体を付与するために遺伝子を組み換えたT細胞の使用については、1989年にゼリグ・エッシャーが最初に発表し、その後すぐ、1990年にリロイ・フッドらが発表した。イスラエルのワイツマン科学研究所のエッシャーは、CAR-T細胞の開発を継続し、1990年には1年間の有給休暇を使って米国立衛生研究所（NIH）でスティーヴン・ローゼンバーグと共に研究し、影響を受けた。

*84 Gill, S., & June, C. H., 'Going viral: chimeric antigen receptor T-cell therapy for hematological malignancies', *Immunological Reviews* 263, 68–89 (2015).

*85 Anonymous, 'Penn Medicine Patient Perspective: I was sure the war was on. I was sure CLL cells were dying', 10 August 2011. オンラインで閲覧可能。http://www.uphs.upenn.edu/news/News_Releases/2011/08/t-cells/perspective.html.

*86 Ellebrecht, C. T., et al., 'Reengineering chimeric antigen receptor T cells for targeted therapy of autoimmune disease', *Science* 353, 179–84 (2016).

*87 たとえばCRISPR–Cas9として知られる革新的なゲノム編集ツールを用いる。Doudna, J., & Sternberg, S., *A Crack in Creation: The New Power to Control Evolution* (The Bodley Head, 2017).［邦訳：『CRISPR（クリスパー） 究極の遺伝子編集技術の発見』（文藝春秋）］

*88 Brynner, R., & Stephens, T., *Dark Remedy: The Impact of Thalidomide and its Rival as a Vital Medicine* (Basic Books, 2001).［邦訳：『神と悪魔の薬 サリドマイド』（日経BP社）］

*89 その後すぐ、1970年代には他の薬がより有効であるとわかった。世界保健機関（WHO）はハンセン病の治療にサリドマイドの使用を推奨していないが、いまだにサリドマイドの不適切使用が子供の障害の原因になっている。詳細はhttp://www.who.int/lep/research/thalidomide/en/を参照。

*90 Zeldis, J. B., Knight, R., Hussein, M., Chopra, R., & Muller, G., 'A review of the history, properties, and use of the immunomodulatory compound lenalidomide', *Annals of the New York Academy of Sciences* 1222, 76–82 (2011).

*91 Lagrue, K., Carisey, A., Morgan, D. J., Chopra, R., & Davis, D. M., 'Lenalidomide augments actin remodeling and lowers NK-cell activation thresholds', *Blood* 126, 50–60 (2015).

*92 2013～16年のエボラ流行に対する世界の反応から学べる教訓はたくさんあり、

これについて考察している記事や書籍も、たとえばEvans, N. G., Smith, T. C., & Majumder, M. S. (eds), *Ebola's Message* (MIT Press, 2016) など複数ある。

※ URL は 2018 年 2 月（原書刊行時）のものです。

著者

ダニエル・M・デイヴィス Daniel M. Davis

英国マンチェスター大学免疫学教授。免疫細胞生物学において超解像顕微鏡を用いた研究が、一般読者向けの米国科学誌「ディスカバー」の「トップ100ブレークスルー・オブ・ザ・イヤー」に選ばれた。「ネイチャー」、「サイエンス」、「サイエンティフィック・アメリカン」各誌掲載を含む120本を超える学術論文の著者であり、被引用数の総計は1万回を超える。前著『適合性遺伝子(*The Compatibility Gene*)』(未邦訳)は、2014年の英国王立協会科学図書賞の候補作、英国王立協会生物学図書賞の最終候補作となった。本書も2018年の英国王立協会科学図書賞の最終候補作に選出されている。

訳者

久保尚子 くぼ・なおこ

翻訳家。京都大学理学部(化学)卒、同大学院理学研究科(分子生物学)修了。IT系企業勤務を経て翻訳業に従事。訳書にオニール『あなたを支配し、社会を破壊する、AI・ビッグデータの罠』(インターシフト)、ワイスマン『スペシャルティコーヒー物語』(楽工社)、ロー『データサイエンティストが創る未来』(講談社)、ブルックス、ブラックバーン『ビッグクエスチョンズ　物理』(ディスカヴァー・トゥエンティワン)などがある。

校正　酒井清一

写真提供　shutterstock

本文組版　天龍社

美しき免疫の力

人体の動的ネットワークを解き明かす

2018年10月25日　第1刷発行
2021年 4 月30日　第5刷発行

著　者　ダニエル・M・デイヴィス
訳　者　久保尚子
発行者　森永公紀
発行所　NHK出版
〒150-8081 東京都渋谷区宇田川町41-1
TEL 0570-009-321(問い合わせ)
0570-000-321(注文)
ホームページ https://www.nhk-book.co.jp
振替 00110-1-49701

印　刷　亨有堂印刷所／大熊整美堂
製　本　ブックアート

Printed in Japan ISBN978-4-14-081757-5 C0098